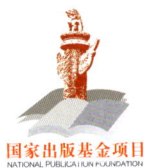

"十二五"国家重点图书出版规划项目

协和手术要点难点及对策 │丛书

总主编／赵玉沛 王国斌

国家出版基金项目
NATIONAL PUBLICATION FOUNDATION

肝胆外科手术

要点难点及对策

主编　郑启昌　吴志勇　桑新亭

科 学 出 版 社
龍 門 書 局
北 京

内 容 简 介

本书系《协和手术要点难点及对策丛书》之一，全书共21章。内容包括肝胆外科各主要手术，基本按照适应证，禁忌证，术前准备，手术要点、难点及对策，术后监测与处理，术后常见并发症的预防与处理的顺序予以介绍，最后对该手术的临床效果给出评价。临床上，外科医师的主要"武器"是手术，而手术成功的关键在于手术难点的解决，同样的手术，难点处理好了就成功了大半。本书作者均有着丰富的手术经验，且来自于全国，所介绍的手术方式及技巧也来源于临床经验的总结。全书紧密结合临床工作实际，重点介绍手术要点、难点及处理对策，具有权威性高、实用性强，内容丰富、重点突出、图文并茂的特点，可供各级医院肝胆外科低年资医师和具有一定手术经验的中高年资医师参考使用。

图书在版编目（CIP）数据

肝胆外科手术要点难点及对策/郑启昌，吴志勇，桑新亭主编.—北京：龙门书局，2018.11

（协和手术要点难点及对策丛书/赵玉沛，王国斌总主编）

"十二五"国家重点图书出版规划项目　国家出版基金项目

ISBN 978-7-5088-5510-3

Ⅰ.①肝… Ⅱ.①郑…②吴…③桑… Ⅲ.①肝疾病—外科手术②胆道疾病—外科手术 Ⅳ.① R657.3 ② R657.4

中国版本图书馆CIP数据核字(2018)第256584号

责任编辑：车宜平　戚东桂/责任校对：张小霞
责任印制：肖　兴/封面设计：黄华斌

科学出版社 龍門書局 出版
北京东黄城根北街16号
邮政编码：100717
http://www.sciencep.com

北京汇瑞嘉合文化发展有限公司 印刷
科学出版社发行　各地新华书店经销

*

2018年11月第　一　版　开本：787×1092　1/16
2018年11月第一次印刷　印张：16
字数：352 000

定价：128.00元
（如有印装质量问题，我社负责调换）

《协和手术要点难点及对策丛书》编委会

总 主 编 赵玉沛　王国斌

编　　委（按姓氏汉语拼音排序）

蔡世荣　中山大学附属第一医院

陈莉莉　华中科技大学同济医学院附属协和医院

陈有信　北京协和医院

陈振兵　华中科技大学同济医学院附属协和医院

池　畔　福建医科大学附属协和医院

董念国　华中科技大学同济医学院附属协和医院

杜晓辉　中国人民解放军总医院

房学东　吉林大学第二医院

高志强　北京协和医院

顾朝辉　郑州大学第一附属医院

郭和清　中国人民解放军空军总医院

郭朱明　中山大学附属肿瘤医院

何晓顺　中山大学附属第一医院

洪光祥　华中科技大学同济医学院附属协和医院

胡建昆　四川大学华西医院

胡俊波　华中科技大学同济医学院附属同济医院

黄　韬　华中科技大学同济医学院附属协和医院

姜可伟　北京大学人民医院

揭志刚　南昌大学第一附属医院

孔维佳　华中科技大学同济医学院附属协和医院

兰　平　中山大学附属第六医院

李　莹　北京协和医院

李单青　北京协和医院

李国新　南方医科大学南方医院

李毅清　华中科技大学同济医学院附属协和医院

李子禹　北京大学肿瘤医院

刘　勇　华中科技大学同济医学院附属协和医院

刘昌伟　北京协和医院

刘存东　南方医科大学第三附属医院

刘国辉　华中科技大学同济医学院附属协和医院

刘金钢　中国医科大学附属盛京医院

路来金　吉林大学白求恩第一医院

苗　齐　北京协和医院

乔　杰　北京大学第三医院

秦新裕　复旦大学附属中山医院

桑新亭　北京协和医院

邵新中　河北医科大学第三医院

沈建雄　北京协和医院

孙家明　华中科技大学同济医学院附属协和医院

孙益红　复旦大学附属中山医院

汤绍涛　华中科技大学同济医学院附属协和医院

陶凯雄　华中科技大学同济医学院附属协和医院

田　文　北京积水潭医院

王　硕　首都医科大学附属北京天坛医院

王春友　华中科技大学同济医学院附属协和医院

王国斌　华中科技大学同济医学院附属协和医院

王建军　华中科技大学同济医学院附属协和医院

王任直　北京协和医院

王锡山　哈尔滨医科大学附属第二医院

王晓军　北京协和医院

王泽华　华中科技大学同济医学院附属协和医院

卫洪波　中山大学附属第三医院

夏家红　华中科技大学同济医学院附属协和医院

向　阳　北京协和医院

徐文东　复旦大学附属华山医院

许伟华　华中科技大学同济医学院附属协和医院

杨　操　华中科技大学同济医学院附属协和医院

杨述华　华中科技大学同济医学院附属协和医院

姚礼庆　复旦大学附属中山医院

余可谊　北京协和医院

余佩武　第三军医大学西南医院

曾甫清　华中科技大学同济医学院附属协和医院

张　旭　中国人民解放军总医院

张保中　北京协和医院

张美芬　北京协和医院

张明昌　华中科技大学同济医学院附属协和医院

张顺华　北京协和医院

张太平　北京协和医院

张忠涛　首都医科大学附属北京友谊医院

章小平　华中科技大学同济医学院附属协和医院

赵洪洋　华中科技大学同济医学院附属协和医院

赵继志　北京协和医院

赵玉沛　北京协和医院

郑启昌　华中科技大学同济医学院附属协和医院

钟　勇　北京协和医院

朱精强　四川大学华西医院

总编写秘书　舒晓刚

《肝胆外科手术要点难点及对策》编写人员

主　　编　郑启昌　吴志勇　桑新亭
副 主 编　宋自芳　秦　涛　刘三光
编　　者（按姓氏汉语拼音排序）

边　伟　河北医科大学第二医院
柴新群　华中科技大学同济医学院附属协和医院
陈　庆　华中科技大学同济医学院附属协和医院
陈　炜　上海交通大学医学院附属仁济医院
程　翔　华中科技大学同济医学院附属协和医院
冯贤松　华中科技大学同济医学院附属协和医院
郭兴军　东营市人民医院
胡青钢　华中科技大学同济医学院附属协和医院
胡少勃　华中科技大学同济医学院附属协和医院
黄庆先　烟台毓璜顶医院
柯文波　华中科技大学同济医学院附属协和医院
李　民　华中科技大学同济医学院附属协和医院
刘三光　河北医科大学第二医院
刘小卫　武汉市第十一医院
吕海涛　河北医科大学第二医院
秦　涛　河南省人民医院
桑新亭　北京协和医院
宋自芳　华中科技大学同济医学院附属协和医院
孙　平　华中科技大学同济医学院附属协和医院
万赤丹　华中科技大学同济医学院附属协和医院
王朝龙　河北医科大学第二医院
王国梁　华中科技大学同济医学院附属协和医院
吴志勇　上海交通大学医学院附属仁济医院

熊　俊　华中科技大学同济医学院附属协和医院

张　陈　华中科技大学同济医学院附属协和医院

张　勇　华中科技大学同济医学院附属协和医院

郑启昌　华中科技大学同济医学院附属协和医院

郑幼伟　河南科技大学第一附属医院

周泽高　河北医科大学第二医院

编写秘书　孙　平　华中科技大学同济医学院附属协和医院

绘　　图　于奇宏　华中科技大学同济医学院附属协和医院

郭能强　华中科技大学同济医学院附属协和医院

黄渭清　北京协和医院

熊凌云　华中科技大学同济医学院附属协和医院

《协和手术要点难点及对策丛书》序

庄子曰："技进乎艺，艺进乎道。"外科医生追求的不仅是技术，更是艺术，进而达到游刃有余、出神入化"道"的最高境界。手术操作是外科的重要组成部分之一，是外科医生必不可少的基本功，外科技术也被称为天使的艺术。如果把一台手术比喻成一个战场，那么手术中的难点和要点则是战场中的制高点；也是外科医生作为指挥者面临最大的挑战和机遇；同时也是赢得这场战争的关键。

手术的成功要有精准的策略作为指导，同时也离不开术者及其团队充分的术前准备，对手术要点、难点的精确把握，以及对手术技术的娴熟运用。外科医生需要在手术前对患者的病情有全面细致的了解，根据患者病情制定适合患者的详细手术治疗策略，在术前就必须在一定程度上预见可能在术中遇到的困难，并抓住主要矛盾，确定手术需要解决的关键问题。在保证患者生命安全的前提下，通过手术使患者最大获益，延长生存期，提升生活质量。在医疗理论和技术迅猛发展的今天，随着外科理论研究的不断深入，手术技术、手术器械、手术方式等均在不断发展；同时随着精准医疗理念的提出，针对不同患者进行不同的手术策略制定、手术要点分析及手术难点预测，将会成为外科手术的发展趋势，并能从更大程度上使患者获益。

百年协和，薪火相传。北京协和医院与华中科技大学同济医学院附属协和医院都是拥有百年或近百年历史的大型国家卫计委委属（管）医院，在百年历史的长河中涌现出了大量星光熠熠的外科大师。在长期的外科实践当中，积累了丰富的临床经验，如何对其进行传承和发扬光大是当代外科医生的责任与义务。本丛书的作者都是学科精英，同时也是全国外科领域的翘楚，他们同国内其他名家一道，编纂了本大型丛书，旨在分享与交流对手术的独到见解。

众所周知，外科学涉及脏器众多，疾病谱复杂，手术方式极为繁多，加之患者病情各不相同，手术方式也存在着诸多差异。在外科临床实践中，准确掌握各种手术方式的要点、全面熟悉可能出现的各种难点、充分了解手术策略的制定、尽可能规避手术发生危险、提高手术安全性、减少术后并发症、努力提高手术治疗效果并改善患者预后，是每一位外科医师需要不断学习并提高的重要内容。古人云："操千曲而后晓声，观千剑而后识器。"只有博览众家之长，才能达到"端州石工巧如神，踏天磨刀割紫云"的自如境界。

"不兴其艺，不能乐学。"如何在浩瀚如海的医学书籍中寻找到自己心目中的经典是读者的一大困惑。编者在丛书设计上也是独具匠心，丛书共分为 20 个分册，包括胃肠外科、肝胆外科、胰腺外科、乳腺甲状腺外科、血管外科、心外科、胸外科、神经外科、泌尿外科、创伤骨科、关节外科、脊柱外科、手外科、整形美容外科、小儿外科、器官移植、妇产科、眼科、耳鼻咽喉 - 头颈外科及口腔颌面外科。内容涵盖常见病症和疑难病症的手术治疗要点、难点，以及手术策略的制定方法。本丛书不同于其他外科手术学参考书，其内容均来源于临床医师的经验总结：在常规手术方式的基础上，结合不同患者的具体情况，详述各种手术方式的要点和危险点，并介绍控制和回避风险的技巧，对于特殊病情的手术策略制定亦有详尽的描述。丛书内容丰富，图文并茂，展示了具体手术中的各种操作要点、难点及对策：针对不同病情选择不同策略；运用循证医学思维介绍不同的要点及难点；既充分体现了精准医疗的理念，也充分体现了现代外科手术的先进水平。

"荆岫之玉，必含纤瑕，骊龙之珠，亦有微隙"。虽本书编者夙夜匪懈、殚精竭思，但囿于知识和经验的不足，缺陷和错误在所难免，还望读者不吝赐教，以便再版时改进。

中国科学院院士　北京协和医院院长

赵玉沛

华中科技大学同济医学院附属协和医院院长

王国斌

2016 年 9 月

前　　言

　　古语云，德不近佛、才不近仙者不可以为医。健康所系，性命相托。医生是一份神圣的职业，我们不能真的成佛成仙，但从成为一名医生的第一天起，我们就宣誓：竭尽全力除人类之病痛，助健康之完美，维护医术的圣洁和荣誉，救死扶伤，不辞艰辛，执着追求。医学的道路从来都不平坦，在一代又一代医学大师们的呕心沥血、辛勤耕耘之下，医学才发展到了今天。然而，医学还远远没有达到完美的程度，许多疾病还无法治愈，药物会产生各种不良反应，外科手术也会遇到各种并发症，而人们随着生活水平的不断提高，对健康和医学提出了更高的要求。作为一名医生，这既是挑战，也是机遇，成为一代名医不是一朝一夕就能做到的。一个人的知识和智慧是有限的，因此我们需要不断吸取前辈和同行的经验教训，博采众长，才能不断进步，不负性命相托。

　　目前的专业书籍多是平铺直叙，而读者多已具备了一定的专业基础知识，他们更感兴趣的是如何解决临床中遇到的各种专业问题，因此才有了《协和手术要点难点及对策丛书》的设想。其中，《肝胆外科手术要点难点及对策》是在前人智慧的基础上，积累了本领域的许多名家经验，也特邀了一批肝胆专家参加撰写，旨在分享与交流对手术的独到见解。本书全面介绍了肝胆外科常见手术的适应证，禁忌证，术前准备，手术要点、难点及对策，术后监测，术后常见并发症的预防与处理及临床效果评价。手术是一项系统工程，要保证成功需要全方位的准备，每一个细节都至关重要，而难点则是成功的主要障碍，术后处理对巩固胜利果实、扩大战果亦必不可少。在此期望本书能对各级医师有所裨益。

　　感谢所有专家同道辛勤编写，反复修改，但囿于知识和经验的局限，不足之处在所难免，还望读者批评指正。

华中科技大学同济医学院附属协和医院

郑启昌

2018 年 4 月

目　　录

第一篇　肝脏及脾脏手术

Section 1

第一章　肝脏损伤

肝脏因体积大、重量大、质地脆和位置固定，因此不论是胸腹钝性伤或穿刺伤，都容易受损并发生破裂。肝外伤可分为开放性损伤和闭合性损伤两类。按病理形态又可分为肝包膜下血肿、肝破裂伴肝包膜撕裂（真性破裂）和肝中央破裂。临床还可以根据创伤轻重分类：Ⅰ度，包膜撕裂肝实质伤；Ⅱ度，伤口长不及3cm，深不及1cm的轻度裂伤；Ⅲ度，伤口长5～10cm，深1～4cm的较大裂伤；Ⅳ度，伤口呈星芒状或粉碎状的爆裂伤。对肝脏创伤分级有利于临床处理和判断预后。

肝脏接受双重血液供应，血运非常丰富，而且肝脏有产生和引流胆汁的功能，因此，肝脏损伤所引起的后果十分严重，如出血所导致的失血性休克、胆汁外漏造成的胆汁性腹膜炎均可危及患者生命。据统计，出血、感染及合并伤，在肝外伤死因中分别居前3位，其中大出血是肝外伤致死的主要原因。虽然轻微的被膜下破裂经过严密的观察后用非手术疗法可望获得痊愈，但此种轻微损伤诊断较难确定，因此，肝外伤一般均需手术治疗。肝脏外伤的手术处理原则与一般创伤外科要求一致，应包括对肝创伤的清创、止血、消灭无效腔、缝合创缘和充分引流。

诊断肝外伤后应根据损伤情况、有无合并伤和休克程度决定手术时间。当无休克或仅有轻度休克时，适当静脉补液后即可手术，中度或重度休克时，应积极纠正休克状态，迅速施行手术。术前应该建立多条通畅的静脉通道，以便迅速大量补液。静脉通道的建立应选择上肢，避免因下腔静脉及肝静脉根部损伤使输入的液体丧失。注意优先处理危及生命的严重合并伤如张力性气胸，以及开放性损伤所致的活动性大出血等。

第一节　肝单纯缝合术

一、适应证

单纯性肝实质表浅裂伤和分布在不同肝叶或肝段的相距较远的多发性肝组织破坏较轻的裂伤；肝包膜下血肿清除后肝实质单纯裂伤。

二、禁忌证

较深的裂伤不能仅做创缘的单纯缝合，否则肝实质内将形成一个充满血液、胆汁和坏死组织的无效腔，最终导致脓肿形成并继发出血。

组织碎裂严重往往无法直接缝合，需要同时行肝切除术。

三、术前准备

1. 完善必要的常规检查。
2. 补液、输血、抗休克治疗。
3. 完善 CT 等影像学检查。
4. 根据伤情准备必要的手术设备和器械，如血管修补材料和器械，甚至体外循环。

四、手术要点、难点及对策

患者一般取仰卧位，经右侧肋缘下切口手术。如取胸腹联合切口可采用左侧半卧位。

右侧肋缘下斜切口，上端起自剑突下，下端延至右腋中线，力求达到暴露良好。如系左外叶肝损伤或合并脾损伤，可将切口沿左侧肋缘向左延长至合适位置。右上腹旁正中切口可以迅速进腹，如肝损伤较严重，术前休克出现早且不易纠正，需要快速进腹止血时也可采用，当出血得到控制后，根据探查结果适当延长"┤"形或"┝"形切口以充分暴露手术野。

进入腹腔后，吸除积血和血块，如发现肝组织破裂处仍有急剧出血，可采用肝门阻断的方法控制肝动脉和门静脉，暂时阻断肝脏血流，减少出血，尽快找到出血原因（图 1-1）。出血汹涌不易处理时可以先压迫止血，同时积极补液、输血，纠正休克状态，待患者情况稳定后再处理出血原因。每次肝门阻断时间一般为 15 ～ 20 分钟。如一次阻断不能完成操作，可放松阻断带，恢复血供 5 分钟后再行第二次阻断，如此反复直至完成手术。

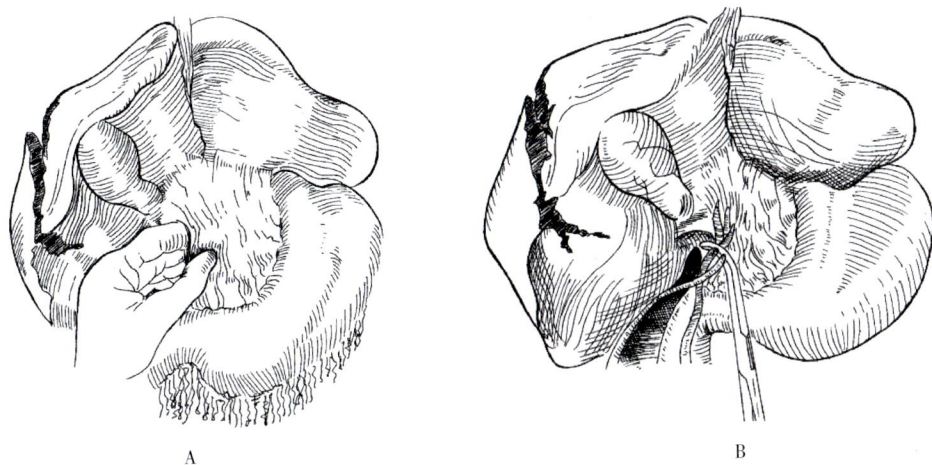

图 1-1　肝血流阻断的方法

A. 用手指行肝门肝蒂阻断（Pringle 手法）；B. 用肝门束带行肝门肝蒂阻断

清除腹内积血并暂时控制出血后，应仔细探查肝脏。探查中必须明确以下 3 点：①估计失血和输血的量；②肝损伤的部位、程度并判明损伤的类型，有无合并大的血管损伤；③是否合并腹内其他器官组织损伤，根据探查结果确定手术方法。检查肝创缘，如能见到断裂的血管（肝动脉、门静脉、肝静脉的分支）和胆管支，应予以钳夹，并用 1 号线结扎或缝扎，能修补的管道可以使用 4-0 Prolene 缝线修补。

如果伤及肝段下腔静脉，可行全肝血流阻断后修补破损静脉（图 1-2）。

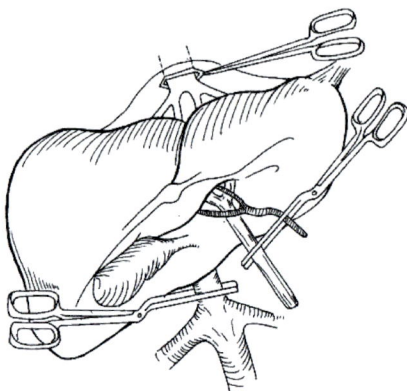

图 1-2 全肝血流阻断

肝外伤术中控制出血是手术成功的关键。手术中需熟练运用正确的缝合和吻合技术及合适的材料方能有效控制术中出血，避免术后出血的发生。

对于单纯肝实质浅表裂伤，可采用单纯对拢缝合。

彻底清除裂口处凝血块和失活肝组织。如有断裂的血管和胆管，应予以钳夹，使用 2-0 或 3-0 人工合成多股编织可吸收缝线（如抗菌薇乔 Vicryl Plus）结扎或缝扎，如可能可以修补。对于肝创缘，以 3-0 人工合成多股编织可吸收缝线连同肝包膜一起行间断缝合，缝线距创缘为 1.0～1.5cm，针距为 1.0cm，要求缝线穿过裂口底部，不留无效腔。对于较深的肝裂伤，若裂伤处仍有渗血或周围组织脆弱不能直接缝合时，可用钝针和人工合成多股编织可吸收缝线在距创缘 1cm 处做与创缘平行的褥式缝合，此后在褥式缝合外侧间断缝合对拢伤口（图 1-3）。

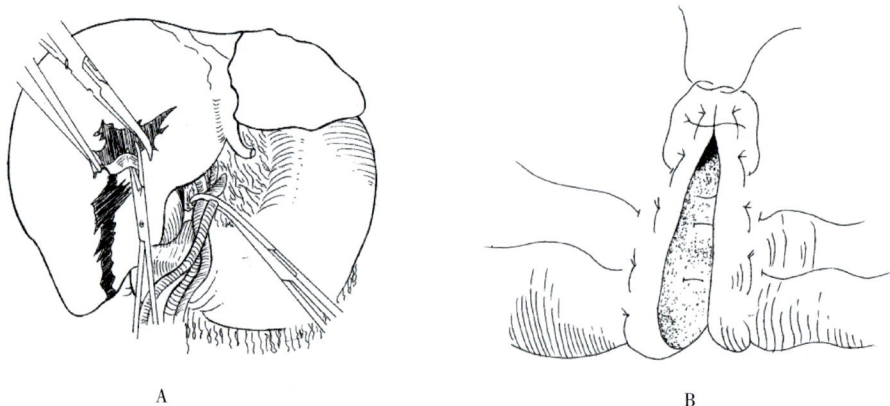

A   B

图 1-3 肝外伤清创缝合

A. 清除肝裂口处失活肝组织；B. 褥式缝合加间断缝合对拢伤口

探查过程中如果发现有肝静脉损伤，应立即用左手指压住破口，防止空气栓塞的发生，然后用无损伤钳夹住破口，根据破口大小用 4-0 ～ 6-0 圆针 Prolene 缝线间断或连续缝合。

最后冲洗腹腔，肝下放置双套管引流，逐层关闭腹腔（图 1-4）。

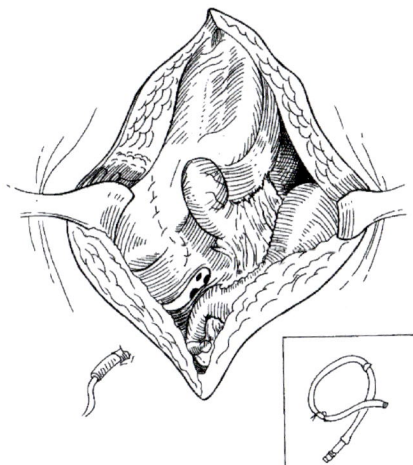

图 1-4 肝下双套管引流

手术中注意事项：

1. 在行开腹探查时，如肝表面无明显损伤，应考虑到中央破裂的可能。还应注意腹腔内有无合并损伤，切勿遗漏。对脱落在腹腔内的肝碎块组织，必须彻底清除，以免日后自溶、感染。

2. 肝裂伤断面所显露出来的尚未离断的血管和肝内胆管，应予以钳夹、切断并结扎，以免断端回缩后结扎困难，造成出血或胆漏。

3. 由于肝组织脆弱，用缝线结扎时，应慢慢拉紧，以免缝线割裂肝脏。如肝创缘裂口较大，缝合时有张力，或创缘断面出血不易控制，可行加固创缘减张缝合法，即与肝创缘平行做一排"U"形缝合，轻柔地结扎缝线，再在上述"U"形缝合线外侧中央处间断缝合创口。

4. 使用单股无损伤滑线修补缝扎胆管和血管，带钝头针的多股编织缝线缝合肝组织，能有效避免缝线割裂伤。在缝合前可以将缝线浸湿或涂抹液状石蜡。

五、术后监测与处理

监测血压、心率、腹腔引流的量和颜色、尿量等了解有无再发出血；监测血常规、体温、降钙素原、C 反应蛋白、引流物的性状等了解有无继发感染；监测肝功能等了解肝损伤的严重程度及有无潜在的胆管损伤等；监测彩超、CT 等影像学了解有无局部积液、积血，血管是否通畅等。

六、术后常见并发症的预防与处理

1. 出血　往往是因为术中探查不彻底、不充分，导致遗漏的损伤和出血点没有发现，或者是因为止血不彻底，持续渗血等。如果考虑以渗血为主，可先试行护肝，输注红细胞、凝血因子和止血药等，保守治疗无效可再次手术探查止血；如果出血速度快，则需要边纠正休克，边积极准备介入栓塞止血或再次手术探查止血。

2.感染　为最常见并发症，因为损伤往往伴随污染，且肝脏局部破坏严重，容易局部坏死、积液、渗血等并继发感染。常规需要预防性使用抗生素，若有感染迹象，需要行微生物培养，复查影像学，必要时行穿刺引流甚至再次手术。

3.胆瘘　术中可能遗漏肝创面较大的胆管分支，或者遗留的坏死肝组织液化、坏死、脱落，都可以导致胆汁外溢，易继发感染、胆汁性腹膜炎等。早期仍以外科引流为主，若长期不愈合，可再次手术探查行单纯修补或肝叶切除等。

七、临床效果评价

手术疗效由损伤的严重程度及手术团队的经验两方面共同决定。损伤轻，手术成功率高，不容易发生严重并发症，可以长期生存。如果损伤严重，伤及大的血管如第三肝门的损伤等，而手术团队不具备大范围肝切除、血管修补甚至全肝血流阻断等经验和技术，则患者死亡率高，适宜行损伤控制性手术后转上级医院治疗。

第二节　肝填塞缝合术

一、适应证

单纯肝脏挫裂伤，但裂口较深，单纯缝合不能止血或肝组织缺损较多，清除失活肝组织后遗留较大腔隙，对拢缝合困难及各种原因导致患者不能耐受复杂手术的情况。

二、禁忌证

禁忌证同本章第一节"肝单纯缝合术"。

三、术前准备

术前准备同本章第一节"肝单纯缝合术"。

四、手术要点、难点及对策

手术时将填塞物填入肝组织缺损处，再行缝合结扎，以起到止血及防止胆汁渗漏的作用。填塞物主要包括大网膜、止血海绵及可吸收止血纱布等。如有可能最好取带蒂大网膜作为填塞材料，它不仅能消灭无效腔，还可让新生的血管长入缺血的肝组织，建立侧支循环。

手术中注意事项：

1. 肝静脉破口修补时应避免用大针粗丝线直接缝扎，而应用人工合成单股不可吸收缝线连续缝合，防止血管狭窄。

2. 肝创面张力较大时不要强求对拢缝合，以免压迫肝静脉造成狭窄。在出血控制的情况下可敞开创面，仔细止血后用网膜填塞（图1-5）。

3. 位于第二肝门区止血时缝针不能太深，以防直接将肝静脉缝住。

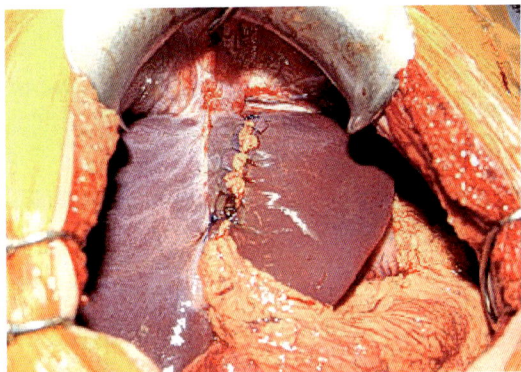

图1-5 网膜填塞肝创面

五、术后监测与处理

术后监测同本章第一节"肝单纯缝合术"。

六、术后常见并发症的预防与处理

术后常见并发症的预防与处理同本章第一节"肝单纯缝合术"。

七、临床效果评价

临床效果评价同本章第一节"肝单纯缝合术"。

（胡青钢）

参 考 文 献

李荣祥, 张志伟, 2015. 腹部外科手术技巧. 北京：人民卫生出版社
吴孟超, 1995. 肝胆胰脾手术图解. 上海：上海三联书店
张启瑜, 2017. 钱礼腹部外科学. 2版. 北京：人民卫生出版社

第二章 肝 囊 肿

　　肝囊肿属肝脏常见的良性疾病，可分为寄生虫性和非寄生虫性两类。后者常见，多为先天性，可能因肝内迷走胆管与淋巴管在胚胎期的发育障碍或因局部淋巴管炎性上皮增生阻塞，导致管腔内分泌物潴留。少数为创伤性、炎症性和肿瘤性，可发生于任何年龄。其他可分为单发性肝囊肿及多发性肝囊肿，多发常见。大多数肝囊肿患者没有症状，多系超声或 CT 等影像学检查或其他腹部手术时发现。然而，当囊肿逐渐增大，压迫肝脏或邻近脏器时，可出现腹部不适、腹痛、黄疸，甚至门静脉高压等症状。B 型超声检查是诊断肝囊肿的首选方法，常用于常规体检和初步诊断，是经济可靠的检查方法，囊肿处呈液性暗区，与肝癌和肝血管瘤不同。X 线检查可有肝脏明显增大、膈肌抬高和胃肠受压移位等征象。放射性核素肝血池扫描显示肝占位性病变，边界光整；而肝海绵状血管瘤病变区呈放射性增强，肝癌则呈放射性减低。CT 检查对肝囊肿的诊断帮助很大，可以发现直径 1～2cm 的肝囊肿，注射造影剂进行增强 CT 检查有助于鉴别肝血管瘤和原发性肝癌。增强后，若病变区不变则是肝囊肿（图 2-1），病变区缩小则是肝血管瘤，病变区更明显则是肝癌。多发性肝囊肿患者还应检查肾、肺、胰及其他脏器。小的肝囊肿如直径 5cm 以内，而又无明显症状者不需特殊处理；对大的肝囊肿如直径在 5cm 以上并出现压迫症状者应给予适当治疗。

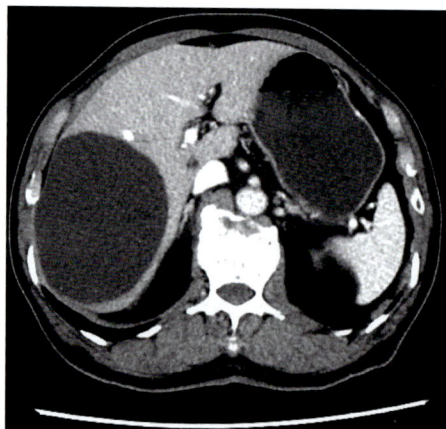

图 2-1　增强 CT 检查示肝囊肿

腹腔镜肝囊肿开窗术

传统治疗非寄生虫性肝囊肿的方法包括开腹行囊肿开窗术和超声引导下经皮穿刺囊肿抽液术。前者患者创伤重，痛苦大，病程长，手术并发症较多；后者患者不开腹，创伤轻，痛苦小，但容易复发。近年来，随着腹腔镜技术的不断发展，腔镜手术的领域不断扩大，肝囊肿排除寄生虫性肝囊肿、肿瘤性肝囊肿及肝内胆管囊性扩张者均可行腹腔镜肝囊肿开窗引流术（laparoscopic liver cyst fenestration）。近年来相关报道提示腹腔镜治疗肝囊肿具有疗效确切、患者创伤小、病程短、痛苦轻、康复快等优点，目前推荐此为肝囊肿首选的治疗方法。

一、适应证

1. 单发或多发较大的肝囊肿（一般最大囊肿直径应大于 5cm），伴有上腹部压迫症状，囊肿位置较浅，无重要脏器功能障碍者。
2. 单发或多发较大的肝囊肿，虽无上腹部压迫症状，但随访期间内囊肿进行性增大者。
3. 有腹腔镜胆囊切除术指征，同时发现的肝囊肿。
4. 患有多囊肝且单个肝囊肿较大者，伴有上腹部压迫症状。

二、禁忌证

1. 肝囊肿较小，且无上腹部压迫症状者。
2. 肝囊肿位置较深，腹腔镜无法显露。
3. 合并重要脏器功能衰竭者。
4. 恶性肿瘤的肝囊肿、寄生虫性肝囊肿等。
5. 有上腹部手术史，伴有胆瘘等为相对禁忌证。

三、术前准备

1. 做相应检查以明确肝囊肿的性质并了解患者的全身情况，尤其应排除肝囊肿合并有肝细胞肝癌、肝胆管囊性腺癌、先天性胆管囊肿等。
2. 手术前一天进行灌肠或口服泻药清洁肠道。
3. 合并感染者，术前给予抗生素治疗。
4. 术前 1～3 天适量应用维生素 K。
5. 腔镜肝囊肿开窗引流术一般时间较短，无须常规留置胃管、尿管，若估计手术时间较长者可留置胃管和尿管。

四、手术要点、难点及对策

1. 操作孔 2～3 个，应围绕主要囊肿呈扇形分布。

2. 开窗从最薄处进行，若肝表面不明确，应在可疑处穿刺，抽出为清亮透明囊液以证实囊肿部位（图 2-2）。

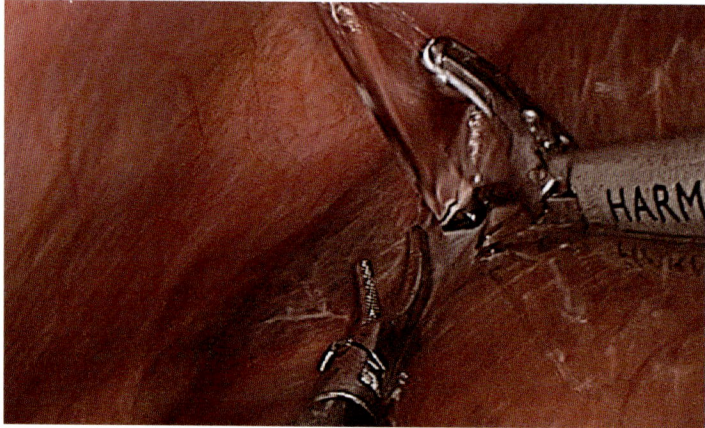

图 2-2　最薄处开窗，可见清亮囊液

3. 开窗应足够大，尽可能切除全部囊壁，且位置尽量低，以利于引流（图 2-3）。

4. 囊肿位于肝左叶或膈顶部时应用超声刀离断肝圆韧带并充分游离肝镰状韧带，良好显露囊肿以利于手术。

5. 病变广泛的多发性肝囊肿不宜一次切除或开窗过多，以防术后发生顽固性腹水、肝衰竭等并发症，一般一次可开窗 4～5 个较大的囊肿。

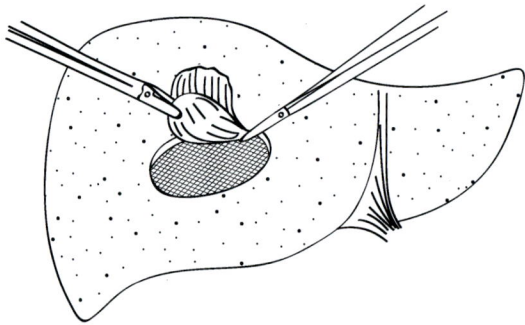

图 2-3　切除囊壁

6. 多房性囊肿必须将囊内所有隔膜切开，以利深部囊腔引流。囊腔壁用电凝棒仔细电凝或用无水乙醇、碘伏涂擦囊壁，破坏其内壁表皮细胞，电凝过程中切勿损伤囊壁表面的胆管或血管。

7. 较大的囊腔，可将大网膜填塞于腔内，用钛夹或缝合固定，使大网膜与囊腔粘连，以防复发。

8. 所切除的囊壁应常规送病理检查，若疑有恶变，术中应做快速冷冻病理切片。必要时中转开腹，以免延误治疗。

9. 若囊腔与胆管相通时，应用可吸收线缝合修复胆管，勿盲目缝扎。

10. 囊腔较大，合并感染或胆瘘时应放置引流。

五、术后监测与处理

1. 患者麻醉清醒后即可返回病房，24小时监测生命体征。

2. 鼓励患者尽早下床活动，以利引流和囊液吸收。

3. 腹部若留置引流管，每天记录引流量和颜色，正常为少量淡红色或淡黄色液体，1～2天后可拔除。

4. 腹腔镜切口较小，因此疼痛通常不很剧烈，如果疼痛难以忍受可适当使用镇痛药物或寻求医师帮助。

5. 术后早期仍需经静脉补充液体和抗生素治疗，尤其合并感染及胆瘘的患者。

6. 高龄患者或膀胱功能异常者，术后会留置导尿管，1～3天后可拔除。

7. 个别患者在手术后可能有轻微肩痛，此为正常反应，短期内会自行消失。

8. 通常手术后第一天即可开始经口进食，最初可从饮水开始，然后逐渐改为流食、半流食，直至普通饮食，如果有明显腹胀和恶心呕吐则需推迟进食。

9. 少数患者有轻微发热（体温为37～38℃），通常在1～2天内缓解。

10. 当恢复饮食后并未出现明显不适，即可考虑出院，一般为术后第3天。

六、术后常见并发症的预防与处理

1. 术后出血　发生率低，可见于囊壁较厚、破坏囊壁时损伤囊肿邻近血管、膈顶部囊肿显露不充分、术中止血不彻底、患者有凝血功能障碍等情况。术中良好的显露、超声刀的应用、彻底的止血、凝血功能的纠正等都是预防术后出血的好方法。一旦出现术后出血，应观察出血的量和速度、检测患者生命体征，同时给予止血药物应用，加快补液、输血等，若出血量较大，每小时大于300ml、持续2小时以上应立即手术探查止血。

2. 术后胆漏　较少见，多见于囊肿较大、术前多次超声穿刺引流复发的患者，也可见于合并感染的巨大囊肿或多房囊肿等。开窗引流后，应仔细检查创面有无胆漏，若有胆漏应用可吸收线修复受损胆管，并放置引流。若胆漏量较多，损伤胆管为主干胆管，可行胆总管预防切开T管引流。

3. 囊肿复发　仍有部分病例术后复发，多见于多发囊肿或囊肿比较大、位置比较深等情况。术中充分切开囊壁，至少应切除囊壁的1/3以上，使囊腔变为一个"面"，充分得到引流，囊壁尽可能破坏，使其囊壁丧失分泌功能，多房性的隔膜一定要切除。术前选择病例和确定囊肿类型，可提高疗效，降低复发率。一旦复发可以再次手术或超声引导下穿刺引流。

4. 腹腔感染　尤其是合并感染、胆瘘、出血等在引流不通畅时易发生。充分引流是关键，若留置有引流管，可调整引流管位置，若无引流管，可加强抗感染，必要时超声引导下穿刺引流。

5.其他并发症　如肝功能不全甚至衰竭，腹腔镜相关并发症等少见。

七、临床效果评价

腹腔镜肝囊肿开窗引流术是目前国内外治疗肝囊肿首选的方法，是通过腹壁微小创口，使用微创器械，利用腹腔内镜、腹腔内照明和电子摄像系统，在体内完成肝囊肿开窗引流术。其特点是既可达到彻底开窗引流的目的，又可避免剖腹手术和反复穿刺带来的并发症。手术创伤小、出血少、恢复快，住院时间短，复发率低。这种手术目前已相当成熟，并发症少见，对于向肝表面突出的较大肝囊肿更为适用。它使肝囊肿开窗引流术从过去的大切口、大创伤转变为微创化，使开窗引流达到最佳化。

（郑幼伟）

参 考 文 献

津纳，2010. Maingot 腹部手术学. 万远廉，刘采村，吴涛，译. 北京：科学出版社
吴孟超，1995. 肝胆胰脾手术图解. 上海：上海三联书店
张启瑜，2017. 钱礼腹部外科学. 2 版. 北京：人民卫生出版社

第三章　肝棘球蚴病

肝棘球蚴病又称肝包虫病，是一种古老的人畜共患性寄生虫病，主要有两种类型：一种是由细粒棘球绦虫的虫卵感染所致的较常见的肝囊型包虫病；另一种是由多房棘球绦虫的虫卵感染所致的肝泡型包虫病。

肝囊型包虫病手术方式的选择要遵循根治性肝囊型包虫病外囊完整剥除术或肝部分切除术为首选，肝囊型包虫病外囊次全切除术为次选，肝囊型包虫病内囊摘除术为再选的原则。腹腔镜肝囊型包虫病内囊摘除术和肝囊型包虫病 B 超引导下经皮穿刺引流术适应证要严格把握。

根治性肝切除术是治疗肝泡型包虫病的首选方法，切除范围应超过病灶边缘 1cm 的正常肝组织，以消除病灶增生活跃的"浸润带"，确保剩余肝脏结构完整和功能代偿。介入外引流术代替姑息性切除术，是目前对晚期无法根治性切除的肝泡型包虫病患者减轻或预防黄疸、坏死液化感染等严重并发症对机体和肝脏的损害，并延长生存时间或为肝移植争取时间的手术方法。肝移植可以作为晚期肝泡型包虫病治疗的最后选择。

第一节　肝囊型包虫病内囊摘除术

一、适应证

1. 单纯性肝囊型包虫病无并发感染者，一经确诊应首选手术治疗。直径 < 5cm 者可以选择药物治疗。

2. 包虫囊平均直径 > 5cm 的单囊型、多子囊型和内囊塌陷型肝囊型包虫病。

3. 包虫囊平均直径 < 5cm，但位于肝脏第一、第二肝门，很可能带来严重并发症（如梗阻性黄疸、门静脉高压症、布加综合征等）的各种分型的肝囊型包虫病。

4. 合并并发症的各种分型肝囊型包虫病。

5. 包虫囊平均直径 < 5cm 的单囊型、多子囊型和内囊塌陷型肝囊型包虫病，药物不良反应大，无法坚持药物治疗，或药物治疗半年以上病灶继续变大的肝表面囊型包虫病。

二、禁忌证

全身情况差，不能耐受手术者。

三、术前准备

1. 进行心、肝、肺、肾等重要脏器的功能检查与评估及凝血酶时间测定。

2. 完善超声、CT 扫描或磁共振（MRI）等检查。超声检查是肝囊型包虫病准确、有效的首选诊断方法，尤其是术后随访或不宜手术而行药物治疗者的疗效判定的首选检查方法。CT 和 MRI 检查具有多角度、多参数、高清晰度等优点，病灶位置及与血管和胆管的关系可多方位、立体显示，能够更准确判断血管和胆道并发症，对选择手术及治疗方案、设计手术方式、预想手术进程和减少术后并发症等有重要的指导意义。对于复杂不典型包虫病，应用磁共振胰胆管造影（MRCP）检查可清晰显示囊型包虫的细微结构从而帮助定性，这在鉴别诊断中是对其他影像学检查方法的重要补充。而术中胆道造影检查能帮助精准缝合囊内胆管漏口，有效预防残腔胆汁漏。

3. 其他同一般开腹手术，如术前置胃管、导尿管等。

四、手术要点、难点及对策

1. 体位及切口。患者取仰卧位或左卧 30° 位，具体情况依据囊肿部位而定。切口多采用肋缘下斜切口。病变位于右侧时，一般行右侧肋缘下斜切口，即自剑突沿右肋缘下 2cm 至腋中线。若病变位于肝左叶，可向上腹左侧延伸行左"人"字形切口。

2. 探查腹腔，注意肝囊包的部位、大小及数目。

3. 先做穿刺点定位。在穿刺前要用盐水纱布垫把切口和囊肿周围器官覆盖好，可再覆盖一层浸有高张盐水纱布，避免囊液扩散污染或引起过敏反应（图 3-1）。可预防性使用抗过敏药物如氢化可的松 100mg，并做好抢救过敏性休克的准备。

4. 为了避免反复穿刺导致囊液流出扩散，将穿刺器针连接三通，分别与吸引器及注射器连接好（图 3-2）。穿刺囊肿，先抽出囊内容物，注意囊液是否含有胆汁，若不含胆汁，可经过三通向囊内注射 10% 氯化钠溶液，等待 10 分钟后将囊液抽出。此举可将囊内头节杀死。杀死头节为手术关键，常用的囊内注射药物有甲醛溶液、高渗盐水、溴棕三甲铵、过氧化氢、聚乙烯吡咯烷酮碘、硝酸银、普通乙醇溶液等，但是要严防药物进入胆道或血液，若不慎误入可能引起严重后果，如甲醛溶液进入胆道可引起硬化性胆管炎等，所以注射压力不宜过高。10% 的高渗盐水借助其高渗作用使原头蚴脱水死亡，是目前公认的较为安全、有效的头节局部杀灭剂。

若吸出囊液含有胆汁（正常为透明无色液体），说明囊肿与胆道相通，切不可注入甲醛或浓氯化钠溶液，以免损伤胆道，应于之后给予结扎或缝合修补。

5. 切开外囊壁（图 3-3），用纱布或海绵钳将内囊拉出（内囊为半透明的粉皮样物）（图 3-4）。若内囊已破，应注意洗净囊液，清除子囊及碎屑。

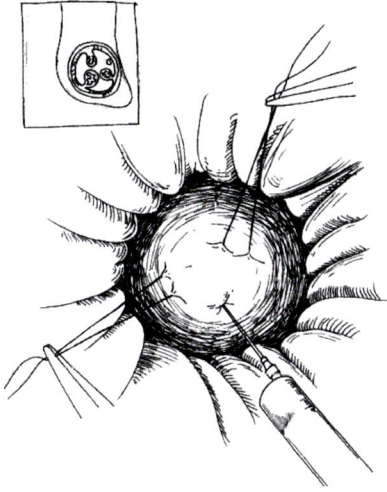

图 3-1　穿刺囊肿

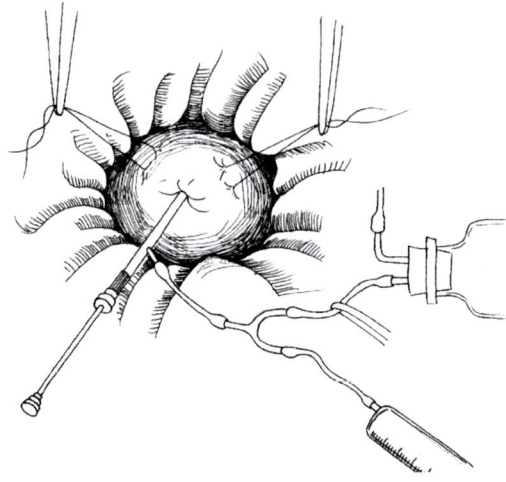

图 3-2　穿刺针连接三通，分别与吸引器及注射器
连接好

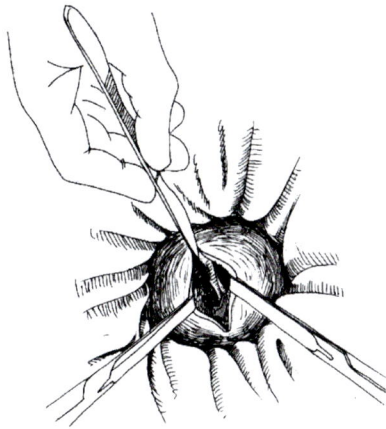

图 3-3　切开外囊壁

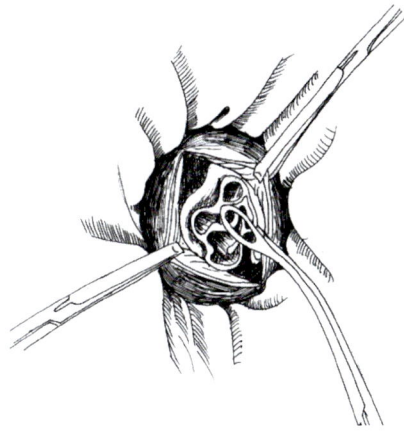

图 3-4　海绵钳将内囊拉出

015

6. 以蘸有 1% 甲醛溶液的纱布拭子轻擦囊腔内壁（图 3-5），而后以盐水冲洗。经止血后将囊壁内翻缝合，若囊壁较大而无粘连时，可以切除部分囊壁，而后缝合，不放引流（图 3-6）。若合并囊内感染，则可于囊内放置可冲洗用套管引流（图 3-7）。合并有胆瘘者则采用囊腔内细针线缝合瘘口加网膜填塞。

7. 关腹前应用 5% 氯化钠溶液冲洗术野，保留 3 分钟后用等渗盐水洗净，可防止腹腔内头节扩散。

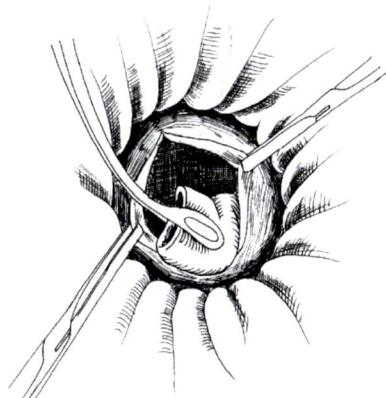

图 3-5　蘸有 1% 甲醛溶液的纱布拭子轻擦
囊腔内壁

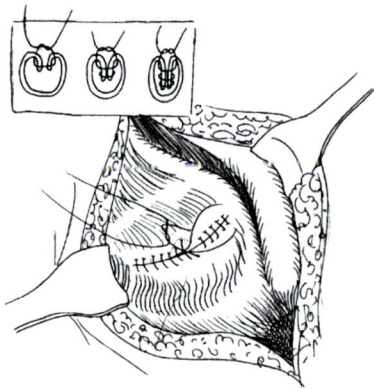

图 3-6　将囊壁内翻缝合

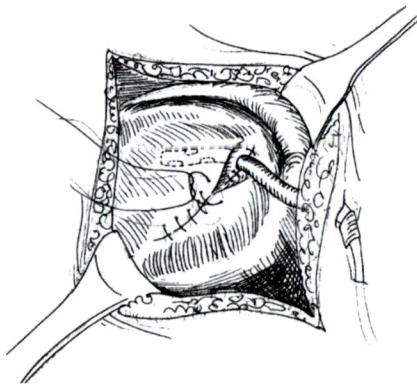

图 3-7　囊内放置可冲洗用套管

五、术后监测与处理

1. 加强保肝护肝治疗，必要时输注人血白蛋白。
2. 应用抗生素预防感染。
3. 保持引流管通畅，注意观察引流量、颜色及性质。

六、术后常见并发症的预防与处理

1. 术后发热常由一期缝合的囊腔感染所致，若在缝合囊壁时将囊腔充满含抗生素的等渗盐水，可能降低此发生率；若已发生感染，可考虑再手术或 B 超引导穿刺引流。
2. 囊肿引流管拔出后窦道经久不愈。
3. 子囊破入胆管、腹腔、支气管形成种植转移。
4. 胆瘘若经久不愈，可行瘘管空肠 Y 形吻合。

七、临床效果评价

1. 选择适当的治疗手段后，死亡率已经由原来的 15% ～ 30% 降至现在的几乎为 0。病情复杂，若发生感染性休克、腹腔内破裂或合并营养不良等，则是增加死亡的主要原因。

2. 对于肝包虫病，不应采取单一的治疗方法。若囊肿破裂入胸腔或腹腔，25% 的患者日后会复发。

3. 术后预防性用药时间根据分型制订，囊肿实变型和钙化型定期随访，无须口服抗包虫药，而单囊型、多子囊型和内囊塌陷型服用 3 ～ 12 个月。随访期间定期复查 B 超或 CT 以判定疗效和用药时间。如出现过敏反应或不良反应者，应短期停用或改用药物剂型或其他药物种类。随访期间定期复查血常规、肝肾功能，如出现肝肾功能损害需停药，经治疗恢复后，可继续服用。

4. 肝包虫病外科治疗中最大难题之一是残腔的处理，而这个难题的根本原因就是外囊的存在。如果患者不能实施不切开外囊包虫囊肿切除，也应在实施切开外囊术即行内囊摘除术后，尽可能切除外囊。无论采取哪种术式，都要根据残腔的大小、部位、周围组织的厚薄、有无感染、胆管漏等具体情况，选择相应的处理方法。常用残腔缝合闭锁、残腔部分切除后开放、大网膜充填和残腔置管闭式引流。

第二节　腹腔镜肝囊形包虫病内囊摘除术

腹腔镜手术治疗肝包虫病是一种微创有效方法，1992 年新疆首先在我国开展了腹腔镜肝囊形包虫病内囊摘除术。此术式对患者创伤小，术后恢复快，但术前应严格选择。手术对象的选择指征是肝包虫囊腔直径最好小于 10cm，若大于 10cm 则与肝内胆管相通的可能性大，术后易出现胆漏；无腹腔多脏器包虫病和包虫腔无合并感染。肝深位或后位的包虫不易显露，不适合腹腔镜下手术；包虫腔合并感染主要原因是其与胆道相通，术后易出现胆漏；其次是周围脏器与包虫囊粘连较重，操作困难。腹腔镜肝囊形包虫病内囊摘除术最大的缺点是有囊液渗漏的风险，通过提高该手术的技术，使用浸泡有灭头节剂的海绵保护穿刺部位及术中应用苯丙咪唑可降低风险，腹腔镜手术还能使外科医师在术中更细微地探查囊腔，从而避免遗漏任何残留的包囊或与胆管的通道。腹腔镜治疗肝包虫病是技术性较高的内镜外科新技术，术者必须具备扎实的肝胆道外科学基础、丰富的处理包虫病的手术经验、熟练的腹腔镜下操作技术和极端负责的精神。术中如用电视腹腔镜无法完成手术时，应果断转为开腹手术，以确保患者安全。

017

（周泽高　刘三光）

参 考 文 献

黄志强，黄晓强，宋青，2010. 黄志强胆道外科手术学. 北京：人民军医出版社

津纳，2010. Maingot 腹部手术学. 万远廉，刘采村，吴涛，译. 北京：科学出版社

温浩，2011. 肝包虫病诊断和手术治疗新进展. 中华消化外科杂志，10（4）：290-292

温浩，栾梅香，杨文光，等，2002. 肝包虫病的标准化分型及临床意义探讨. 新疆医科大学学报，25（2）：129-130

温浩，邵英梅，赵晋明，等，2007. 两型肝包虫病手术疗效 547 例临床分析. 中华消化外科杂志，6（1）：13-18

中国医师协会外科医师分会包虫病外科专业委员会，2015. 肝两型包虫病诊断与治疗专家共识（2015 版）. 中华消化外科杂志，14（4）：253-264

Brunetti E, Kern P, Vuitton DA, 2010. Expert consensus for the diagnosis and treatment of cystic and alveolar echinococcosis in humans. Acta Trop, 114（1）：1-16

第四章　肝　脓　肿

肝脓肿主要有细菌性肝脓肿和阿米巴性肝脓肿两类。细菌性肝脓肿最为常见，细菌可通过胆道、血行、淋巴、外伤等途径进入肝脏引起脓肿，还有部分原因不明的隐匿性肝脓肿，应根据病因采用个体化综合治疗方案，应用合适的抗生素、及时的引流是治疗的根本。对于脓肿直径＞3cm者需要穿刺引流，直径＞5cm者需考虑外科手术引流。

第一节　经皮肝脓肿穿刺引流术

目前传统外科方法的脓肿引流术已被经皮穿刺方法取代。

一、适应证

1. 阿米巴性肝脓肿经抗阿米巴治疗后脓腔无明显缩小者。
2. 细菌性肝脓肿经抗生素治疗仍有发热症状、脓肿已经液化者。
3. 病情较重，脓肿较大，有穿破危险者。

二、禁忌证

1. 脓肿早期尚未完全液化。
2. 基础病情较重，不能耐受穿刺者。
3. 脓肿位置不佳，穿刺时易损伤腹腔其他脏器或污染腹腔者；或腹腔粘连严重，无法行腹腔镜直视下经皮肝脓肿穿刺引流术者。

三、术前准备

1. 加强营养支持，改善患者全身状况，有糖尿病者严格控制血糖。
2. 细菌性肝脓肿应用强效、广谱抗生素，常规加用抗厌氧菌药物，细菌培养和药敏结果出来后再调整用药方案。

3. 对于阿米巴性肝脓肿患者，术前应用氯喹或甲硝唑治疗，合并感染者加用抗生素。

4. 术前行超声或 CT 等影像学检查以定位脓肿，指导穿刺方向或选择手术入路。

5. 如考虑手术难度较大，应提前行腹腔镜直视下经皮肝脓肿穿刺引流术的术前准备。

6. 采用局部浸润麻醉、持续硬膜外麻醉、全身麻醉均可。

四、手术要点、难点及对策

1. 脓肿位于肝脏右前叶可选择右锁骨中线与肋缘交点作为穿刺进针部位（图 4-1）。术中可在 B 超或 CT 引导下进行，注意避开重要脏器和大血管，穿刺时可经过适量正常肝组织。

2. 脓肿位于肝脏右后叶时可以选择在右肩胛线第 12 肋缘下进针（图 4-2）。

3. 如脓肿位于肝右叶顶部，选择右腋前线第 9 或第 10 肋间进针（图 4-3）。

4. 可在 B 超或 CT 引导下留置引流管持续引流（图 4-4）。

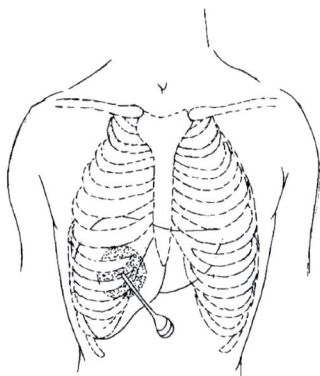

图 4-1 右锁骨中线穿刺点

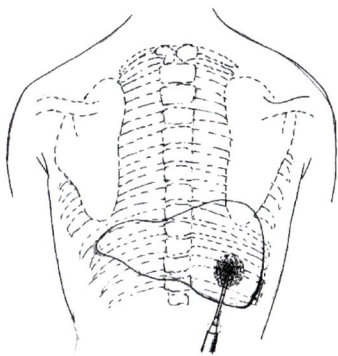

图 4-2 肩胛线穿刺点

019

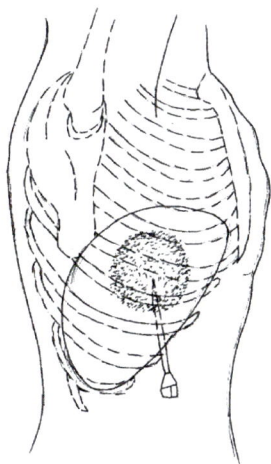

图 4-3 腋前线穿刺点

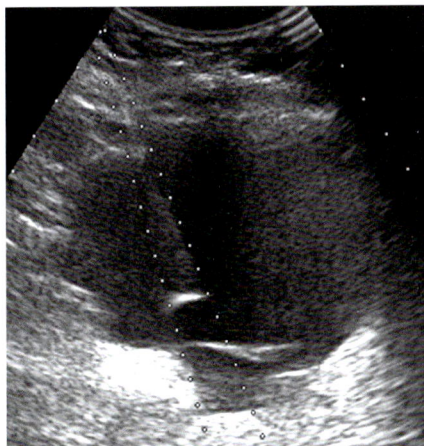

图 4-4 B 超引导下穿刺

5. 穿刺针被脓块堵塞，可用生理盐水冲出。

6. 脓液送细菌培养。

7. 特殊部位肝脓肿，可在腹腔镜下结合术中 B 超或 CT 检查进行定位穿刺。

五、术后监测与处理

1. 继续全身支持治疗。

2. 继续应用抗生素治疗，根据药敏结果调整使用敏感抗生素，如体温反复，应多次细菌培养加药敏试验。

3. 根据引流情况，可应用抗生素溶液冲洗。

4. 1 周后注意复查 B 超或 CT，脓腔直径 < 1.5cm 时可以考虑拔管。

第二节　肝脓肿切开引流术

一、适应证

1. 脓腔较大（> 8cm）或影像检查引导下穿刺抽脓失败者。

2. 阿米巴性肝脓肿继发感染或巨大阿米巴脓肿反复穿刺引流无效者。

3. 脓肿已经溃破或即将溃破。

4. 脓肿位置不佳，穿刺时易损伤腹腔其他脏器或污染腹腔；或腹腔粘连严重，无法行腹腔镜直视下经皮肝脓肿穿刺引流术。

5. 无法行经皮肝脓肿穿刺引流术，位于肝表面的肝脓肿可行肝部分切除术。

二、禁忌证

1. 严重心肺疾病、全身情况差、不能耐受手术者。

2. 严重凝血机制障碍。

3. 脓肿未液化。

三、术前准备

1. 积极改善全身状况，输血、补液、补充营养，纠正水和电解质紊乱，控制血糖。

2. 针对不同类型脓肿应用抗生素或抗阿米巴药物。

3. 术前明确脓肿部位，选择合适入路。

4. 采用硬膜外麻醉或全身麻醉。

四、手术要点、难点及对策

（一）前侧腹膜外切开引流术

1. 此术式适用于肝右前叶脓肿。患者取仰卧位，行右侧肋缘下斜切口，切开皮肤、皮下组织、腹壁肌肉和筋膜达腹膜外脂肪层。

2. 用手指沿腹膜外脂肪层向上钝性分离腹膜，达到脓肿部位时可见水肿腹膜。

3. 保护切口，穿刺针穿刺抽取脓液送细菌培养，沿穿刺针方向切开脓肿。

4. 吸引器插入脓腔洗净脓液，分离腔内间隔。

5. 脓腔内放置胶管引流，逐层关腹（图4-5）。

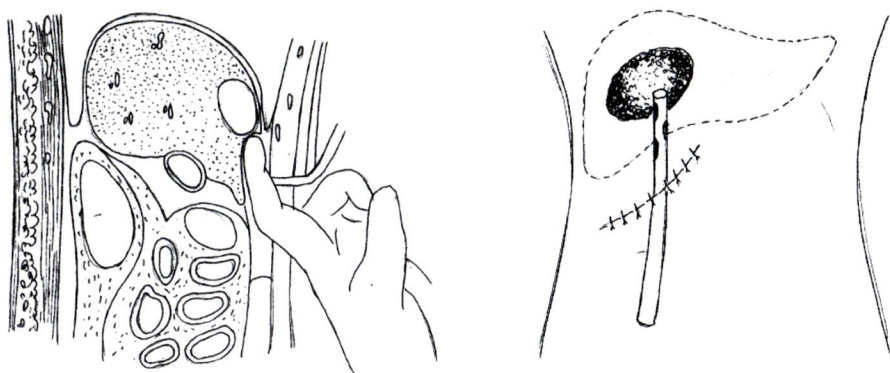

图 4-5 前侧腹膜外切开引流术

（二）后侧腹膜外切开引流术

1. 此术式适用于肝脏右后叶脓肿。患者取左侧卧位，行经第11、12肋间切口。

2. 逐层切开皮肤、皮下组织及肌肉层，注意勿损伤胸膜。

3. 手指插入肝肾之间的腹膜后间隙并向上分离，探查脓肿位置。

4. 找到脓腔后按前侧腹膜外切开引流术方法切开脓肿，放置引流，缝合切口（图4-6）。

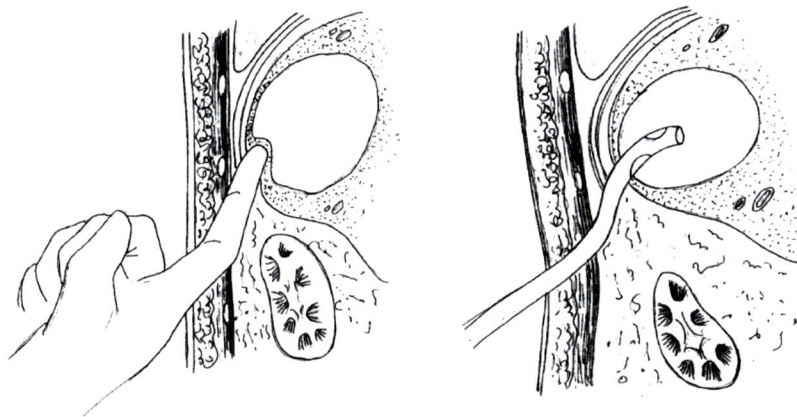

图 4-6 后侧腹膜外切开引流术

（三）经腹腔切开引流术

1. 此术式适用于肝前部脓肿的患者。患者取仰卧位，行右侧肋缘下斜切口或右侧经腹直肌、上腹正中切口，经腹壁各层进入腹腔，探查肝脏以明确脓肿部位。

2. 注意保护好切口及术野四周，用穿刺针穿刺抽取脓液送细菌培养，沿穿刺针方向切开脓肿，插入吸引器吸净脓液并分离脓腔内间隔，脓腔内放置引流，脓腔外最好也放置引流，逐层关腹。

3. 术中要点

（1）可用手指或吸引器分离脓腔内间隔组织，遇到索条物不要盲目撕断，以免损伤血管或胆管。一旦发生出血可用热生理盐水纱布压迫数分钟，然后直视下止血。

（2）胆源性脓肿术中应同时探查胆管、解决胆道内原发病。

（3）脓肿溃破至胸腔，同时行胸腔闭式引流。

（4）厚壁脓肿可做肝叶切除术。

五、术后监测与处理

1. 继续全身支持治疗。

2. 继续应用抗生素治疗，根据药敏结果调整敏感抗生素，如体温反复，应多次细菌培养加药敏试验。

3. 保持引流通畅。

（黄庆先）

参 考 文 献

吴孟超，1995.肝胆胰脾手术图解.上海：上海三联书店

徐国成，韩秋生，王新文，2003.普通外科手术图谱.沈阳：辽宁科学技术出版社

第五章 肝血管瘤

　　肝血管瘤是最常见的肝脏良性肿瘤，其发病女性多于男性，可能与激素和避孕药相关，以海绵状血管瘤居多。目前肝血管瘤是否需要手术切除尚存争议，亦无明确指南表明手术指征。本章结合国内外最新文献和武汉协和医院肝胆外科的经验，阐明肝血管瘤的治疗手段。是否需要处理常依据血管瘤大小、有无临床症状和瘤体破裂出血的潜在风险。肝血管瘤处理方法包括传统的开腹血管瘤切除术及包膜外剥脱术、腹腔镜下肝血管瘤切除术、动脉结扎术与缝扎术、肝动脉栓塞术和肝移植。随着近年来医疗技术的发展，许多患者可采用局部（微波或射频）消融处理，同样可取得良好的疗效。本章主要围绕手术切除和微波消融手术展开讨论。

第一节　肝血管瘤切除术

一、适应证

　　目前无明确手术适应证，大多数学者倾向于以下指征：

　　1. 有明显的临床症状，经保守治疗无法改善，并排除其他疾患所致，如右上腹疼痛、不适及压迫周围脏器出现的临床表现等。

　　2. 继发 Kasabach-Merritt 综合征，主要表现为血细胞过度消耗破坏引起血小板数目下降、凝血功能异常、出血性紫癜等，临床较罕见。

　　3. 直径≥ 10cm 的巨大血管瘤。

　　4. 血管瘤直径 5 ～ 10cm，观察期间生长迅速，半年内最大直径增加＞ 25%。

　　5. 术前诊断无法明确病灶性质，不能排除恶性肿瘤可能者。

　　6. 瘤体位于肝包膜，有潜在破裂出血可能者。

　　7. 瘤体部位特殊，紧贴肝门、下腔静脉及肝实质内主干静脉等，瘤体增大后增加手术风险者。

　　8. 合并有其他手术指征的肝胆疾病，要求附加处理者。

　　9. 有严重精神负担者。

二、禁忌证

1. 有严重的心脑血管基础疾病，无法耐受手术者。
2. 肝肾功能不全、严重肺功能不全、无法耐受全身麻醉手术者。
3. 伴有其他手术禁忌者。

三、术前准备

除一般全身麻醉手术的常规准备外，术前应行影像学、甲胎蛋白、乙肝三系等检查以明确诊断并了解瘤体的解剖位置；检查生化指标、凝血功能等行肝功能 Child-Pugh 分级，若为巨大血管瘤，手术切除范围大，则需行肝功能储备检测和三维影像重建。

采用全身麻醉。

四、手术要点、难点及对策

1. 术式选择　肝血管瘤可视瘤灶大小、部位及与人血管的关系选择最佳手术方式。若瘤灶所处部位较表浅或边缘，可直接剥除瘤灶；若瘤灶不涉及肝门大血管和胆管，可采用肝血管瘤切除术或荷瘤肝叶切除术；若为巨大血管瘤，常需采用半肝切除术、肝三叶切除术或中肝切除术。

手术途径分为传统的开腹手术和腹腔镜下切除。随着腔镜和辅助器械的改进，腹腔镜下手术切除的安全性极大地提高，手术适应证也越来越广。无论开腹还是腹腔镜下，手术原则基本一致，但转换手术视角和操作习惯，在手术技巧方面亦存在一些差异。

血管瘤规则性肝切除术基本同于其他规则肝叶切除术，瘤灶极少侵及大血管和胆管，在巨大血管瘤病例中，瘤灶常压迫脉管，在手术过程中应避免损伤需保留的脉管系统，尽可能减少对正常肝组织的破坏。此部分以肝左外叶血管瘤为例，阐述相关要点和难点。

2. 手术方式

（1）术前影像学检查评估，明确瘤灶性质和部位，规划手术方案（图 5-1）。该例患者术前肝脏 CT 检查提示肝左外叶占位性病变，大小约为 9.3cm×6.7cm，增强扫描呈向心性强化，呈"早出晚归"征象，初步诊断为血管瘤。瘤体占据肝左外叶，内侧紧贴镰状韧带。因此，术前计划拟采用腹腔镜下肝左外叶切除术完整切除瘤体。

（2）患者均采用气管插管全身麻醉，采用头高脚低体位。

（3）常规方法建立气腹并置入 Trocar，经脐部观察孔探查，按规则行肝左外叶切除术切除瘤体（图 5-2）。

3. 手术要点

（1）血管瘤切除术参照肝切除术。应首选腹腔镜下血管瘤切除术或荷瘤肝叶切除术，若巨大血管瘤或腹腔镜操作困难者，可考虑开腹手术切除。

（2）血管瘤相较其他肝肿瘤血供丰富。若发生瘤体破裂则易引起难以控制的出血，故在手术操作过程中应避免误伤瘤体；可采用预制第一肝门阻断带，发生出血时可快速有效

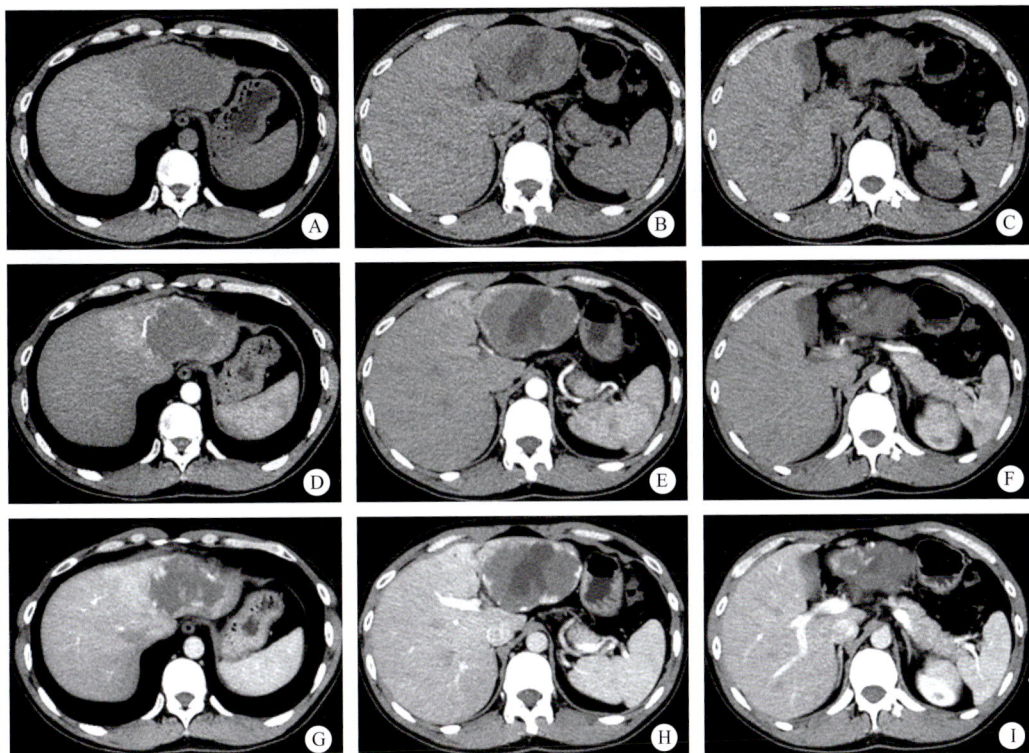

图 5-1　术前肝脏增强 CT 检查明确瘤灶部位和性质

A ～ C. 平扫；D ～ F. 动脉期；G ～ I. 静脉期

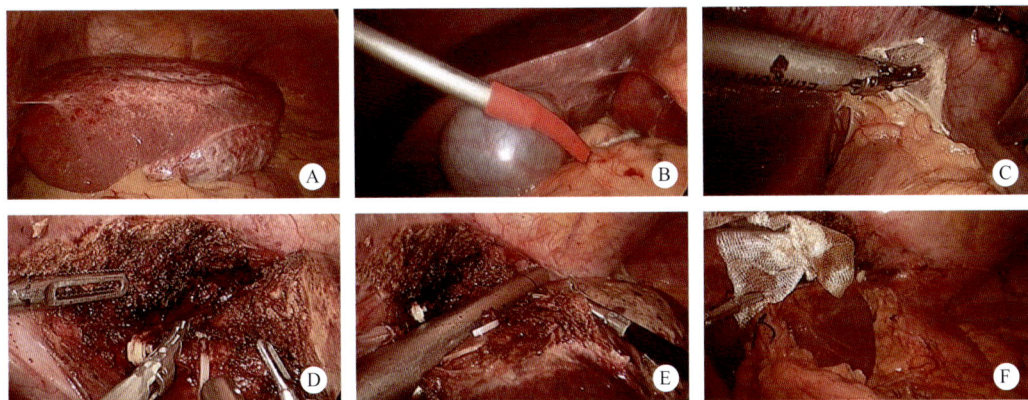

图 5-2　腹腔镜下肝左外叶（血管瘤）切除术

A. 术中探查可见血管瘤瘤体位于肝左外叶，几乎占据整个肝左外叶，与术前影像学检查结果一致；B. 预置第一肝门阻断带，以备瘤体出血时控制出血；C. 游离肝左外叶周围韧带和粘连组织；D. 离断浅表肝组织；E. Endo-GIA 切闭肝左外叶肝蒂和肝左静脉，移除标本；F. 创面放置止血材料，术毕

控制出血；若为规则性半肝切除，可选择性阻断其肝动脉和门静脉，再行荷瘤肝叶切除，可提高手术安全性。

（3）若肝脏其他部位存在散在小血管瘤病灶，可同期采用局部消融或缝扎等处理。

五、术后监测与处理

1. 术后常规心电监测、记录 24 小时尿量，密切观察腹腔引流管引流液的性质、量和变化情况。腹腔引流管十分重要，可为术后出血提供最直接的线索，当腹腔引流管无引流物时，应及时排查是否由血凝块或压迫等引起堵塞。若出现此情况，应及时排除堵塞因素，保持引流管通畅。

若出现心率加快、血压降低，在排除是否为有效循环血容量不足或其他心脏疾患的同时，亦应考虑是否有术后出血发生的情况，引流管引流物可给出确切证据；如果腹腔引流管无引流物，且出现腹部膨隆，可采用腹腔超声探查以明确腹腔内情况。

2. 肝切除比例大、术中出血多等高风险患者，术后应动态监测血常规、肝肾功能和凝血功能变化，警惕肝衰竭及肝肾综合征的发生。

六、术后常见并发症的预防与处理

1. 术后出血　肝血管瘤虽边界清晰，但血管丰富，在切除术中、术后容易出现大出血。术中应确切止血，大血管应采用切闭或缝扎。

2. 肝衰竭　一般小血管瘤发生概率较小，多见于巨大血管瘤。由于切除比例大，尤其术中阻断时间长，术后发生肝衰竭概率增加。术后应严密监测肝功能和凝血功能变化，风险大时则禁用对肝功能有损害的药物，给肝功能恢复留有余地。

3. 胸腔积液　多见于瘤灶贴近膈肌、消融范围广的患者，术后出现反应性胸腔积液。若患者术后出现胸闷、气促等症状时，应行超声检查，抑或高危患者术后应常规行超声检查。少量胸腔积液可自行吸收，中量以上可行胸腔穿刺引流积液。

4. 其他并发症　如感染、术后黄疸等，术中应尽可能减少对组织的损伤，即可避免相应并发症的发生。术后黄疸需鉴别是肝功能不全，还是胆管损伤后引起的梗阻性黄疸。

七、临床效果评价

术后主要行影像学检查以评估疗效，如肝脏超声、CT 或 MRI；观察手术边缘有无残留，若无残留，定期复查。

第二节　肝血管瘤消融术

一、适应证

目前亦无明确手术指征，结合武汉协和医院肝胆外科经验及最新文献报道，满足以下条件者可考虑行局部消融治疗。

1. 单发或多发的无症状血管瘤，最大直径 ≥ 5cm，但近两年临床随访影像学检查提示直径增大 > 2cm。

2. 单发或多发的有症状血管瘤，如持续腹痛或不适，并排除是其他疾病引起临床症状者。

3. 手术治疗后残留或复发的血管瘤。

4. 行其他腹部手术，可附加血管瘤消融处理。

5. 患者治疗意愿强烈，且不愿接受切除手术治疗。

二、禁忌证

1. 有严重的心脑血管基础疾病，无法耐受手术者。

2. 全身情况较差，肝肾功能不全、严重肺功能不全、无法耐受全身麻醉手术者。

3. 巨大血管瘤，正常肝组织受压明显，与血管和胆管解剖关系不清者；或瘤灶紧贴第一和第二肝门及下腔静脉，可能造成胆管或血管主干损伤者。

4. 凝血功能异常者。

5. 伴有其他手术禁忌者。

三、术前准备

若局部麻醉下处理，应完善血常规、肝肾功能和凝血功能及心电图检查，若采用全身麻醉下处理则应按照全身麻醉行常规术前准备。术前应行影像学、甲胎蛋白、乙肝三系等检查以明确诊断并了解瘤体的解剖位置，尤其是与重要血管和胆管的关系，避免对其热损伤，预防术后出现供血或回流障碍及发生术后梗阻性黄疸。

采用局部麻醉或全身麻醉。经皮肝血管瘤穿刺可选择局部麻醉，但术中热损伤和对肝包膜刺激有明显疼痛感，部分患者无法耐受。建议首选全身麻醉。

四、手术要点、难点及对策

1. 术式选择　微波消融可在超声和CT引导下经皮穿刺、腹腔镜下及开腹微波消融治疗。各种术式均各有优劣，适合不同患者情况。术前需结合影像学检查，明确瘤灶部位，选择最佳的手术途径。若瘤灶位于肝脏面紧邻空腔脏器，抑或位于肝左外叶可能对心脏产生影响，或瘤灶部位高，紧贴膈肌，经皮穿刺可能会损伤膈肌或肺，此类情况多采用腹腔镜下血管瘤微波消融。开腹微波消融常用于其他右上腹手术时同期处理，或者不具备腹腔镜下术中超声定位条件时特殊部位的瘤灶消融。本节以腹腔镜下直视血管瘤微波消融为例，阐述相关要点及难点。

2. 手术方式

（1）术前影像学检查评估，明确瘤灶性质和部位，采用最佳手术途径。该例患者术前增强CT检查提示肝V段肿块，边界清晰，向脏面外生性生长，紧贴胆囊右侧和横结肠（图5-3）。

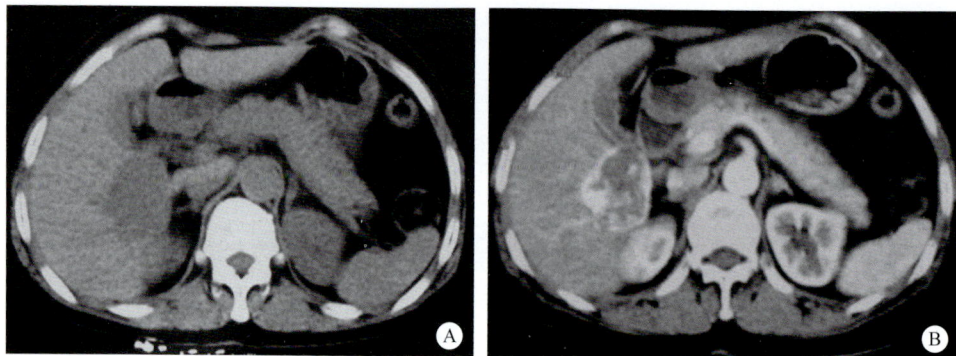

图 5-3 术前肝脏增强 CT 检查明确瘤灶部位和性质

A. 平扫；B. 静脉期

（2）患者采用气管插管全身麻醉。若瘤灶位于肝右叶，可在右季肋部垫高 30°，同时采用头高脚低体位，有利于对病灶的暴露。

（3）常规方法建立气腹并置入 Trocar，腹腔镜探查腹腔及病灶。Trocar 的穿刺部位可随着患者病灶具体部位适度调整，尽量获得对病灶最好的视角或便于腹腔镜超声探头探查病灶。

（4）对于表浅血管瘤病灶，充分暴露病灶后（图 5-4），在腹腔镜下直视穿刺，将微波刀头插入病灶中微波固化。常采用输出功率为 70W，消融时间依据瘤灶大小而定。穿刺前，

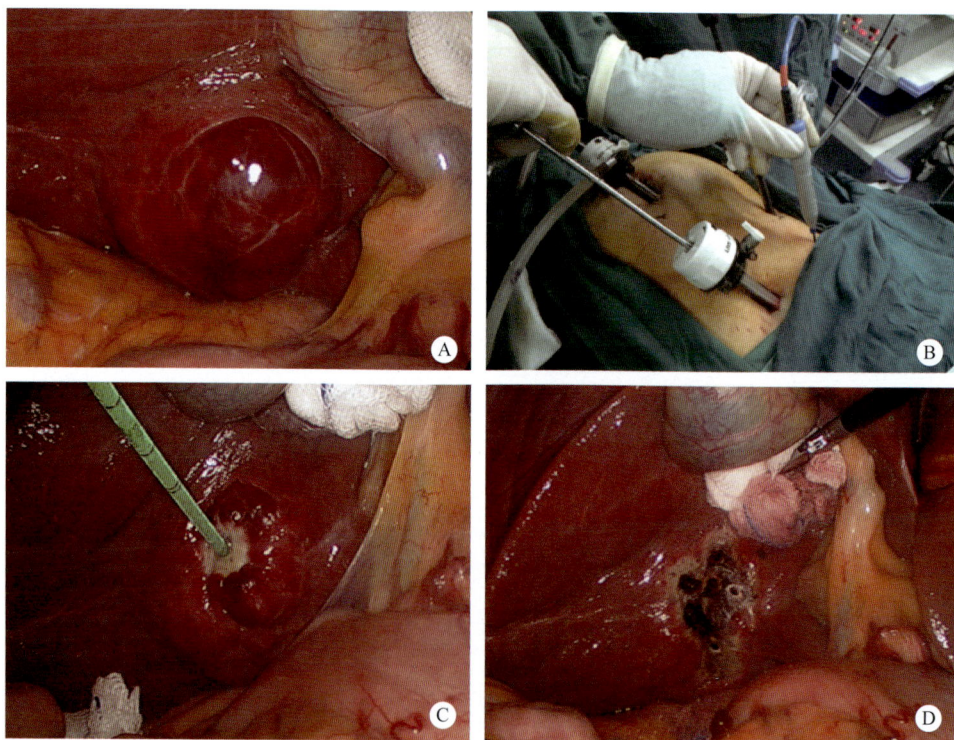

图 5-4 腹腔镜下肝血管瘤微波消融术

A. 术中探查可见位于肝脏面的胆囊床右侧的外生性血管瘤，边界清晰，与术前影像学检查结果一致；B. 腹腔镜直视下经皮穿刺瘤灶，体外布针；C. 穿刺成功后，消融瘤灶；D. 消融后瘤灶萎缩塌陷

预估腹壁与病灶的距离，选择与病灶距离最近且角度便于插入微波刀头的部位，先用刀片切开皮肤，腹腔镜直视下穿刺，若病灶直径超过3cm，可采用多点穿刺消融。若瘤体为外生性，消融过程中可用纱条压迫以增强热传导作用，缩短消融时间。

（5）对于位置较深或不宜暴露的瘤灶，采用腹腔镜超声术中探查明确瘤灶与血管、胆管的关系。该例患者术前增强CT提示肝左外叶和肝右前叶各有病灶一枚（图5-5）。在超声引导下将微波针插入瘤灶以固化病灶（图5-6），可经腹腔镜超声探头穿刺线穿刺，但若穿刺角度受限亦可不经穿刺线穿刺，技术要求更高。必要时需游离肝周韧带以更好暴露病灶。待瘤灶气化消失后可用超声评估消融效果。

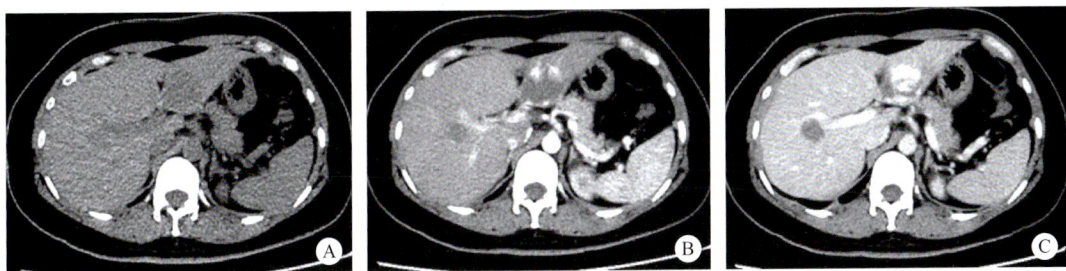

图5-5　术前肝脏增强CT检查以明确瘤灶部位和性质

A.平扫；B.动脉期；C.静脉期

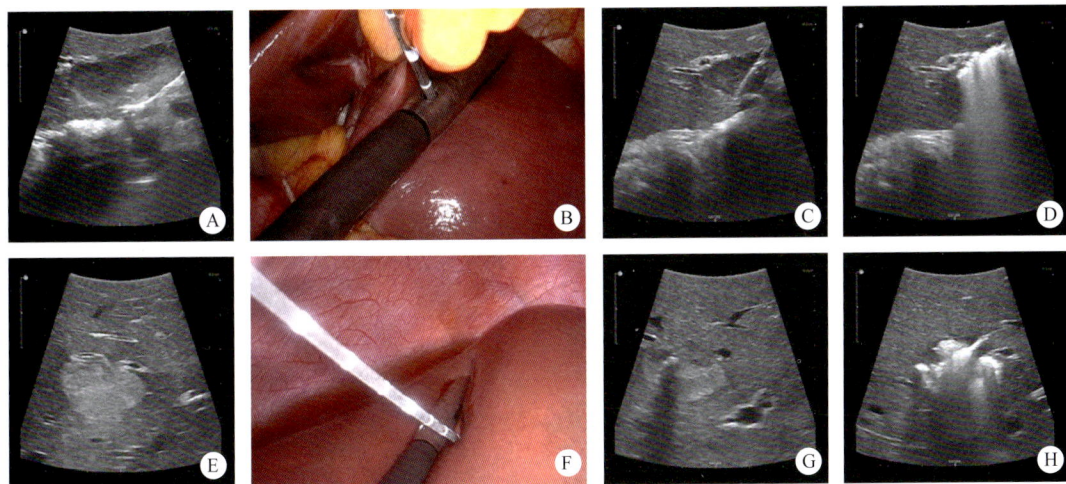

图5-6　腹腔镜下超声引导肝血管瘤微波消融术

A.术中超声探查肝左外叶瘤灶，部分瘤灶外露于肝脏面，边界清晰，与术前影像学检查结果一致；B.腹腔镜下经术中超声探头穿刺孔穿刺瘤灶；C.超声引导下可见穿刺成功，消融瘤灶；D.消融覆盖整个瘤灶；E.术中超声探查肝右前叶瘤灶，边界清晰，位于门静脉右支后方，与术前影像学检查结果一致；F.腹腔镜下术中超声引导（不经穿刺孔）穿刺瘤灶；G.超声引导下可见穿刺成功，消融瘤灶；H.消融覆盖整个瘤灶

3. 手术要点

（1）穿刺路径应尽量选择经正常肝脏组织较多的部位，可降低术中和术后出血风险。

（2）对于＞3cm及多个瘤灶采用分次、多点治疗，对于单个大血管瘤患者亦可采用双针或多针同时消融治疗。

（3）微波针发热中心不是针尖，应将发热点置入瘤灶中央或针尖到达穿刺点对侧边缘，才能保证消融完全。

（4）瘤灶较大者，可采用先消融瘤灶边缘、截断其血流，再消融瘤灶中心；另外，行之有效的办法还有第一肝门阻断入肝血流，瘤体血供减少，热沉效应可明显降低，消融时间显著缩短。

（5）当瘤灶紧贴空腔脏器和膈肌时，可用纱条阻隔并用生理盐水浸泡，以预防热损伤；消融完成后，应继续降温，避免高温瘤体组织对周围脏器的热损伤，尤其结肠、膈肌、胃壁、贲门、第一肝门和第二肝门等；消融过程中，生理盐水浸泡还可降低正常肝组织的温度，减轻对肝脏的损害。

（6）当多发血管瘤时，可联合经皮和腹腔镜下消融，一些瘤灶可经皮消融后，再在腹腔镜下处理其他特殊部位瘤灶。

（7）消融范围广，消融开始后应补充 5% 碳酸氢钠注射液以碱化尿液，避免血红蛋白尿导致肾功能不全甚至肾衰竭。

（8）应保持冷循环正常运作，避免高温引起微波针断裂；经超声探查行穿刺孔穿刺时，应保持微波针与穿刺线方向一致，否则极易引起微波针的弯曲或断裂。

（9）出血风险大的患者，术后应放置腹腔引流管，有利于术后出血评估。

五、术后监测与处理

1. 术后常规进行心电监测，若出现心率加快、血压降低，必须排除是否发生术后出血，可采用腹腔超声探查以明确腹腔内情况。

2. 术后监测肾功能及尿常规。瘤灶大、消融范围广的患者术后应常规给予 5% 碳酸氢钠注射液静脉滴注，碱化尿液，以预防血红蛋白尿造成的肾衰竭。

六、术后常见并发症的预防与处理

1. 术后出血　少量出血可保守治疗，若出现活动性出血则应立即再次手术探查。

2. 术后发热　多为术后吸收热，予以退热等对症处理。但需鉴别发热是吸收热还是固化组织感染。

3. 肝衰竭　少见，患者常合并其他肝基础疾病，若发生则按肝衰竭处理。

4. 术后血红蛋白尿　瘤灶大、消融广的患者术后应常规碱化尿液。

5. 其他并发症　如感染、脓肿形成、胸腔积液、术后黄疸等，术中应尽可能减少对组织热损伤，即可避免相应并发症的发生，尤其靠近肝蒂的瘤体，消融时需预防胆管的热损伤。

七、临床效果评价

术后 1 个月行影像学检查以评估疗效，如 CT、MRI 或超声造影，若消融灶边缘无结节性或不规则强化，则为完全消融。

（李 民 宋自芳）

参 考 文 献

唐勇，闵小波，储鸿鹏，等，2017. 微波止血分离器联合微波消融在腹腔镜外生型血管瘤治疗中的应用 . 重庆医学，46（26）：3638-3640

王开阳，傅华群，2011. 肝血管瘤的外科治疗现状及手术指征 . 中华肝胆外科杂志，17（9）：701-702

吴若林，耿小平，2012. 巨大肝血管瘤外科切除方法的选择 . 中华普通外科杂志，27（10）：861-863

吴珍宝，黄志勇，2014. 肝血管瘤外科治疗的指征与方法 . 临床外科杂志，22（8）：616-618

张磊，何亮，施申超，等，2016. 多途径联合消融治疗肝血管瘤的体会 . 临床外科杂志，24（8）：596-598

张磊，熊俊，2017. 腹腔镜下微波消融治疗巨大肝血管瘤：附 86 例报告 . 中国普通外科杂志，26（7）：902-906

Miura JT, Amini A, Schmocker R, et al, 2014. Surgical management of hepatic hemangiomas: a multi-institutional experience. HPB. 16（10）：924-928

Toro A, Mahfouz AE, Ardiri A, et al, 2014. What is changing in indications and treatment of hepatic hemangiomas. A review. Ann Hepatol, 13（4）：327-339

第六章 肝 癌

自 1888 年 Langenbuch 为肝肿瘤患者试行肝左外叶切除术后，Lüke 和 Keen 等相继于 1891 年成功完成了肝左外叶切除术。至 20 世纪 50 年代，简单的局部肝切除术不仅能施行，复杂的肝右三叶切除术也能够进行，甚至是肝移植术（Starzl，1963）。我国肝脏外科起步较晚，20 世纪 50 年代尚无肝切除的报道，直到 1962 年，全国仅施行肝切除术197 例。但 20 世纪 70 年代以来，我国肝脏外科得到迅速发展，肝切除技术日趋完善，一些较简单的肝切除术在基层医院亦逐步开展。目前，我国肝脏外科技术已居世界先进水平，不仅肝切除例数居世界第一位，且总病死率已降至 5% 以下。

第一节 肝叶切除术概述

一、适应证

1. 原发性肝癌　是我国最常见的恶性肿瘤之一。到目前为止，肝切除术仍然是治疗原发性肝癌的首选方法，特别是早期肝癌，手术切除的远期疗效较其他任何方法都好，甚至可以达到根治的目的。一般原发性肝癌患者行肝切除术应注意 3 个基本条件：①全身情况良好，无严重的心、肺、肾等重要脏器的病变；②肝功能正常（Child-Pugh 分级 A 级）或基本正常（Child-Pugh 分级 B 级），经保肝治疗后有明显改善或恢复到正常者（如黄疸、腹水消退，凝血功能恢复正常，白球比不倒置等）；③肿瘤比较局限，在肝的一叶或半肝以内，无远处脏器转移，肿瘤未侵犯到第一至第三肝门者，均可以考虑行肝切除术。此外，在做肝切除术之前，还应结合肝脏吲哚菁绿（ICG）排泄试验结果，必要时术前还要做肝脏三维立体重建，以精准评估肝脏肿瘤的可切除性及术后功能性残肝的体积。

原发性肝癌如发现以下情况时，均不宜手术治疗：①合并有肺、骨、脑或腹腔淋巴结等处的转移；②病变为弥漫性或多发的癌灶已累及肝的两叶以上或侵及第一至第三肝门者；③患者有明显黄疸、腹水或恶病质者；④合并明显肝硬化，余肝无明显代偿性增大，血浆总蛋白、白蛋白分别低于 50g/L 和 30g/L，经积极补充白蛋白仍不能恢复者；⑤合并有明显门静脉高压症伴食管、胃底静脉曲张或腹壁静脉明显扩张，或门静脉主干及分支均有癌栓形成者；⑥有严重出血倾向，凝血酶原时间延长 50%，用维生素 K 治疗仍不能纠正者。

近年来，随着对原发性肝癌的进一步认识及手术方法、技巧的改进，加之目前肝癌的靶向药物的临床应用，一些原来认为不宜手术的患者亦可行手术治疗，并取得了较好的手术治疗效果。①虽有远处转移，但原发病灶与继发病灶均能切除者，可同时或分步进行手术切除治疗；②在原发性肝癌合并门静脉高压症伴有食管静脉曲张或明显脾大时，只要患者肝功能较好，可以考虑在切除肝癌的同时施行脾切除加食管贲门周围血管离断术，或肝癌切除的同时施行门体分流术；③对部分合并有门静脉癌栓的患者，静脉左（或右）干予以解剖，在肝门阻断后将门静脉切开，用特制的癌栓吸除器将癌栓予以吸出，再从门静脉内注入抗癌药物或术后再联合 TACE 治疗，有时也可获得良好效果。

2. 继发性肝癌　肝脏是较易发生转移性癌肿的器官，其中尤以结直肠癌、胰腺癌、胃癌等肝转移最为常见。转移性肝癌早期无明显症状，待出现肝区疼痛等症状时多已属中晚期。继发性肝癌施行肝切除术时，一般应具备两个条件：①原发癌能够切除或根治；②转移性癌灶为单发或局限于肝的一叶，能施行较彻底的肝切除术。对于肝内多发的转移性癌灶，或除肝转移外，尚有其他脏器转移者，多提示原发癌恶性程度较高，扩大手术范围多不能提高生存期，且增加了手术病死率，可考虑应用靶向药物或全身免疫治疗。

胆囊癌肝转移时，如未合并梗阻性黄疸，可以做中肝叶切除加胆囊切除，并清除附近的淋巴结，疗效尚可；若已合并中重度黄疸，多提示预后较差。

3. 肝脏良性肿瘤　肝海绵状血管瘤是肝脏最常见的实性良性肿瘤，目前尚无明确手术适应证，但专家共识如下：①血管瘤直径 ≥ 10cm，不论有无症状，只要能够切除，均应行手术切除；②血管瘤直径在 5 ～ 10cm，如有肝区不适、疼痛等症状，亦可进行肝血管瘤切除术或血管瘤捆扎术；③血管瘤直径＜ 5cm，无任何临床症状，可以不进行手术，定期行B 超复查，如有明显增大再进行手术；④血管瘤直径＜ 5cm，但又不易与小肝癌相鉴别时，也可考虑行腹腔镜或剖腹探查，对血管瘤进行捆扎术；⑤对弥漫性多发性血管瘤，一般不进行手术切除，如病变主要在一侧肝叶，可进行肝叶切除术或主瘤切除捆扎术，亦能起到控制病变发展的目的。

肝腺瘤边界多较清楚，多有包膜，便于手术切除。肝腺瘤有一定的恶变率，而且有破裂出血的风险，因而一旦诊断为肝腺瘤，均可做肝段或肝叶切除术。

肝脏局灶性结节状增生（FNH）有时不易与肝脏恶性肿瘤相鉴别，因此治疗上多采取肝叶切除术或肿块消融术，预后良好。

肝脂肪瘤治疗目前以手术切除为主，对较小的脂肪瘤或对手术治疗有顾虑者，可暂观察，如有明显增大，再进行手术。

对于直径 ≥ 5cm 的单发肝囊肿可行手术治疗，一般行囊肿开窗术即可，无须行肝切除术，但对位于肝左外叶或肝脏边缘的囊肿可行肝叶或局部肝切除术，对肝囊肿疑有恶变者亦应行肝叶切除术；近年来对于直径＜ 5cm 的单纯性肝囊肿采用穿刺抽液加注入无水乙醇疗法，效果同样满意，亦可暂不行手术治疗，定期随访观察。

4. 其他肝脏疾病

（1）肝内胆管结石：肝内胆管结石行肝切除的适应证：①局限于半肝以内的病变，由于肝内胆管的长期梗阻及感染，肝组织呈明显的纤维化、萎缩，使肝组织丧失功能，并引起明显的临床症状者；②某一侧半肝以内的肝胆管结石并发肝内胆管狭窄，难以用其他方法清除结石和纠正狭窄者；③左外叶肝胆管结石并发肝内胆管多处囊状扩张、结石又无法取净者；④一侧肝胆管结石并发多发性肝脓肿、肝胆管外瘘者；⑤一侧肝胆管结石并发肝内胆管大出血，用其他方法不能止血者。根据病情不同，肝切除术可以与胆肠吻合术同时施行，以利术后胆汁引流，减少结石复发的可能性。

（2）肝外伤：由于肝脏是实质性器官，组织较脆，各种外伤因素均可以造成程度不同的肝脏破裂而引起大出血，如出血不止应进行手术止血，对较轻和较浅的肝裂伤，且无大的血管及胆管断裂，可以采用缝合止血，不必行肝切除术。在下列情况下，可考虑行肝切除术：①严重肝外伤致大块肝组织离断或破碎，失去生机者；②肝内较大血管断裂，使局部肝组织失去血供，或较大胆管断裂，无法修补者；③大块破碎性肝组织损伤难以修补，或修补后仍不能控制出血者；④深部肝损伤并有肝内大血管损伤，出血无法控制或形成巨大血肿，需行肝切除术，以控制出血者。

肝脏损伤可能同时有门静脉、肝动脉和肝静脉系的出血，也可能同时伴有肝内胆管的损伤，在施行肝切除时应予以注意，以免术后造成继发性出血、胆漏、感染等严重并发症，增加手术病死率。

（3）肝脓肿：阿米巴性肝脓肿采用抗阿米巴治疗和穿刺排脓的方法多能治愈，一般不需行肝切除术。仅对有混合感染、长期不愈的局限性厚壁脓肿或有外瘘形成经久不愈者，才考虑行肝叶切除术。

细菌性肝脓肿在脓肿尚未完全形成时，应尽早积极予以抗感染治疗。对脓肿已经形成者可在抗感染的同时结合穿刺引流或置管引流术治疗，多可以治愈。仅在下列情况下才考虑行肝切除治疗：①局限性慢性脓肿，周围已形成厚壁纤维组织层，药物治疗无效者；②因肝内蛔虫、结石等并发的脓肿，用其他方法难以治愈者。

二、术前准备

肝脏手术不仅影响到肝脏本身的正常生理功能，还会影响到患者全身各器官的正常运转，术前应做好充分准备。

1. 在行肝脏手术前，除详细询问病史和对患者进行全面系统的检查外，还应了解患者的心、肺、肾功能情况，以及肝脏病变的性质、范围、大小及其在整个肝脏的体积占比等。

2. 术前肝功能的状态对肝脏手术患者的术后恢复具有极其重要的意义。

3. 根据术前检查结果和对患者全身情况及肝功能检查所做的全面估价，对凝血酶原时间延长或有出血倾向者，应给予大剂量维生素 K 以改善凝血功能。

4. 对血浆蛋白低者，应补充适量血浆或白蛋白，争取血清总蛋白达 60g/L 以上，白蛋白达 30g/L 以上。

5. 术前 30 分钟内给予预防应用抗生素治疗。但对患者情况良好、病变较小、估计手术比较容易而简单者，术前也可不用抗生素治疗。

6. 术前 1 天皮肤准备，术晨置胃管。

7. 根据肝切除范围备好红细胞、血浆及冷沉淀等，如切除半肝以上或合并肝硬化或肝功能不良者，需备新鲜血液，以免输注大量库血造成凝血功能障碍等并发症。

8. 对可能增加手术危险性的其他疾病，如内分泌紊乱（糖尿病、甲状腺功能亢进等）、心血管疾病（如高血压、心脏病等）、肺和肾脏疾病、门静脉高压等，术前应请相关科室医师进行会诊，指导相应治疗，改善患者术前一般状态，术中和术后也应采取相应措施，以便顺利度过围手术期。

9. 手术前应和患者及其家属做好充分沟通，取得患者及其家属的信任、合作。

三、手术要点、难点及对策

肝脏的显露：肝脏位于膈下，其前方大部分被肋弓掩盖，后面有脊柱、肋骨和肌肉，还有许多韧带将肝脏固定于上腹部的膈下，充分显露肝脏及其周围组织是肝切除术的重要步骤之一。

1. 切口　选择切口要求对第一肝门的门静脉、肝动脉和胆管及第二肝门的肝静脉有良好的显露，以利于手术进行。一般有经腹和经胸两种手术途径。近年来多用经腹途径，配合各种手术拉钩，均可完成各种类型肝脏手术，并可避免开胸，减少术后并发症。

一般行左肝叶切除，可取上腹部自剑突左侧右肋缘下斜切口；如病变位于右肝，须做右肝部分切除、右半肝或右三叶肝切除、中肝叶切除时，一般做右肋缘下斜切口，即自剑突左侧沿右肋缘下 2cm 处到腋中线的斜切口（图 6-1），再加用腹腔悬吊拉钩，则对第二肝门可获得良好显露。如病变紧贴第二肝门及下腔静脉，上述显露仍不满意时，可将切口沿右侧第 7 肋间（抑或切除一段第 7 肋骨）到右腋中线做胸腹联合切口（图 6-2）。对于肋弓比较宽阔的患者，可做上腹部"人"字形切口（图 6-3），同样可完成各种类型肝切除术。

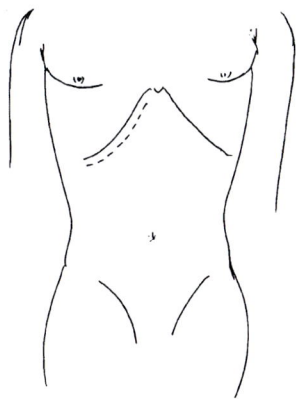

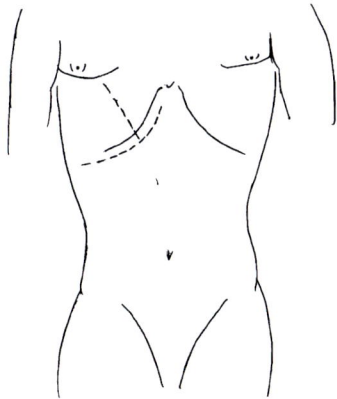

图 6-1　肋缘下切口　　　　图 6-2　胸腹联合切口　　　　图 6-3　"人"字形切口

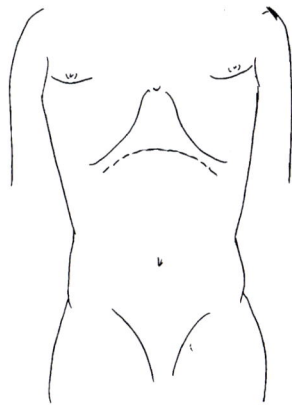

2. 分离肝脏周围韧带和粘连组织　为充分显露肝脏，必须将病侧肝脏的周围韧带和粘连组织进行充分分离。行肝左外叶或左半肝切除时，必须将肝圆韧带、镰状韧带、左冠状韧带、左三角韧带和肝胃韧带等全部切断；做右半肝、右三叶、中肝叶、右肝部分切除时，应将肝圆韧带、镰状韧带、右冠状韧带、右三角韧带、肝肾和肝结肠韧带完全切断，同时还要将肝裸区充分分离，直达下腔静脉，必要时分离右侧肾上腺，使右侧肝脏完全游离。如病变较小且位于肝的下缘，只需做肝楔形或局部切除时，可不必完全分离上述诸韧带，

仅分离病变周围的有关韧带和粘连组织即可。分离肝脏周围韧带和粘连组织时，必须妥善结扎血管。

3.腹腔探查　肝脏肿瘤能否切除有时需要在切断肝圆韧带、镰状韧带、三角韧带及冠状韧带之后联合应用术中B超才能决定。可用双合诊法或术中B超探查避免遗漏位于肝实质内的较小肿瘤，以手指插入小网膜囊内触诊尾状叶（Ⅰ段），了解门静脉主干有无癌栓及肿大的淋巴结。充分扪诊肝右叶直达腔静脉的右侧，切断右三角韧带及右冠状韧带，游离肝裸区。这样可使肝脏向左翻转，为了完全显露下腔静脉和右侧肝静脉，仍需要离断下腔静脉韧带（图6-4），即覆盖在肝后下腔静脉上部右侧的舌状纤维组织。如发现肿瘤已部分侵犯膈肌，可按解剖层次分离或切除部分膈肌，然后再行修补。

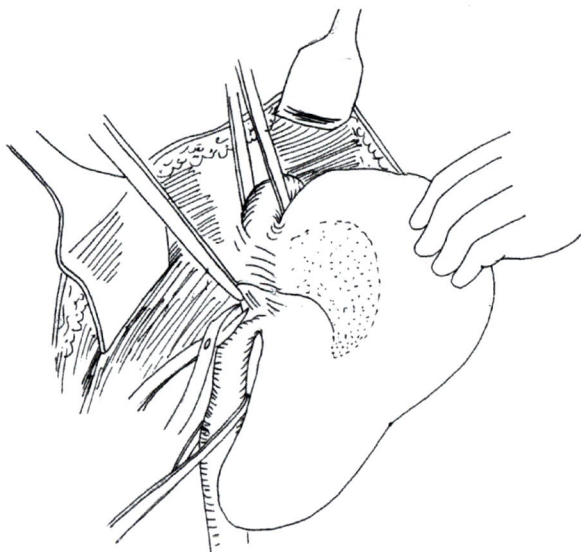

图6-4　离断下腔静脉韧带

四、术后处理

1.除按腹部大手术及麻醉后处理外，应密切观察患者的心、肺、肾、肝等主要脏器功能情况，注意血压、脉搏、呼吸、体温、心电图及血生化和尿的色、量、比重等变化。

2.术后2～3天禁食，胃肠减压，防止肠胀气，增加肝细胞供氧量。对切除半肝以上或合并明显肝硬化者，术后48小时内给予氧气吸入。

3.继续使用抗生素以防感染，72小时后如无明显感染征象，可考虑停用抗生素。

4.在禁食期间每天输注葡萄糖液和生理盐水，保持水和电解质及酸碱平衡。

5.每天静脉滴注人体必需维生素和微量元素。

6.对切除半肝以上或合并肝硬化者，术后除积极加强保肝治疗外，术后2周内应适量补充血浆和白蛋白，特别在术后5～7天，应适当补给血浆或白蛋白、氨基酸等，必要时还可输注少量新鲜血。

7.保持腹腔引流通畅，密切观察引流量及性状。如引流量逐日减少，且无出血及胆汁，复查 B 超后可将引流管逐渐拔出，一般手术后 3 ～ 5 天完全拔出。如为开胸手术，在排除胸腔积液和肺不张后，可拔出胸腔引流管，一般在术后 24 小时内拔除。

8. 术后给予镇痛药，并鼓励患者咳痰及早期活动。给予镇痛药时，应尽量避免使用对肝脏有明显损害的药物，如巴比妥类或冬眠药物等。

9. 术后 8 ～ 10 天拆除皮肤切口的缝线。

10. 出院后应定期复查，包括肝功能和增强 CT 检查。肝癌患者术后应长期坚持抗病毒、保肝和药物抗癌治疗，必要时行 TACE 治疗。术后每 3 个月复查肝功能、增强 CT 和 AFP，可以早期发现复发灶并得到及时处理。

（张 陈 宋自芳）

第二节 肝楔形切除术

一、适应证

1. 肝边缘均比较薄，肝边缘部位的较小病变。
2. 肝活组织检查。
3. 一般情况较好，无明显心、肺、肾等重要器官器质性病变。
4. 肝功能 Child-Pugh 分级为 A 级或 B 级。

二、禁忌证

1. 肝内外广泛转移或伴有主要脉管癌栓。
2. 心、肺、肾等重要器官伴有严重器质性病变，不能耐受手术者。
3. 大量腹水无法消除或胆红素 $> 34\mu mol/L$，或 ICG-R15 $> 40\%$。

三、术前准备

1. 全身情况及肝脏功能评估，腹水及胆红素的纠正、乙肝患者的抗病毒治疗。
2. 转移癌患者充分评估原发病灶及肝脏转移灶的情况，制订合适的手术策略。
3. 呼吸训练，营养管理，备皮、备血。

四、手术要点、难点及对策

本文以肝右下缘部位的肝楔形切除术为例介绍。

1. 患者取平仰卧位，行右肋缘下斜切口。进腹探查后，用穿以中号丝线的直针或大弯针在预定切除线外 1.5cm 处做一排贯穿肝组织全层的间断交锁褥式缝合，将缝线逐个打结（图 6-5）。

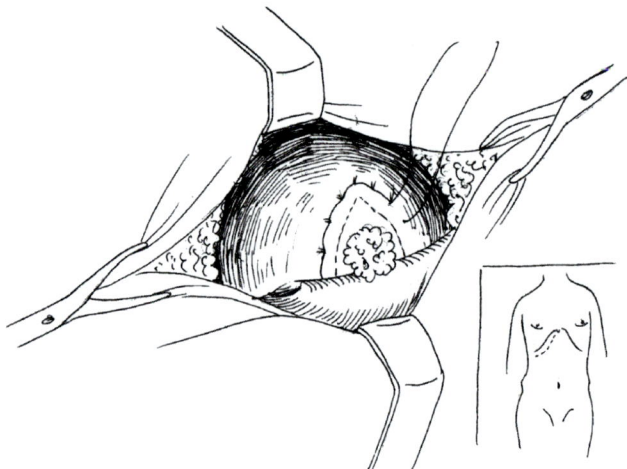

图 6-5　间断交锁褥式缝合

2. 在预定的肝切线上切除肝病变组织，肝切面的较大血管和胆管用丝线结扎（图 6-6）。

3. 再在上述褥式缝合的外缘，用中号丝线做贯穿肝组织全层的间断缝合，缝线收紧打结，使两侧肝切面对合（图 6-7）。

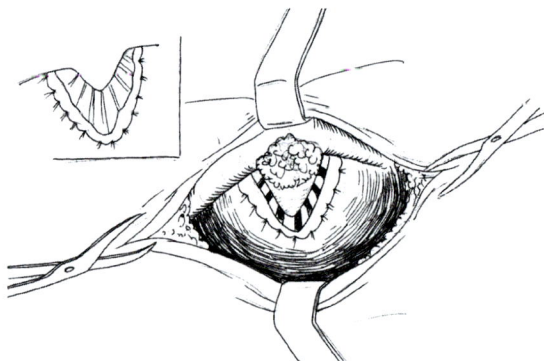

图 6-6　切除肝病变组织

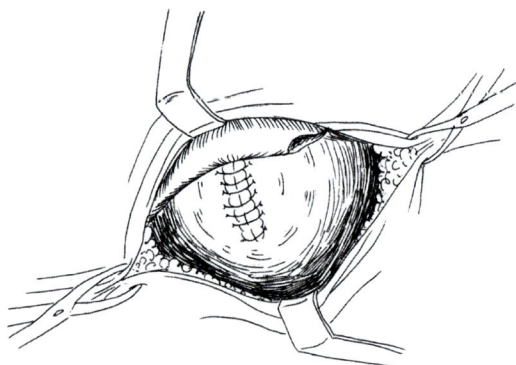

图 6-7　对合肝切面

4. 检查无出血后，于肝切口下方放置一烟卷式引流。腹壁切口逐层缝合。

五、术后监测与处理

1. 术后需关注生命体征，密切观察引流物的量及性质，了解有无活动性出血和胆漏。术后有少量胆漏只要引流通畅无须特殊处理，若无明显引流液可逐渐拔管。

2. 制订合理的输液方案，对于肝硬化患者可以考虑予以新鲜血浆及利尿剂，同时预防及积极纠正水、电解质紊乱和酸碱失衡。

3. 建议术后第 1 天、第 3 天、第 5 天均复查 1 次血常规、肝功能、凝血功能检查。如果氨基转移酶水平高于 1000U/ml，且伴有胆红素水平同时上升，提示有可能出现肝功能不全，血红蛋白素降低可申请输血。

4. 胸腔积液、腹水可以经过超声确认，加大利尿剂无效的情况下可以在超声定位下进行穿刺。

5. 若有发热及时行超声检查，预防感染及血栓形成。

（王国梁　宋自芳）

第三节　肝区域切除术

一、适应证

1. 原发性肝癌、转移性肝癌累及肝脏某一段或相邻两段且没有门静脉癌栓。
2. 一般情况较好，无明显心、肺、肾等重要器官器质性病变。
3. 肝功能 Child-Pugh 分级为 A 级或 B 级。

二、禁忌证

1. 肝内外广泛转移或伴有主要脉管癌栓。
2. 心、肺、肾等重要器官伴有严重器质性病变，不能耐受手术。
3. 严重肝硬化患者，肝功能 Child-Pugh 分级为 C 级。
4. 大量腹水无法消除或胆红素 > 34μmol/L，或 ICG-R15 > 40%。

三、术前准备

1. 全身情况及肝脏功能评估，腹水及胆红素的纠正，乙型肝炎患者的抗病毒治疗。
2. 转移癌患者充分评估原发病灶及肝脏转移灶的情况，制订合适的手术策略。
3. 呼吸训练、营养管理、备皮、备血。

四、手术要点、难点及对策

由于该术式是采用 Glisson 鞘一并处理法在肝门部对肝脏血流先行处理，因此术者应熟练掌握肝脏的解剖分段，充分判断肿瘤的位置及与 Glisson 鞘的关系，制订合适的切除范围。肝外 Glisson 鞘分为左右两支主干，其中左侧分支进入肝内移行为二级分支，而右侧分支在入肝前分为了两支，因此肝脏内共有 3 条二级分支鞘。相对肝内 Glisson 鞘走行变异存在较多不同，这三级分支走行固定，故处理简单安全有效（图 6-8）。根据上述 3 条二级 Glisson 鞘所支配的肝组织，可以将肝脏划分为 4 个区域，即右区域（右后叶）、中区域（右前叶）、左区域（左半肝）及直接由一级 Glisson 鞘支配的尾状叶区域（图 6-9）。肝右静脉走行于右区域（右后叶）和中区域（右前叶）之间，肝中静脉则走行在中区域（右前叶）和左区域（左半肝）之间。本术式在肝门部沿二级分支入肝处离断 Glisson 鞘，将鞘内肝动脉、门静脉及胆管一并处理，显露并保留肝静脉的主干，沿着断面进行解剖并切除肝组织。

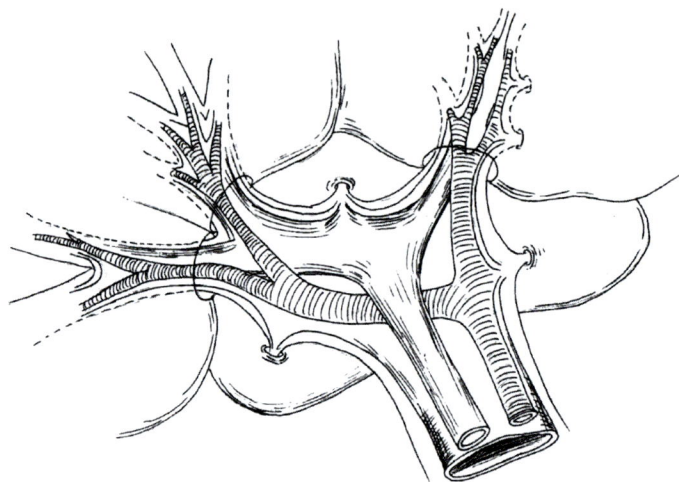

图 6-8　肝外 – 肝门部 Glisson 鞘中的肝动脉、门静脉、胆管的分支形态

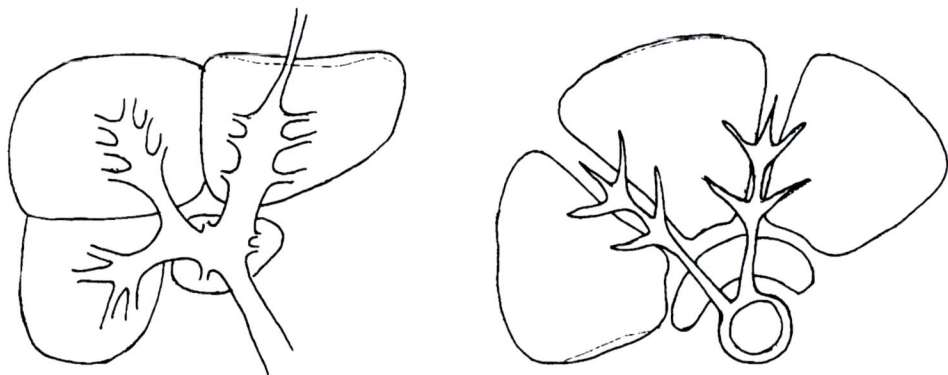

图 6-9　肝脏区域划分

1. 切口的选择　根据切除的部位及术者的习惯选择，一般采用右侧肋缘下弧形切口切开皮肤，如果肝右后叶肿瘤较大、暴露困难时，可采用"奔驰"切口或向左侧切开皮肤，又或自脐向右侧第 8、第 9 肋间做斜行切口（图 6-10）。离断肝圆韧带、镰状韧带，自动拉钩牵开腹腔。探查腹腔，了解肝硬化程度、肿瘤范围及腹腔内和肝内有无肉眼可见转移灶。深部肿瘤使用术中超声探查，不仅能明确切除线，还有更多机会发现肝内微小转移灶并及时调整手术方案。

2. 肝脏的游离及暴露 开腹后结扎肝圆韧带，紧贴韧带肝脏向头侧切开镰状韧带，根据肿瘤的位置暴露肝脏，肝左外叶的肿瘤需要打开左冠状韧带，结扎离断左三角韧带，肝左内叶或右叶的肿瘤自右冠状韧带游离至右三角韧带，剥离肝肾韧带及肝脏裸区。将肝圆韧带往上提起，暴露肝门部结构（图 6-11）。

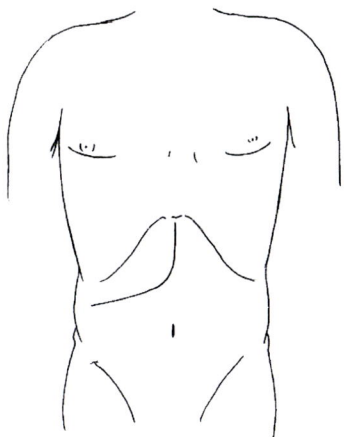

图 6-10 右侧肋缘下弧形切口

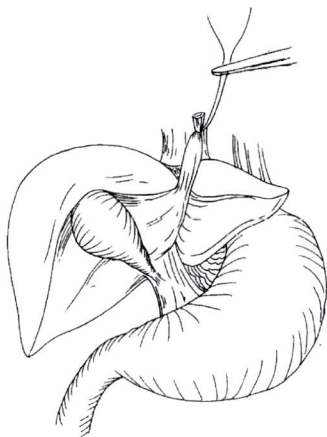

图 6-11 肝周韧带的处理

3. Glisson 鞘一并处理法 是本术式操作的关键，即在肝门部先行处理 Glisson 鞘二级分支，以后再进行相应区域的肝脏切除，因此出血相对较少，同时减少经门静脉的肝内转移。该方法首先切除胆囊，切除时注意不要损伤肝十二指肠韧带，以免影响其后的 Glisson 鞘游离及套带阻断。胆囊切除后切开胆囊系膜显露肝外 Glisson 鞘的前方，显露其进入肝实质的走行形态。沿 Glisson 鞘小心剥离，注意既不要进入肝实质内，也不要进入 Glisson 鞘内，仔细分离结扎细小的 Glisson 鞘分支，建议尽可能缝合断面以避免出血和胆漏（图 6-12）。充分显露 Glisson 鞘二级分支。在游离 Glisson 鞘二级分支背侧时动作轻柔，避免出血。分离钳通过后预置阻断带，将阻断带向下牵拉，尽可能地向肝内分离 Glisson 鞘，右区域（右后叶）、中区域（右前叶）Glisson 鞘二级结扎切断应尽可能在远离一级分支的肝内进行，以免损伤其他肝脏区域的胆管（图 6-13）。

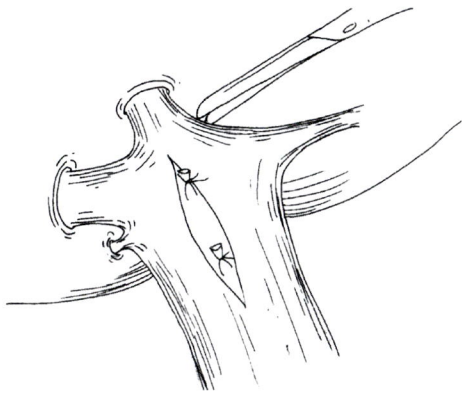

图 6-12 剥离 Glisson 鞘

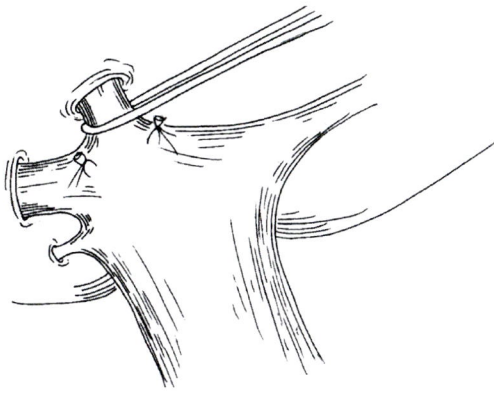

图 6-13 Glisson 鞘二级分支结扎切断部位

4.血流的阻断 肝门 Pringle 法可以将肝十二指肠韧带一并阻断，可以根据肿瘤大小决定是否行肝门阻断，可以使用 12 号引流管提起后阻断肝门血流，阻断时间一般不超过 15 分钟，阻断 15 分钟后开放 5 分钟，可重复进行。选择性阻断中非阻断区域的肝脏可以维持其功能，并且肠淤血较轻，但是血流阻断效果不如前者。

肝静脉阻断指的是阻断肝静脉根部或肝上、肝下下腔静脉的阻断，对于肝脏区域性切除较少使用。

5.中区域(右前叶)切除 沿中区域(右前叶)与左区域(左半肝)间的缺血线切开肝实质，沿第一肝门向第二肝门方向进行，切除面上逐步显露肝中静脉主干及分支，直至肝中静脉根部。然后沿中区域（右前叶）与右区域（右后叶）的缺血线切开，显露肝右静脉的左侧壁直至其根部。在分离过程中将左手置于肝右叶后方，可用手指辅助控制肝右静脉的出血（图 6-14、图 6-15）。

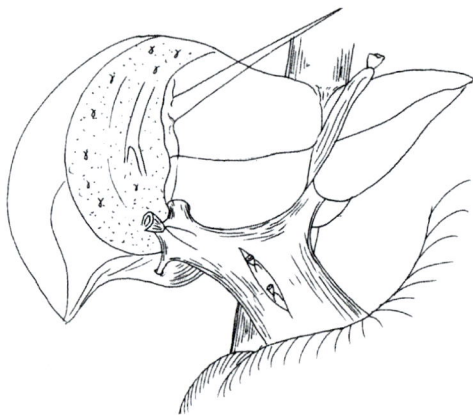

图 6-14 沿缺血线断肝

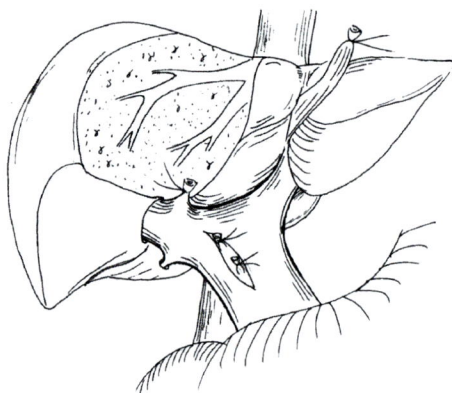

图 6-15 右前叶切除后

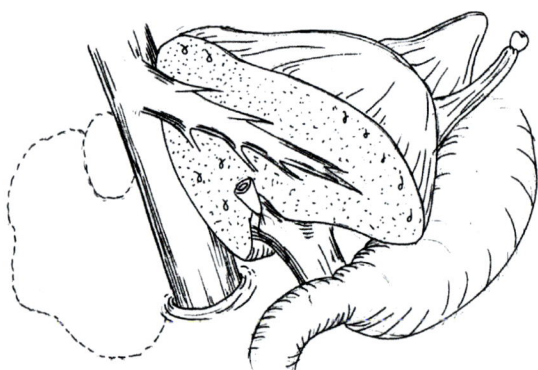

图 6-16 显露下腔静脉及肝右静脉

6.右区域(右后叶)切除 沿中区域(右前叶)与右区域（右后叶）间的缺血线切开肝实质，沿第一肝门向第二肝门方向进行，切除面上显露肝右静脉的右侧壁直至其根部。切除前应充分翻转肝脏，显露下腔静脉及肝右静脉根部，可作为切除方向的指示（图 6-16）。

7.左区域(左半肝)切除 沿中区域(右前叶)与左区域（左半肝）间的缺血线切开肝实质，沿第一肝门向第二肝门方向进行，切除面上逐步显露肝中静脉左侧壁及分支，直至肝中静脉根部。

8.肝实质离断 止血钳离断，先用电刀切开肝被膜，将止血钳钳夹肝脏组织，肝脏组织会被离断，脉管组织钳夹后离断，在肝脏阻断情况下可以切除后统一结扎，在非肝脏阻断情况下，可以由助手结扎，第二助手要保证充分吸引以保持术野清洁。注意处理可能暴露出来的肝脏静脉，一旦发生肝静脉损伤，小心缝合。同时可以使用 CUSA 及超声刀进行肝脏离断，其中可以使用钛夹夹闭暴露出来的脉管组织。至于选择何种方式离断肝脏，主要看术者的习惯。

9.断面处理与关腹　冲洗腹腔并确切止血，检查断面对较大血管必要时可用 Prolene 线再行确切缝合。经预留胆囊管检查有无胆漏，也可以褥式缝合肝脏断面，分别在网膜孔和肝断面放置引流管，关闭腹腔。

五、术后监测与处理

术后需密切观察引流物的量及性质，了解有无活动性出血和胆漏。术后有少量胆漏时只要引流通畅无须特殊处理，引流量较大时需注意水、电解质紊乱和酸碱失衡。同时制订合理的输液方案，对于肝硬化氨基转移酶高患者可以考虑予以新鲜血浆及利尿剂，建议术后第 1、第 3、第 5 天均复查一次肝功能。如果氨基转移酶水平高于 1000U/ml，且伴有胆红素水平同时上升则提示有可能出现肝功能不全。如果出现梗阻性黄疸表现，需检查有无左肝管损伤或狭窄，如果有肝内外胆管扩张可早期行经皮肝穿刺胆管引流术（percutaneous transhepatic cholangiography and drainage，PTCD）以保证良好肝功能，为后期处理争取时机。胸腔积液、腹水可以经过超声确认，加大利尿剂无效时可以在超声定位下穿刺。

第四节　左半肝切除术

一、适应证

1. 肝脏胆管细胞癌、肝细胞癌、肝门部胆管细胞癌、转移性肝癌等肿瘤累及左半肝及左侧尾状叶（ $S_2 \sim S_4$，S_1 ）。

2. 一般情况较好，无明显心、肺、肾等重要器官器质性病变。

3. 肝功能 Child-Pugh 分级为 A 级；或 Child-Pugh 分级为 B 级肝功能者经过短期治疗后恢复为 Child-Pugh 分级 A 级。

4. 肝功能储备功能检测示 ICG 排泄试验< 20%，血清总胆红素< 17.1μmol/L。

二、禁忌证

1. 肝外广泛转移或同时伴有肝右叶多发转移灶。

2. 心、肺、肾等重要器官伴有严重器质性病变，不能耐受手术。

3. 严重肝硬化患者，肝功能 Child-Pugh 分级为 C 级。

4. 大量腹水无法消除或胆红素> 34μmol/L，或 ICG-R15 > 20%。

三、术前准备

1. 左半肝切除时由肝切除过多引起术后肝功能不全的危险性较小，但是对于肝门胆管癌有可能阻塞肝门胆管，需先行 PTCD 引流减轻黄疸。也有可能因为侵犯右侧胆管需要行扩大左半肝切除术。

2. 术前需仔细通过影像学检查确认切除路径，了解血管及胆管有无解剖变异，以便术中完整保护肝右静脉及胆管系统，避免术中因辨别不清导致损伤而影响右肝功能。

3. 对转移癌患者要充分评估原发病灶及肝脏转移灶的情况，并制订合适的手术策略。

4. 呼吸训练，营养管理，备皮，备血。

四、手术要点、难点及对策

1. 切口的选择　采用右侧肋缘下弧形切口切开皮肤，如果肿瘤较大、暴露困难时，可采用"奔驰"切口，向左侧切开皮肤（图 6-17）。离断肝圆韧带、镰状韧带，自动拉钩牵开腹腔。探查腹腔，了解肝硬化程度、肿瘤范围及腹腔内和肝内有无肉眼可见转移灶。如果能使用术中超声探查，不仅能明确切除线，还有更多机会发现肝内微小转移灶并及时调整手术方案。

2. 肝门部的处理　切除胆囊后可先暂时保留一段较长胆囊管，必要时可经该管道检查有无右肝管损伤及肝切除断面有无胆漏。

解剖游离胆总管往右侧牵开，从肝脏十二指肠韧带左侧分离出肝左动脉，向周围分离，确认肝右动脉、肝中动脉后，切断肝左动脉（图 6-18）。

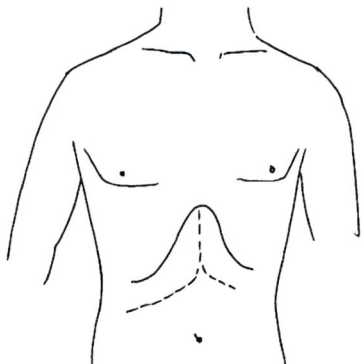

图 6-17　"奔驰"切口

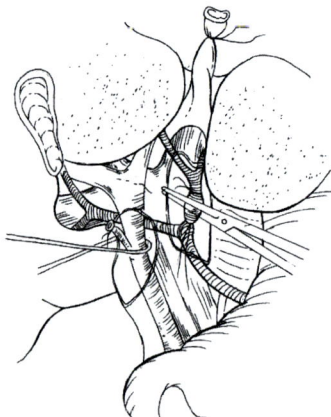

图 6-18　处理肝左动脉

在肝左动脉深部分离，到达门静脉前壁，在门静脉表面向肝门分离露出门静脉分叉部，直视下分离门静脉左支，避免损伤尾状叶分支，离断门静脉左支，Prolene 线缝合以防线结脱离（图 6-19）。观察肝脏表面出现左右半肝分界线。

在门静脉左支上缘分离胆管左支，在距离分叉部 1cm 处结扎离断胆管，如胆管走向不明确，可以等最后离断肝脏实质时再离断胆管。如果无须做肝门淋巴结清扫时，也可沿

Glisson 鞘一并处理而不做各管道的分别解剖。切除胆囊后直接在肝门左右分叉处分离肝门板和肝实质间疏松组织内解剖，用肝门分离钳反复进出的办法游离左侧 Glisson 鞘，如遇阻碍不要强行通过，而是稍用力量反复分离，这样即使有出血，压迫止血一般有效。Glisson 鞘较为厚实，离断后两断端均用 Prolene 线确切缝合（图 6-20）。

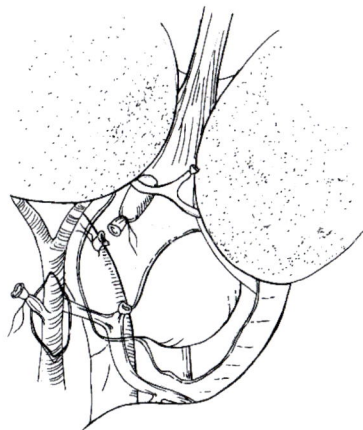

图 6-19　处理门静脉左支

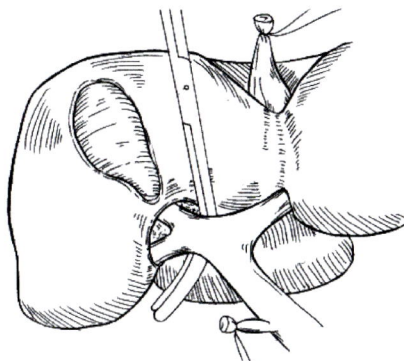

图 6-20　Glisson 鞘整体处理

3. 左半肝游离　在肝后下腔静脉的上缘充分分离三支肝静脉的汇入部。向足侧牵引肝左外叶，充分显露右冠状韧带和三角韧带后离断，打开小网膜，暴露尾状叶，分离尾状叶与下腔静脉之前的韧带，然后向右侧翻起尾状叶，自下而上分离结扎肝短静脉。肝左静脉一般汇入肝中静脉，不在第二肝门进行分离（图 6-21）。

4. 肝实质离断　用电刀沿肝表面缺血线标记切除范围，包括左右半肝分界线及尾状叶上分界线。切除前可用术中 B 超再次确认下腔静脉及肝中静脉的位置。离断肝脏可用CUSA 和超声刀，也可用指捏钳夹法。肝十二指肠韧带处预置阻断带，必要时再行阻断。可以先离断尾状叶，随后从肝脏下缘膈面和胆囊床开始，切开肝中静脉腹侧肝组织，显露肝中静脉后向头侧分离，到达头侧后离断肝左静脉，Prolene 线缝扎。避免损伤肝中静脉，需要助手配合确切结扎止血及保持手术视野清洁（图 6-22）。

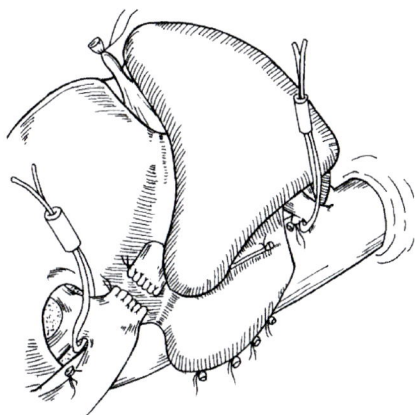

图 6-21　左半肝游离

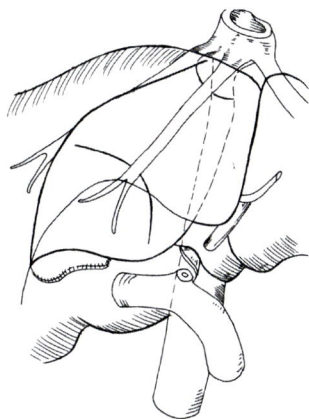

图 6-22　左半肝离断后

5. 断面处理与关腹　冲洗腹腔并确切止血，检查断面对较大血管必要时可用 Prolene 线再行确切缝合。必要时可行创面褥式缝合，经预留胆囊管检查有无胆漏，分别在网膜孔和肝断面处放置引流管，关闭腹腔。

五、术后监测与处理

术后需密切观察引流物的量及性质，了解有无活动性出血和胆漏。术后有少量胆漏及渗血时，只要引流通畅无须特殊处理，引流量较大时需注意水、电解质紊乱和酸碱失衡。如若因肝门肝胆管癌行胆肠吻合术时，应密切观察引流物的性质和量。

建议术后第 1、第 3、第 5 天均复查 1 次肝功能，动态观察肝功能变化，如有异常指标，及时处理。

如果出现梗阻性黄疸表现时需检查有无左肝管损伤或狭窄，如果有肝内外胆管扩张可早期行 PTCD 引流以保证良好肝功能，为后期处理争取时机。

制订合理输液方案，检测胸腔积液、腹水的量，注意出入平衡，必要时使用血浆及利尿剂，同时患者往往合并肝脏病毒感染，继续治疗基础疾病。

第五节　右半肝切除术

一、适应证

1. 肝脏肿瘤累及右前叶、右后叶或右尾状叶，肝功能良好（ICG-R15 ≤ 10%）。
2. 肿瘤巨大，肝右叶非肿瘤部分体积相对缩小；或右侧门静脉栓塞术后肝左叶代偿性增大者，适应证可适当放宽（ICG-R15 为 10% ～ 20%）。
3. 右半肝严重外伤。

二、禁忌证

1. 恶性肿瘤肝内外广泛转移。
2. 严重肝硬化患者，肝功能不良（ICG-R15 ≥ 20%）。
3. 伴有严重的系统性疾病，无法耐受麻醉和手术。

三、术前准备

术前肝功能分级、肝脏储备功能评估及残余肝脏体积测定十分重要，应行 CT 肝脏三维重建，预设肝切除线并计算肝切除量，明确合适的残余肝体积。此外，由于右半肝胆管、血管的变异较多，利用三维 CT 检查能够重建肝内的脉管走行，便于确认残肝的胆管、血管是否位于切除区域内，避免术中误伤而影响残肝功能。

四、手术要点、难点及对策

右半肝切除的主要步骤包括右半肝脉管的离断、右半肝及右尾状叶的游离和肝实质的离断。肝门脉管的分离应在直视下进行,结扎 Glisson 鞘分支时因解剖变异可能会将肝左叶的脉管一并结扎,故在预结扎部位暂时阻断并行术中超声,确认肝左叶的血流后再行离断更为安全。游离肝脏与右肾上腺之间时应妥善结扎,避免损伤右肾上腺而引起出血。肝右静脉的处理可在肝实质离断前或离断后进行,但应尽可能在肝外完成肝右静脉的离断。在进行肝实质的离断前应没有出血,否则局面十分被动。虽然切除的肝脏体积很大,但离断面其实较小且操作并不复杂,能够把右半肝握在手中是肝脏离断是否成功的关键。

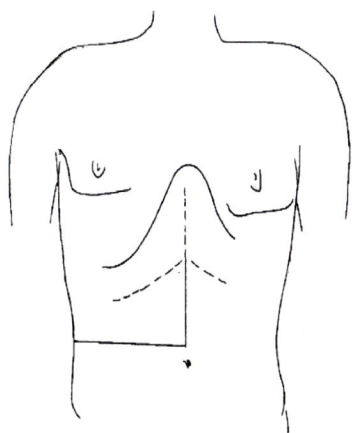

图 6-23 反"L"形切口

1. 切口的选择 手术切口的选择可根据患者体型及术者操作习惯而定。一般采用右侧肋缘下切口或反"L"形切口即可完成手术,必要时可向第 9 或第 10 肋间开胸。充分显露肝静脉根部是手术顺利进行的保证(图 6-23)。

2. 肝门部的处理 肝门部脉管的处理可采用 Glisson 鞘一并处理法(图 6-24、图 6-25)。Pringle 法预置肝门阻断带,靠近胆囊侧切除胆囊,保留较长的胆囊管以便切除后行胆汁渗漏试验。切断胆囊床与肝门间的结缔组织,打开肝十二指肠韧带腹侧和背侧与肝实质交界处的腹膜,钝性分离出 Glisson 鞘右支并暂时阻断,术中超声确认肝左叶血供后再将右支结扎离断,断端以 3-0 Prolene 线连续缝合。

047

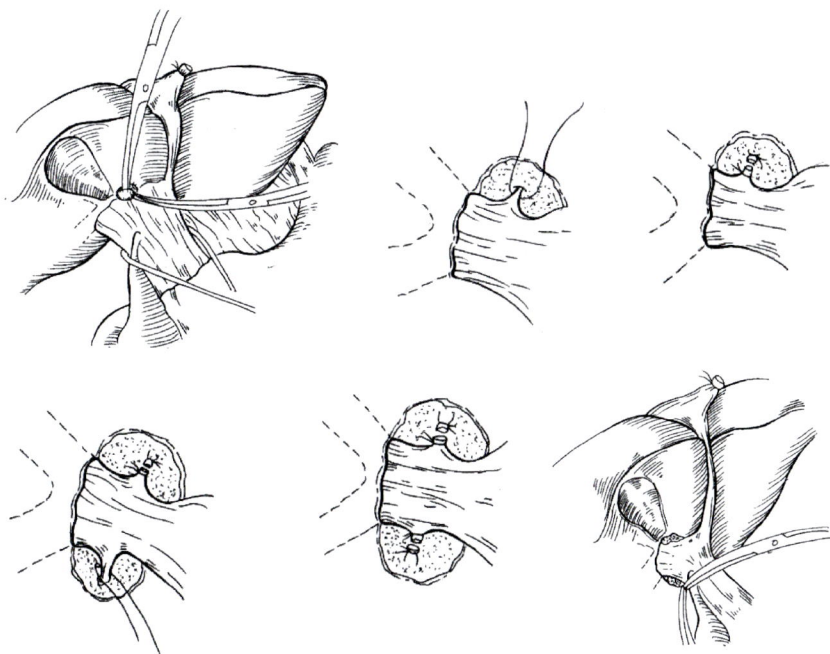

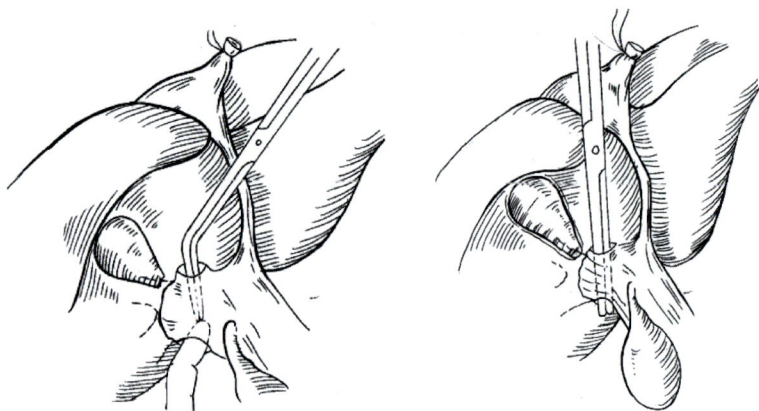

图 6-24　Glisson 鞘整体处理（1）

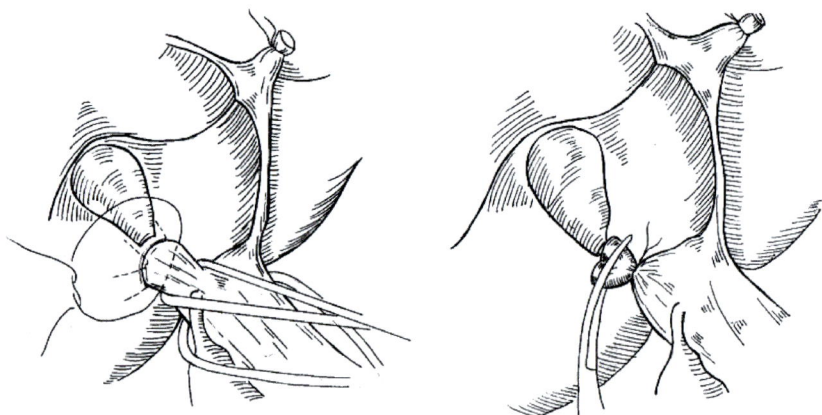

图 6-25　Glisson 鞘整体处理（2）

　　对于肿瘤侵犯肝门，或门静脉、胆管内形成癌栓的情况，均不宜采用 Glisson 鞘一并处理法，需解剖肝门后分别处理胆管和血管（图 6-26、图 6-27）。打开肝十二指肠韧带右侧的腹膜，将肝总管游离后向左侧牵引，在右肝管下方显露肝右动脉后予以结扎切断。在肝右动脉深面继续游离可见门静脉右支，沿其前壁向肝门游离显露门静脉左右分叉部，在门静脉右支根部仔细剥离其全周后结扎切断，断端追加缝扎。最后在距左右肝管分叉约 1cm 处结扎切断右肝管。

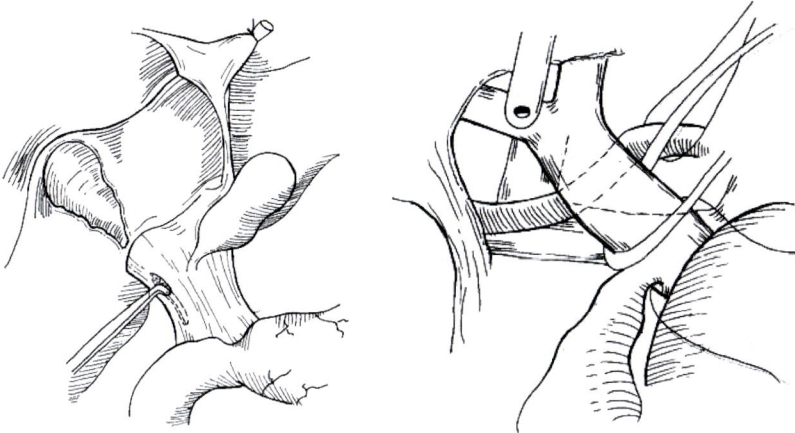

图 6-26　Glisson 鞘内分离（1）

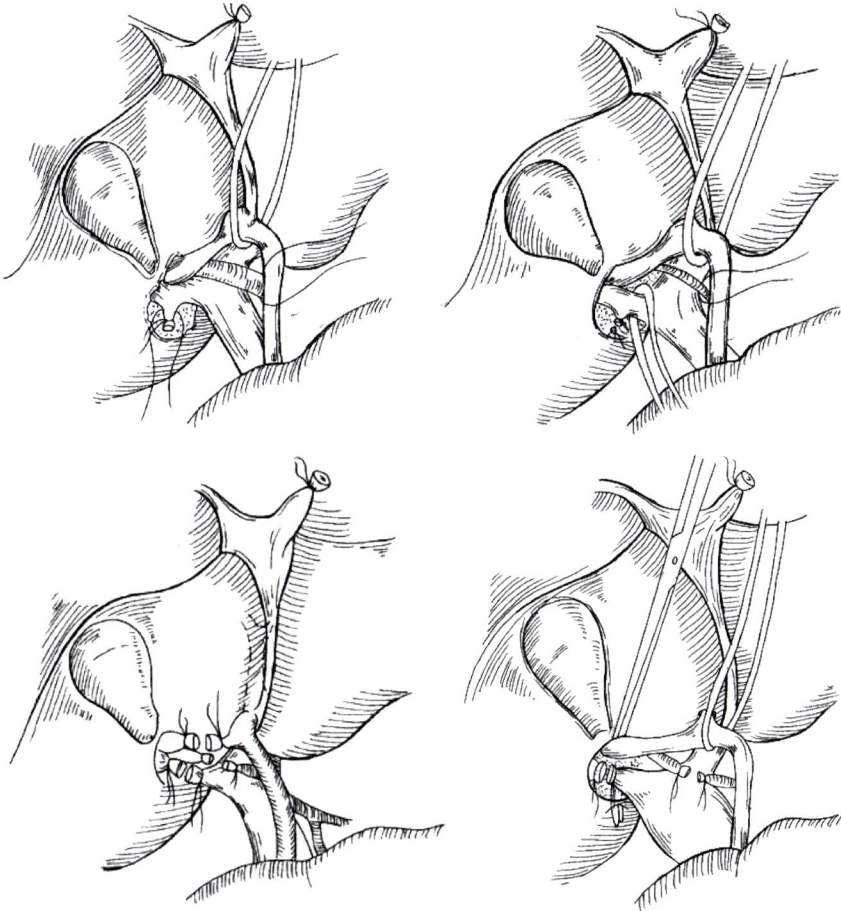

图 6-27　Glisson 鞘内分离（2）

肝门部脉管的处理常在离断肝实质前完成，但在特殊情况下，如肿瘤与肝门板关系密切分离困难时，也可以先部分离断肝实质，充分暴露肝门区术野后再处理。但此法因离断脉管时术野出血较多，需高度警惕左侧 Glisson 支的损伤。

3. 右半肝的游离　切断镰状韧带后，在膈肌下方切开腹膜并向左右各扩展 5cm，小心分离其深面的疏松结缔组织直至显露肝上、下腔静脉及肝右、肝中静脉的分叉部。离断肝肾韧带、右三角韧带和冠状韧带，进入肝脏裸区分离肝脏与膈肌间的疏松结缔组织，上至下腔静脉韧带，下至肝下下腔静脉前方。分离肝脏与右肾上腺时需格外小心，此处粘连紧密，血供丰富，一旦损伤易大量出血，需妥善结扎后再离断。从下至上依次结扎离断肝短静脉，切断下腔静脉韧带。充分游离肝右静脉的根部，血管钳钳夹后将其切断，下腔静脉侧断端以 3-0 Prolene 线双重缝扎闭锁。当肿瘤侵犯膈肌或肿瘤巨大难以充分翻转抬起右肝时，可先不勉强进行游离，在完成肝实质的离断后再处理肝右静脉根部。

第六节　肝右三叶切除术

一、适应证

1. 肝脏各种肿瘤累及右前叶、右后叶及左内叶时（$S_4 \sim S_8$ 段），必要时需同时切除尾状叶（S_1 段）。

2. 一般情况较好，无明显心、肺、肾等重要器官的器质性病变。

3. 肝功能 Child-Pugh 分级为 A 级，或肝功能 Child-Pugh 分级为 B 级者经过短期治疗后恢复为 Child-Pugh 分级 A 级。

4. 肝功能储备功能检测示 ICG 排泄试验正常，剩余肝脏体积 > 30%。

5. 如剩余肝脏体积 < 30%，经门静脉栓塞术后肝左外叶代偿性增大。

二、禁忌证

1. 肝外广泛转移。

2. 心、肺、肾等重要器官伴有严重器质性病变，不能耐受手术。

3. 严重肝硬化患者，肝功能 Child-Pugh 分级为 B 级或 C 级。

4. 剩余肝脏体积 < 30%。

三、术前准备

在所有肝叶切除术式中，右三叶切除范围最为广泛，术后发生肝衰竭的危险也最高，故术前肝功能分级、肝脏储备功能评估及残余肝脏体积测定均至关重要。此外，由于术后仅残余左外叶，术前需仔细通过影像学检查确认切除路径，了解有无解剖变异，以便术中完整保护左外叶血管及胆管系统，避免术中因辨别不清导致损伤，从而影响残肝功能。

四、手术要点、难点及对策

由于肿瘤侵犯较为广泛，肝切除过程中出血是主要风险之一。而当肿瘤侵犯左内叶较多及与第一肝门关系密切时，在尽可能切除肿瘤同时需注意保护肝左外叶的胆管与血管，所以在手术中保持良好的视野、准确判断解剖结构关系至关重要。

1. 切口的选择　手术切口的选择可根据患者体型及术者操作习惯而定。一般采用"奔驰"切口（图6-17），必要时可在右侧第9、第10肋间开胸，必要时可切除剑突。当患者体型瘦弱时，右侧肋缘下切口也可以完成手术。其基本原则是既要考虑第一、第二肝门的暴露，又要考虑有足够的空间暴露翻转肝右叶，尤其是当肿瘤巨大暴露较为困难时。充足的空间不但可以减少过度压

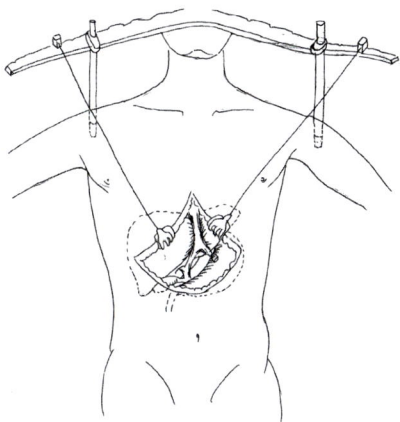

图 6-28　利用悬吊拉钩扩大切口空间

迫肿瘤所引起的转移，还有利于术中意外出血的控制，降低手术风险。悬吊式拉钩能最大限度地利用切口，扩大空间（图6-28）。

2. 肝门部的处理　当肿瘤邻近第一肝门时，早期处理肝门部需离断切除侧的血管与胆管，既能有效减少肝脏离断过程中的出血，又能有效保护肝左外叶的脉管系统。首先可切除胆囊，并保留稍长一点的胆囊管，以便切除完成后，可通过残余胆囊管注水检测保留胆管有无损伤及胆漏。

如果不需做肝门部淋巴结清扫时，可从Glisson左右分叉部解剖分离，肝门分离钳直接经肝门板和肝被膜之间的组织向右侧游离，分离过程中尽量避免进入肝实质而引发出血（图6-29）。分离成功后可以将右支一并切断、缝合结扎。但对于需要做肝门淋巴结清扫的肿瘤如胆囊癌、肝门部胆管癌等，以及有门静脉癌栓的情况下均不宜采用此办法。尽量将胆总管和周围结缔组织一并分离，可以尽可能保护胆管营养动脉，降低胆管坏死、狭窄风险。离断右肝管后，分离深部结缔组织，显露肝右动脉，双重结扎后离断（图6-30）。

切断肝右动脉前应明确肝左动脉搏动正常。暴露肝右动脉下方的门静脉，并向肝门解剖显露左右分叉。小心游离门静脉右支，结扎切断后近端缝合。由于门静脉右支较为宽大，远端结扎后翻动、离断肝实质时有时会滑脱出血而影响手术进程，所以建议同样缝合更为稳妥。当肿瘤与肝门板关系紧密时也可以在肝实质离断快结束时最后处理，但同时伴有出血时，慌乱中极易损伤左侧胆管，术中一定要注意避免。

3. 右半肝游离　离断肝肾韧带、右三角韧带和冠状韧带，肝后裸区内并无血管，但有时肿瘤与膈肌形成粘连，分离时需避免损伤膈肌及血管。解剖肾上腺时应小心谨慎，尽量沿

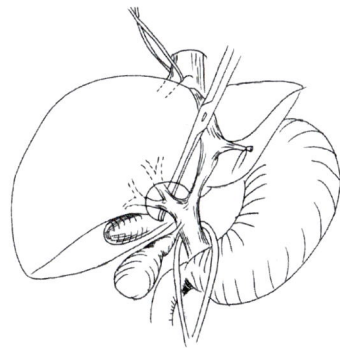

图 6-29　Glisson鞘整体处理

疏松处解剖，遇小血管仔细结扎，必要时可用无损伤缝线做连续缝合止血。在此过程中，牵拉肝脏的力度不宜过大，避免撕裂引起肾上腺出血。继续向肝下腔静脉游离，逐一处理全部肝短静脉，无损缝线缝扎最为稳妥（图6-31）。离断肝右静脉和下腔静脉汇合处的下腔静脉韧带，分离肝右静脉并放置阻断带。切断肝右静脉并予以确切缝合后，可尽量继续分离暴露肝中静脉。

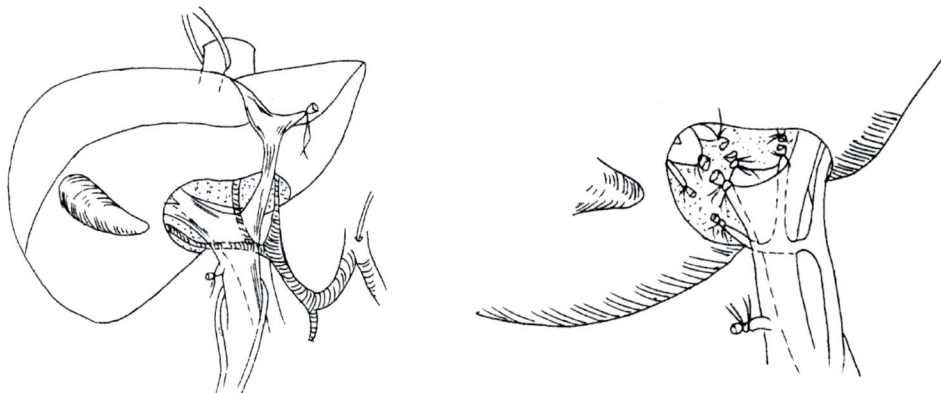

图 6-30　Glisson 鞘内分离

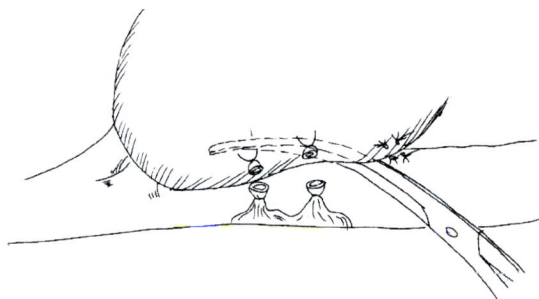

图 6-31　处理肝短静脉

4.肝实质离断　如果能顺利处理完上述步骤后，出入肝脏的大部分血管已经被处理，用电刀沿缺血线切开肝包膜，用 Pean 钳夹碎肝脏实质细胞，结扎离断管道。切除的方向从下往上朝向肝中静脉左缘，后方朝向 Arantius 管。分离至第二肝门处，明确肝中静脉和肝左静脉的关系后依次切断肝中静脉、肝右静脉，近端缝扎闭合（图6-32）。

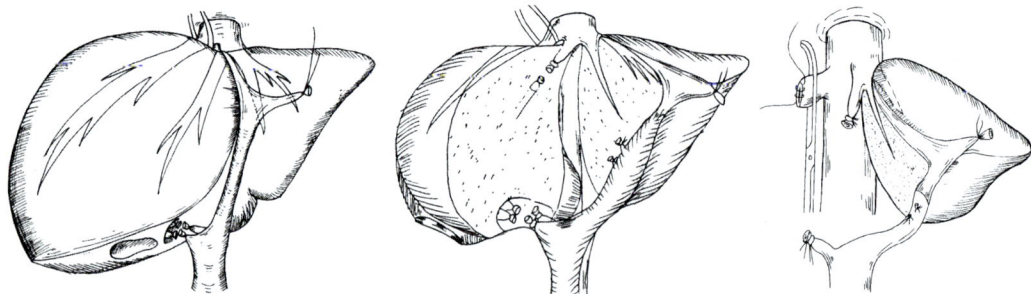

图 6-32　肝实质离断，肝静脉处理

5. 断面处理与关腹　由于本术式切除范围较大，为避免术后肝功能不全的发生，建议不做褥式缝合以便尽可能多地保存正常肝组织，故肝脏切除完毕后需彻底检查有无出血和胆漏，此时可经保留胆囊管加压注水或造影检查有无胆漏。创面覆盖止血材料，沿肝断面放置引流管 1 ～ 2 根后关闭腹腔（图 6-33）。

五、术后监测与处理

术后需密切观察引流物的量及性质，了解有无活动性出血和胆漏。如果术中以缝合止血为主并在手术结束时仔细检查，术后出血大多数与凝血功能不全有

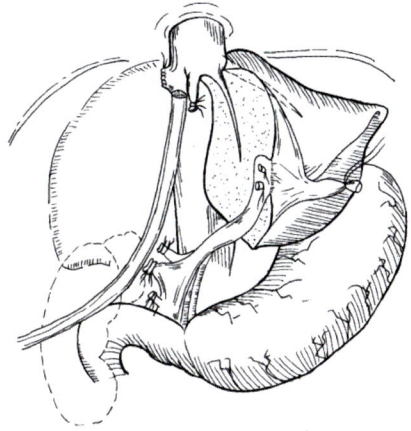

图 6-33　断面处理

关。但如果高度怀疑有活动性出血，应早期行介入检查明确出血点后再次手术。如果术中因肿瘤侵犯行血管吻合术，术后需检测肝脏血流状况。术后有少量胆漏时只要引流通畅无须特殊处理，引流量较大时需注意水、电解质紊乱和酸碱失衡。

肝功能变化是术后重点观察内容之一，建议术后第 1、第 3、第 5 天均复查 1 次。如果氨基转移酶水平高于 1000U/ml，且伴有胆红素水平同时上升，则提示有可能出现肝功能不全。如果出现梗阻性黄疸表现，需检查有无左肝管损伤或狭窄。如果有肝内外胆管扩张，可早期行 PTCD 引流以保证良好肝功能，并为后期处理争取时机。

第七节　肝左三叶切除术

一、适应证

1. 肝脏胆管细胞癌、肝细胞癌、肝门部胆管细胞癌、转移性肝癌等肿瘤累及左半肝和右前叶（$S_2 \sim S_5$，S_8）。

2. 一般情况较好，无明显心、肺、肾等重要器官的器质性病变。

3. 肝功能 Child-Pugh 分级为 A 级，或肝功能 Child-Pugh 分级为 B 级者经过短期治疗后恢复为 Child-Pugh 分级 A 级。

4. 肝功能储备功能检测示 ICG 排泄试验＜ 15%，剩余肝脏体积＞ 30%。

5. 如剩余肝脏体积＜ 30%，经门静脉栓塞术后肝右叶代偿性增大。

二、禁忌证

1. 肝外广泛转移或同时伴有肝右叶多发转移灶。

2. 心、肺、肾等重要器官伴有严重器质性病变，不能耐受手术。

3. 严重肝硬化患者，肝功能 Child-Pugh 分级为 B 级或 C 级。

4. 剩余肝脏体积＜ 30%。

三、术前准备

肝左三叶切除由于肝切除量较大，术后出现肝衰竭的可能性较大，故术前需对肝脏储备功能和残余肝脏体积仔细评估。此术式常用于肝门部胆管癌患者，由于术前黄疸存在会影响 ICG 排泄试验评估的准确性，必要时需先行 PTCD 引流减轻黄疸。术前需仔细通过影像学检查以确认切除路径，了解血管及胆管有无解剖变异，以便术中完整保护肝右静脉及胆管系统，避免术中因辨别不清导致损伤而影响右肝功能。

四、手术要点、难点及对策

1. 切口的选择　采用右侧肋缘下弧形切口切开皮肤，如果肿瘤较大暴露困难时，可采用"奔驰"切口向左侧切开皮肤（见图 6-17）。离断肝圆韧带、镰状韧带，自动拉钩牵开腹腔。探查腹腔，了解肝硬化程度、肿瘤范围及腹腔内和肝内有无肉眼可见转移灶。如果能使用术中超声探查，不仅能明确切除线，也更有机会发现肝内微小转移灶，并及时调整手术方案。

2. 肝门部的处理　切除胆囊后可先暂时保留一段较长胆囊管，必要时可经该管道检查有无右肝管损伤及肝切除断面有无胆漏。解剖游离胆总管并往右侧牵开，解剖游离肝固有动脉、肝左动脉、肝右动脉及肝中动脉，确认应该保留的肝右动脉后，将其他分支双重结扎切断。为避免误伤肝右动脉分支，可先仅离断肝左动脉，肝脏离断后再行处理。将肝右动脉牵开，继续解剖游离门静脉，先行有游离门静脉主干并放置阻断带，然后分别解剖暴露门静脉右前支、右后支及门静脉左支，切断门静脉左支，两侧断端均用 Prolene 线缝合，以防后续操作过程中因打结线脱落导致的出血（图 6-34）。右前支可以先行处理，也可以仅做结扎，待肝实质离断后再行处理。由于存在右后叶胆管汇入左侧胆管的解剖变异存在，所以左侧胆管的处理应尽可能沿肝门板进行，为避免误伤，术前的胆管成像及术中胆管造影尤其重要。

如果无须做肝门淋巴结清扫时，也可沿 Glisson 鞘一并处理而不做各管道的分别解剖。切除胆囊后直接在肝门左右分叉处分离肝门板和在肝实质间疏松组织内解剖，用肝门分离钳反复进出的办法游离左侧 Glisson 鞘，如遇阻碍不要强行通过，而是稍用力量反复分离，这样即使有出血，压迫止血一般有效。Glisson 鞘较为厚实，离断后两断端均用 Prolene 线确切缝合（见图 6-20）。

3. 左半肝游离　结扎切断左三角韧带和左冠状韧带，将肝左叶向右侧牵引游离，注意保护膈肌血管，尽可能沿两者间的疏松组织切开，直至肝静脉根部的疏松组织，

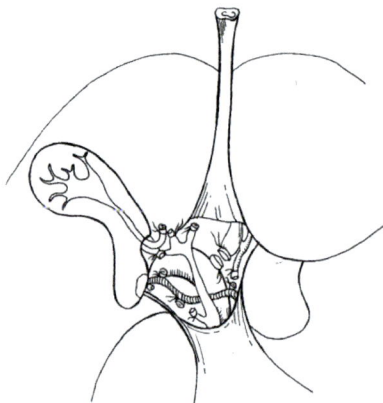

图 6-34　处理第一肝门

054

显露肝静脉 3 个分支的根部。解剖肝胃韧带及肝后下腔静脉的左侧壁，将尾状叶向右侧牵起，仔细分离缝合所有肝短静脉及 Arantius 管。将整个肝左叶往下方牵引，沿肝右静脉和肝中静脉间的结缔组织小心分离，放置阻断带。在离断肝左静脉、肝中静脉前可先行阻断，观察肝脏血液有无回流障碍（见图 6-21）。切断肝左静脉、肝中静脉时应尽可能靠近肝脏一侧，以便于近心端缝合牢固，同时又不会造成肝右静脉狭窄。肝侧断端也应该缝合关闭，此侧可连肝组织一并缝扎。

4.右半肝游离 离断右冠状韧带、右三角韧带，打开肝后裸区并将肝右叶往左侧牵引，一直游离至肝静脉右缘，将肾上腺与肝脏分离开，注意此处将肾上腺血管确切缝合止血。将必要的肝短静脉分离缝合切断，使整个肝右叶可被顺利托起，这样在进行肝实质离断时，如遇较大出血便于用手控制以寻找出血点（图 6-35）。

5.肝实质离断 用电刀沿肝表面缺血线标记切除范围，从肝右静脉的左缘至 Glisson 鞘右后叶支的内侧缘。切除前可用术中 B 超再次确认肝静脉的走行。离断肝脏可用 CUSA 和单机电刀，也可用指捏钳夹法。如果肝门血管已先行处理离断，则可仅先预置阻断带，必要时再行阻断。离断过程中主刀与助手配合至关重要，助手需熟练使用吸引器保持手术视野干净，使用连发钛夹可快速有效离断血管，减少肝门阻断时间，部分稍大血管可待肝组织完全切除后再行缝扎确切止血。如遇到较大静脉出血，通过上托肝右叶压迫，然后迅速找到出血点。离断 Glisson 鞘右前支时尽量保留足够的残端，避免损伤右后支，离断后用可吸收 Prolene 线确切缝合，避免出血和胆漏。如果未处理肝左静脉，此时用血管钳夹闭肝左静脉、肝中静脉，切断并确切缝合，仅剩尾状叶与肝右后叶连接，切开肝实质完成切除（图 6-36）。

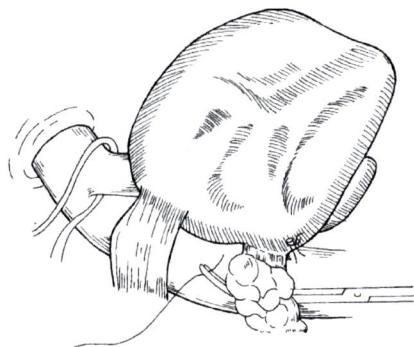

图 6-35 右半肝游离

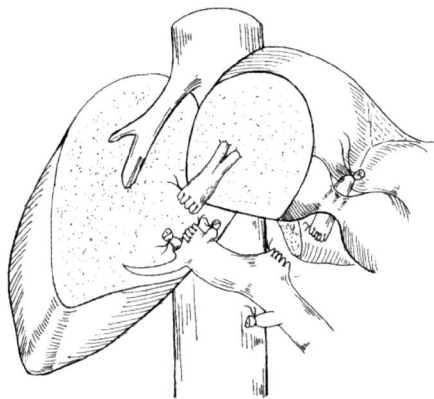

图 6-36 肝实质离断

6.断面处理与关腹 冲洗腹腔并确切止血，检查断面，对较大血管必要时可用 Prolene 线再行确切缝合。经预留胆囊管检查有无胆漏，分别在网膜孔和肝断面放置引流管，关闭腹腔。

五、术后监测与处理

术后监测与处理同本章第六节"肝右三叶切除术"。

第八节　肝尾状叶切除术

一、适应证

1.肿瘤累及尾状叶的腔静脉旁部或整个尾状叶，且伴有肝功能损害（ICG-R15 ≥ 20%）不宜行半肝切除。

2.肿瘤局限于尾状叶的 Spiegel 部或尾状突，仅局部切除即可达到根治效果。

3.一般情况较好，无明显心、肺、肾等重要器官的器质性病变。

4.肝功能 Child-Pugh 分级 A 级，或肝功能 Child-Pugh 分级 B 级者经过短期治疗后恢复为 Child-Pugh 分级 A 级。

5.肝功能储备功能检测示 ICG 排泄试验＜ 20%，血清总胆红素＜ 17.1μmol/L。

二、禁忌证

1.肝外广泛转移或同时伴有肝内多发转移。

2.心、肺、肾等重要器官伴有严重器质性病变，不能耐受手术。

3.严重肝硬化患者，肝功能 Child-Pugh 分级为 C 级。

4.大量腹水无法消除或胆红素＞ 34μmol/L，或 ICG-R15 ＞ 20%。

三、术前准备

1.术前肝功能分级、肝脏储备功能评估，行 CT 肝脏三维重建，明确肿瘤部位及与周围血管的关系，预设切除范围。

2.呼吸训练，营养管理，备皮、备血。

四、手术要点、难点及对策

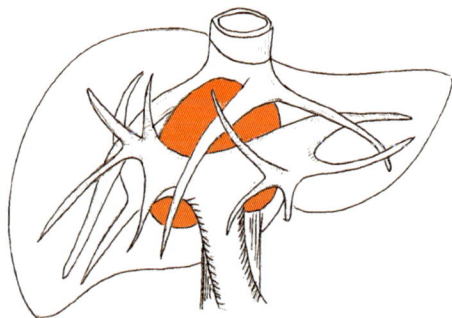

图 6-37 尾状叶周围解剖

尾状叶位于肝脏的中央区域，被门静脉、肝静脉和下腔静脉所包绕（图 6-37）。在切除肝脏过程中对肝静脉出血的控制十分重要，故完整切除尾状叶前必须仔细分离出在尾状叶与周围肝实质之间走行的肝静脉。若想完整地切除全部尾状叶，则有必要进行全肝的游离，将肝脏置于只有肝门和肝静脉所固定的状态。

1.切口的选择　采用右侧肋缘下弧形切口切开皮肤，如果肿瘤较大、暴露困难时，可采用"奔驰"切口向左侧切开皮肤（见图 6-17）。离断肝圆韧带、镰状韧带，自动拉钩牵开腹腔。探查腹腔，了解肝硬化程度、肿瘤范围及腹腔内和肝内有无肉眼可见转移灶。如果能使用术中超声探查，不仅能明确切除线，还更有机会发现肝内微小转移灶，并及时调整手术方案。

2. 尾状叶的游离　术中超声评估肿瘤进展的范围。切除胆囊后牵起肝门，游离门静脉的左右支，尽量结扎离断尾状叶支。切断双侧的冠状韧带和三角韧带，分离右肾上腺后，依次结扎离断肝短静脉，将尾状叶自下腔静脉上游离下来。结扎切断右侧腔静脉韧带，显露右肝静脉后，从左侧离断下腔静脉韧带，游离肝左静脉、肝中静脉干，结扎切断全部肝短静脉，将肝脏从下腔静脉上完全剥离，仅由肝门及肝静脉固定。

3. 确定切除范围　在超声引导下穿刺门静脉右后支进行染色，确定右后叶与尾状突间的界线，并以电刀标记为尾状叶右缘（图6-38）。在超声引导下穿刺肝中静脉和肝右静脉背侧面的肝实质并染色，以此为尾状叶下腔静脉旁部腹侧面的界线（前方入路时无须此步骤）。以 Arantius 管为左缘，肝后下腔静脉为背侧面界线，肝静脉汇入下腔静脉处为上界，肝门板为下界，结合染色标记的尾状叶腹侧和右缘的界线，可以明确尾状叶的切除范围。

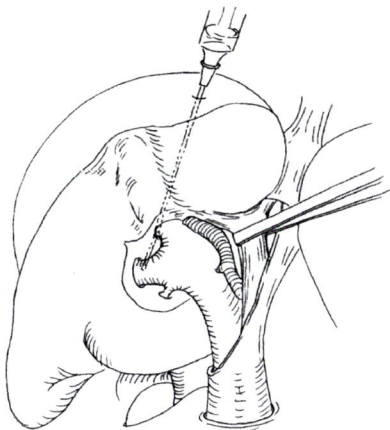

图 6-38　穿刺门静脉右后支进行染色

4. 肝脏离断

（1）前方入路法（经肝入路）：超声确认肝中静脉的走行，自脏面沿 Cantlie 线在肝中静脉左侧壁离断肝实质，两侧断面均妥善结扎，显露肝中静脉的全长。在肝中静脉汇入下腔静脉附近离断 Arantius 管，显露肝中静脉的根部。术者以左手伸入下腔静脉前方为指引，自肝中静脉的背侧向下腔静脉方向离断肝实质。在肝门板的头侧离断尾状叶肝实质，切断进入 Spiegel 部的数支 Glisson 鞘，在门静脉矢状部附近切断 Arantius 管，使左侧的尾状叶处于完全游离状态。

在肝门板头侧向右离断尾状叶的肝实质，显露 Glisson 鞘右前支和右后支的分叉部。掀起右半肝，自电刀标记的尾状叶右缘处切开肝实质，切断进入尾状突部和下腔静脉旁部的 Glisson 鞘，向头侧切开显露肝右静脉的后壁。在左手示指的指引下，在肝右静脉后壁与肝中静脉后壁的连线上切开肝实质，完成全部尾状叶的切除。

（2）背侧入路法（高位背侧切除）：自电刀标记的尾状叶右缘离断肝实质至门静脉右支的根部，结扎离断走向尾状突的 Glisson 鞘。继续在尾状叶右缘向头侧离断肝实质，显露肝右静脉，沿其后壁在染色的尾状叶腹侧面界线上继续离断肝实质至肝中静脉右缘。

离断肝门板向下腔静脉旁部和 Spiegel 部发出的 Glisson 支，沿染色的尾状叶腹侧面界线向头侧离断肝实质至肝中静脉后方，在手指的指引下继续向左离断肝实质至 Arantius 管腹侧，与小网膜囊相通。沿 Arantius 管分别向头侧和足侧充分扩大离断面，显露肝中静脉后壁直至肝静脉汇入下腔静脉处，小心结扎切断汇入肝中静脉的尾状叶静脉支，切断 Arantius 管两端的附着处，完成尾状叶的切除（图6-39、图6-40）。

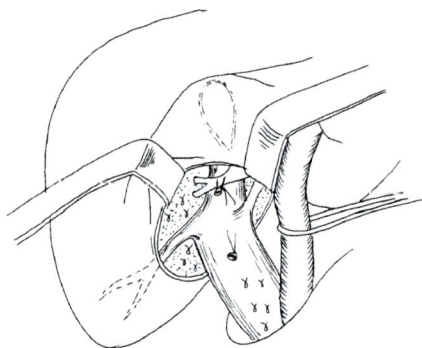

图 6-39　尾状叶切除后右侧面观察　　　　图 6-40　尾状叶切除后左侧面观察

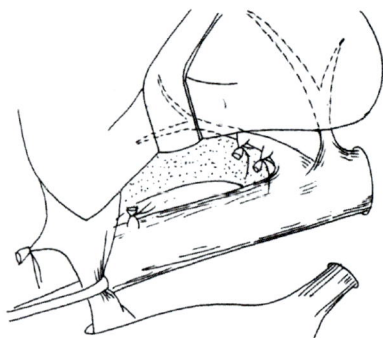

5. 断面处理与关腹　切除完成后对断面严格止血，较明确的出血点应以 4-0 Prolene 线缝扎。创面覆盖止血材料，沿肝断面放置引流管 1 ～ 2 根后关闭腹腔。

五、术后监测与处理

术后需密切观察引流物的量及性质，了解有无活动性出血和胆漏。术后有少量胆漏及渗血时，只要引流通畅无须特殊处理，引流量较大时需注意水、电解质紊乱和酸碱失衡。如若因肝门胆管癌行胆肠吻合术，需密切观察引流物的性质和量。

（张　勇）

第九节　肝脏肿瘤消融术

原发性肝癌（primary hepatic carcinoma，PHC）是世界最常见的恶性肿瘤之一，为世界第五大肿瘤，全球每年约有 50 万人死于肝癌。我国是肝癌的高发地区，发病率占全球肝癌的 40% ～ 50%，每年的新发病例有一半都在我国。手术切除是目前肝癌的首选治疗，但由于肝癌起病隐匿，大多数患者发现时已失去手术治疗的机会。目前，随着超声仪器及腹腔镜技术的不断改进，微创介入疗法在肝脏肿瘤治疗上成为可能，并可部分达到临床治愈的效果，其中射频及微波消融是近年治疗肝脏肿瘤的热点之一。

射频消融的原理是通过电极针在人体组织中发射频率为 460 ～ 500kHz 的交流电，在电流向接地板传输的过程中电极针本身并不发热，但激活了电极针周围组织中的离子，产生摩擦热，并向周围组织传导而引起热消融效应，热能使组织脱水，最终引起凝固性坏死。射频消融温度可达到 80 ～ 100℃。在局部温度达到 45 ～ 50℃时组织脱水，活体细胞蛋白质变性，细胞膜崩解，达到 70℃时热量的沉积超过肿瘤细胞所耐受的温度，使细胞胞质内和线粒体酶及核酸组蛋白复合物的蛋白质凝固变性，细胞产生凝固性坏死，达到杀死肿瘤细胞的目的。

微波消融常用的频率为 915MHz 和 2450MHz，微波作用于组织时由于组织自身吸收大量的微波能，被作用组织内部迅速产生大量的热量，肿瘤因高热而瞬间热凝固坏死。人体主要是由水、碳水化合物、蛋白质等极性分子和大量细胞内外液中的钾离子、钠离子、氯离子等带电粒子组成。极性分子和带电粒子是在微波场作用下产生热效应的物质基础，极性分子的转动可产生位移电流，而带电离子的振动产生传导电流。极性分子和带电粒子在微波场的状态下其运动形式和产热方式有一定的不同，组织中的水分子、蛋白质分子等极性分子在微波电场作用下激烈振动，造成分子之间的相互碰撞、摩擦，将一部分动能转化为热能，使组织温度升高，此称为生物的偶极子加热。细胞外液中的钾离子、钠离子、氯离子等带电粒子在外电场作用下会受电磁力的作用而产生位移，带电粒子受到微波交变电场作用后，随微波频率而产生振动，在振动过程中与周围其他离子或分子相互碰撞而产热，称为生物体的离子加热。在活体组织内的微波消融主要通过水、蛋白质等极性分子的旋转摩擦产热来进行热消融。

在各种消融方法中，国内外应用最广泛的是射频消融和微波消融。对于直径 ≤ 3cm 的小肝癌，微波消融和射频消融已取得和手术相同的临床疗效，且其具有微创、安全、经济、并发症少等优点。微波消融和射频消融在肿瘤的治疗中都取得了满意的治疗效果，但两者在消融原理、场强分布、加热速度及消融范围等方面都存在差异。微波消融系统属于开放系统，无须体外电极板、消融频率高（915MHz 或 2450MHz）且穿透力强、多针联合消融具有协同作用、受碳化及血流灌注影响小，因此微波消融产热快、瘤内温度高、消融时间短且消融范围大。而射频消融系统属于闭合系统，需要体外电极板形成闭合回路（双极针不需要），消融频率低（300 ～ 400kHz）且穿透力差，射频电流局限于消融电极周围，受阻抗及血流灌注影响大。因此，射频消融的加热速度慢、瘤内温度低、消融时间长且消融范围小。单针微波消融的体积较射频消融大，可减少穿刺次数，减少并发症的发生。对于直径 ≥ 5cm 的肿瘤，微波消融可多针联合，明显扩大消融体积，因此对于体积大的肿瘤，微波消融较射频消融更有优势。但通过对射频消融电极的改进，不仅增大了消融范围，而且适形性更好。在消融邻近危险脏器的肿瘤时，通过调节消融电极辐射端或伞形针的长短可适形杀灭肿瘤，同时避免邻近脏器受到热损伤。

目前消融方式主要有经皮消融、腹腔镜消融及术中消融三种。经皮消融可分为超声引导消融、磁共振引导消融及 CT 引导下消融，腹腔镜消融可分为腹腔镜直视下消融及腹腔镜超声引导下消融，术中消融也可分为直视下消融及术中超声引导下消融等数种。

一、适应证

1. 单个肝肿瘤直径 < 5cm，最好 < 3cm，病灶数目 ≤ 3 个，每个 ≤ 3cm。

2. 无肝外病灶或肝外病灶已切除。

3. 无外科手术指征、拒绝手术或延迟手术者。

4. 无凝血功能障碍。

5. 对化疗无效或不适宜化疗者。

6. 合并中重度肝硬化而无大量腹水者。

7. 小肝癌合并终末期肝病等待肝移植者。

二、禁忌证

1. 严重的恶病质。
2. 急性感染者。
3. 不能纠正的凝血功能障碍。
4. 妊娠妇女。

三、术前准备

一般手术的常规准备即可，术前需行超声、CT 或磁共振精确定位，术前拟定穿刺途径，避免周围组织及重要管道损伤。麻醉方式可分为局部麻醉、静脉麻醉及全身麻醉，依据病灶部位及患者耐受性而定。

四、手术要点、难点及对策

1. 患者一般取仰卧位，根据病灶部位可选择侧卧位或半侧卧位。
2. 按不同途径，消融分为以下 3 种。

（1）经皮消融：术前据超声、CT 或磁共振检查显示的病灶部位、大小和进针路径，确定患者体位和皮肤穿刺点（一般取仰卧位及左侧卧位）。麻醉成功后，随之在影像检查引导下将消融针刺入肿瘤病灶内，射频消融一般初始能量为 30 ～ 70W/min，按 10W/min 递增至 90W/min 维持。对于直径 < 3.0cm 的肿瘤将射频针置于病灶中央；> 3.0cm 的肿瘤采用一次定位多点穿刺技术治疗，治疗范围以覆盖整个瘤体及周边 0.5 ～ 1cm 正常肝组织为标准，也可以用 2 根射频针平行间隔 3cm 布针，最大可覆盖 5cm 的范围（图 6-41）。

微波输出功率为 60 ～ 80W。每次 10 分钟，对直径 ≤ 2.0cm 的肿瘤行一点次治疗，对直径 > 2.0cm 的肿瘤根据肿瘤的形状、大小及位置制订多点重叠消融的方案。同时对于特殊部位肿瘤，可以用建立人工胸腔积液、腹水的方法避免损伤周围组织。

（2）腹腔镜引导下消融：当瘤体位于肝表面时为防止周围脏器副损伤或位于特殊部位肿瘤经皮消融不易消融完全，可行腹腔镜下消融治疗；患者取仰卧位，全身麻醉气管插管成功后，建立二氧化碳气腹，经脐下缘切口插入腹腔镜并检查肝脏及腹腔情况。根据肿瘤情况选择不同部位，增加 2 ～ 3 个腹腔镜 Trocar，置入腹腔镜器械分离病灶表面与周围组织、器官的粘连，暴露肿瘤。在腹腔镜监视下，根据病灶部位选择合适的射频导管腹壁进针部位，肝Ⅳ段、

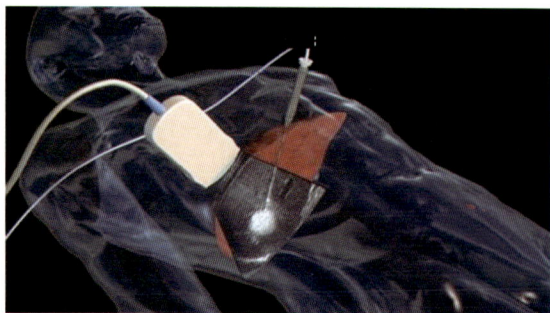

图 6-41　超声引导下示意图

Ⅴ段、Ⅷ段病灶采用右肋缘下进针，第Ⅲ段病灶采用腹中线进针，腹壁进针部位应距病灶最近。因为是二氧化碳气腹，所以不宜经胸腔进针，以免造成气胸。术中用腹腔镜超声探头探查明确肿瘤的大小及距肝表面的距离，在腔镜监视下从较近的腹壁处用射频针穿刺直达肿瘤，消融的原则同经皮肝穿刺（图6-42、图6-43）。

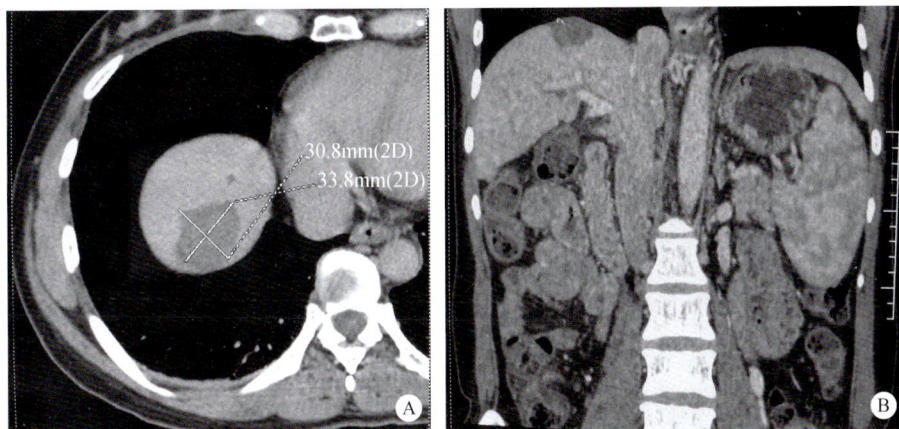

图 6-42　靠近膈顶的肿瘤，在腹腔镜超声下完成消融

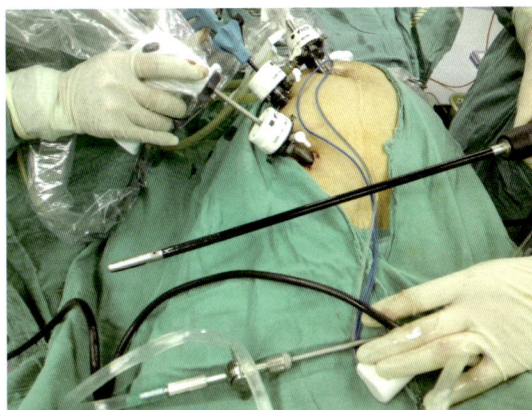

图 6-43　腹腔镜超声探头

（3）术中射频：一般为肝切除时的联合治疗方法，对于位于肝脏中央部位，手术切除较困难，或肝脏储备功能较差不适宜行肝脏切除，以及联合肝脏切除处理较小的病灶时，可行术中消融治疗。首先行超声探查明确肿瘤的大小和部位，再在超声引导下同经皮肝穿刺行消融治疗。术中超声远比经皮超声探查清晰，显示率高（图6-44）。

五、术后监测与处理

患者术后常规行呼吸、脉搏和血压监护及制动、止血和预防性抗生素处理；密切观察治疗后反应、并发症和症状改变；定期行彩超或超声造影（治疗后3天内或1个月）或增

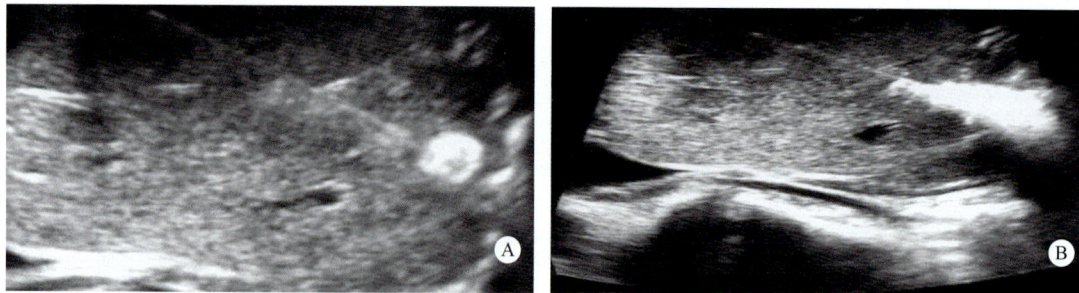

图 6-44 大的肿瘤已切除，小的肿瘤射频

强 CT/MRI（3 个月、6 个月、1 年）检查，观察肝脏病灶的大小、回声 / 密度及血流变化。

六、术后常见并发症的预防与处理

术后并发症按其严重程度分为严重并发症和轻微并发症。严重并发症为能导致患者延迟出院、危及生命或能导致严重疾病、残疾的并发症，包括出血、针道转移、脓肿形成、胃肠道穿孔、肝衰竭、胆管损伤、门静脉血栓、需要引流的血气胸等，对腹腔内出血的早期处理主要是保守治疗，包括输血、补液等，大部分出血均可自行止血和吸收，必要时可行动脉栓塞治疗或手术处理；除上述以外的其他并发症都被称为轻微并发症，包括发热、疼痛、无症状的胸腔积液、少量肝周积液等。轻微并发症较常见且程度较轻，且多可预防和治愈。

七、临床效果评价

二维超声显示消融治疗前呈低回声或等回声团块，治疗后呈等回声或不均质强回声，部分结节周边有不规则低回声光带。利用彩色多普勒血流显像、多普勒频谱、能量图技术对肝癌治疗术前、术后肿瘤的血供等情况进行观察，发现治疗后肿瘤中心及周边血流呈现减少、中断、消失。根据术前、术后瘤体内血供变化可判断疗效，若术后瘤体内仍有血供则视为有肿瘤残存；在随访中，瘤内反复出现血供可认为肿瘤复发。能量多普勒能显示低速血流，不受角度影响，且无彩色混杂，对减少假阴性有重要作用。彩色多普勒技术对肿瘤内血流的动态观察可作为评价肝癌消融疗效的重要指标。自然组织谐波成像图像质量高，能清晰显示肿瘤组织与正常肝组织的边界，可视为确切评价消融术后肝癌形态学改变的新技术。

对肝癌患者消融治疗前后行螺旋增强 CT 扫描，显示肿瘤区由高密度变为低密度，如果病灶呈完全凝固性坏死，则增强扫描表现为坏死区域无强化；如有治疗不完全，可见残留癌灶强化。肝肿瘤经皮消融治疗后行 CT 检查，特别是增强扫描对评估治疗效果及预后有很大价值，应作为常规检查。

术中即时评估还缺乏很有效的手段，最好的方法是术中超声造影，因为消融后往往会出现肝脏内气化改变，影响了超声的检测，最好是在消融术后半小时再行超声造影，此时大部分患者可以清晰地观察到消融范围及有无残留，比二维超声有不可比拟的优势（图 6-45）。

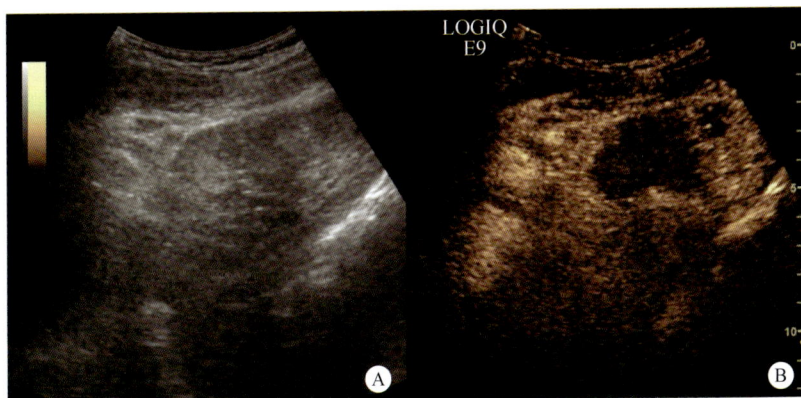

图 6-45　A. 穿刺消融；B. 超声造影观察消融后范围

病理学检查：术前行病理活检，确定团块病理学性质，可避免误诊；术后病理活检对判定治疗效果及预后有重要意义。

血清 AFP 变化：若患者 HCC 术前 AFP 是升高的，那么术后血清 AFP 浓度是患者发生转移复发的早期预测指标，它不仅为其后续治疗的监测提供了可靠参数，而且也是评价消融疗效的良好指标；但对术前 AFP 阴性者并无评估功能。

（熊　俊）

参 考 文 献

陈孝平，陈汉，2005. 肝胆外科学. 北京：人民卫生出版社

二村雄次，2010. 要点与盲点——胆道外科.2 版. 董家鸿，译. 北京：人民卫生出版社

黄志强，黄晓强，宋青，2010. 黄志强胆道外科手术学. 北京：人民军医出版社

津纳，2010.Maingot 腹部手术学. 万远廉，刘采村，吴涛，译. 北京：科学出版社

黎介寿，吴孟超，黄志强，2011. 普通外科手术学.2 版. 北京：人民军医出版社

李荣祥，张志伟，2015. 腹部外科手术技巧. 北京：人民卫生出版社

上西纪夫，2011. 肝脾外科常规手术操作要领与技巧. 戴朝六，译. 北京：人民卫生出版社

吴孟超，1995. 肝胆胰脾手术图解. 上海：上海三联书店

吴孟超，吴在德，2008. 黄家驷外科学.7 版. 北京：人民卫生出版社

武正炎，2011. 普通外科手术并发症预防与处理.3 版. 北京：人民军医出版社

徐国成，韩秋生，王新文，2003. 普通外科手术图谱. 沈阳：辽宁科学技术出版社

杨镇，2009. 胆道外科学图解. 上海：上海科学技术出版社

张启瑜，2017. 钱礼腹部外科学.2 版. 北京：人民卫生出版社

Leslie H.Blumgart，2010. 肝胆脾胰外科学. 黄洁夫，译. 北京：人民卫生出版社

第七章　腹腔镜肝切除术

第一节　腹腔镜肝切除术概论

经腹腔镜做肝切除是近年来日益发展起来的技术，国外最早由 Reich 于 1991 年报道 2 例肝良性肿瘤在腹腔镜下切除，随着腹腔镜技术的不断成熟，腹腔镜技术在肝脏疾病中的应用已逐步得到认可和推广。腹腔镜肝切除的范围已由肝缘、浅表病变的肝局部切除扩大到半肝乃至更大范围的规则性切除。目前国内外开展腹腔镜肝切除手术的难度、范围已基本处于同一发展水平，但与国外发达国家相比，我国开展腹腔镜肝切除的中心仍较少，手术的总体例数偏少，地域间发展水平亦有较大差异。

目前已有的临床研究表明，随着腹腔镜操作技术的不断熟练、学习曲线的缩短，腹腔镜肝脏切除术中、术后并发症发生率已与开腹手术无明显差异，并且具有创伤小、术后恢复快、对患者免疫功能影响小等特点。其在操作技术上的可行性、安全性已逐步得到证实。在微创观念日益深入人心的今天，大力发展、推广腹腔镜肝切除手术已经成为迫在眉睫的任务。

一、术前手术器械准备

1. 常规设备　包括高清晰度摄像与显示系统，全自动高流量气腹机，冲洗吸引装置，录像和图像储存设备，超声设备及腹腔镜可调节超声探头。免气腹拉钩因影响操作空间不建议应用于腹腔镜肝切除术。

2. 腹腔镜常规手术器械　包括气腹针、5 ～ 12mm 套管穿刺针（Trocar）、分离钳、无损伤抓钳、单极电凝、双极电凝、剪刀、持针器、腹腔镜拉钩、一次性钛夹钳及钛夹、Harmlock 夹、可吸收生物夹、生物蛋白胶、止血纱布和一次性取物袋。

3. 分离和断肝器械　可选用 Harmonic 超声刀系统、腹腔镜多功能手术解剖器（LPMOD）、超声吸引装置（CVSA）、Ligasure 血管封闭系统、微波组织凝固器、螺旋水刀、无血解剖刀、氩气刀等及直线切割闭合器，视医院条件和术者对器械掌握的熟练程度而异（图 7-1、图 7-2）。

4. 常规准备开腹手术器械。

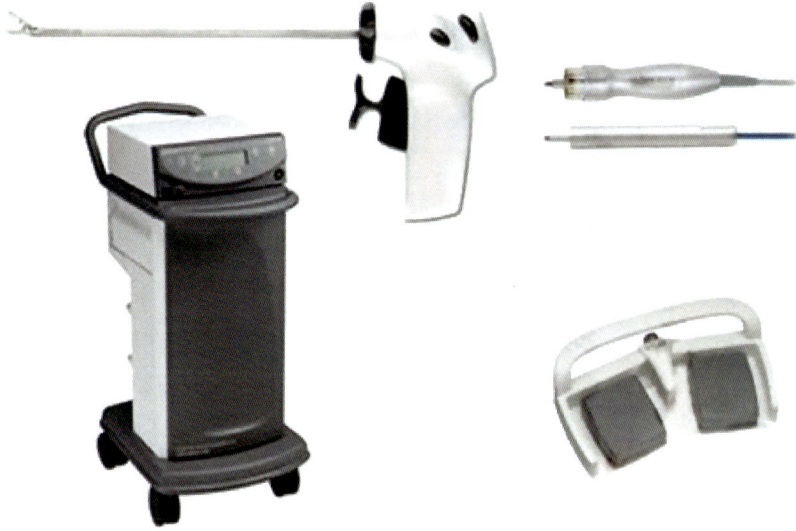

图 7-1 分离和断肝器械（1）

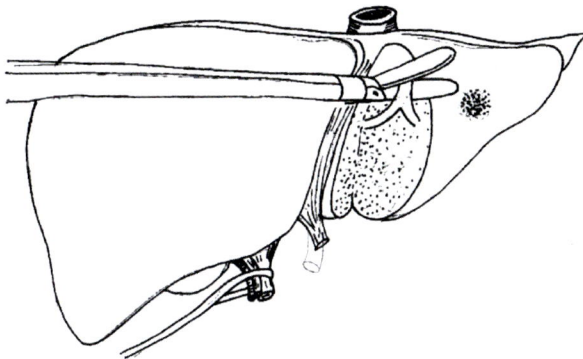

065

图 7-2 分离和断肝器械（2）

二、常用体位及穿刺孔布局

1. 常用体位 一般患者取仰卧位、头高脚低位，两腿分开，术者立于两腿间，持镜者与助手分立患者左右两侧。取头高脚低 30°（Trendelenburg 体位），以减少切肝时气栓的危险。病变位于左侧，取右倾 30° 侧卧位；病变位于右侧，取左倾 30° 侧卧位。

2. 穿刺孔布局 建议采用四孔法或五孔法切除肝脏，对于部分外周较小病灶可选择性地采取三孔法切除肝脏。操作孔位置根据需要处理的肝脏病变的位置而定，以利于手术操作、互不影响为原则。观察孔位于脐上或脐下，主操作孔尽可能接近病变部位，病变在右肝者取剑突下，病变在左肝者取左锁骨中线肋缘下，副操作孔须与主操作孔及镜头保持一定距离，一般采用右锁骨中线肋缘下及右腋前线肋缘下附近，并可根据实际情况增加操作孔（图 7-3）。

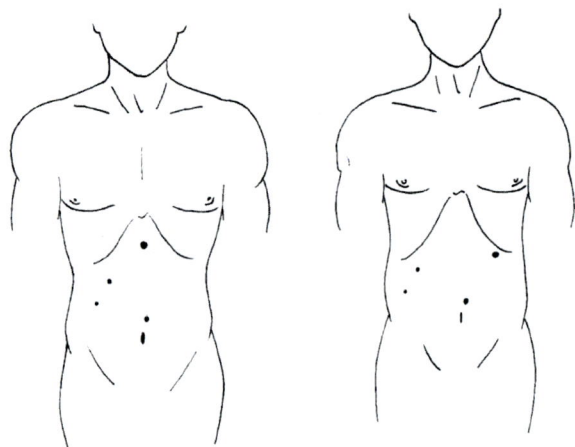

图 7-3　操作孔分布

第二节　腹腔镜肝部分切除术

一、适应证

成功完成腹腔镜肝切除术不仅要求医师具备熟练的腹腔镜中级手术经验，更要求医师具备丰富的开腹肝切除术功底和腹腔镜肝切除术必要的设备与器械，同时严格地选择病例。目前认为腹腔镜肝切除术的适应证如下：

1. 病变位于 Couinaud Ⅱ～Ⅵ段，位置表浅的局限性病变，包括原发性肝癌、转移性肝癌、多发性肝囊肿、肝内胆管结石和其他良性占位性病变。由于解剖部位位于肝脏膈面、深面，腹腔镜下暴露困难，器械亦难以达到操作部位，以及与下腔静脉和主要肝血管相连，肝后上段不应考虑做腹腔镜肝切除。肝内胆管结石尤伴萎缩者，位于半肝范围内，其中肝左外叶解剖性切除是腹腔镜肝脏切除的最佳适应证。

2. 良性病变最好直径不超过 5cm，＞5cm 的病变其边缘靠近肝内主要血管，术中有损伤相邻大血管的危险。恶性肿瘤因要切除周围正常 2cm 的肝组织，故以不超过 3cm 为宜。病变过大，操作空间小，影响暴露，且创面大，容易渗血。

3. 肝脏恶性肿瘤因常有肝炎和肝硬化的背景，患者肝功能要求在 Child-Pugh 分级为 B 级以上，以便剩余肝脏能够满足患者的生理需要。

4. 其他如心、肺、肝、肾等脏器无严重器质性病变，亦无凝血功能障碍。

对手助腹腔镜或腹腔镜辅助肝切除，适应证可以放宽，甚至可以做肝右叶后段切除，具体视术者经验而定。

二、禁忌证

1. 若病变已侵犯下腔静脉或肝静脉根部，因腹腔镜下显露困难，不易控制出血，是腹腔镜肝切除的禁忌证。

2. 当肝癌合并肝内转移、门静脉癌栓、肝门淋巴结转移或肿瘤边界不清，亦不宜施行腹腔镜手术。

3. 肝功能 Child-Pugh 分级 C 级，或有其他重要脏器功能不全或凝血功能障碍。

4. 肝脏病变过大，影响第一和第二肝门暴露与分离。

5. 有上腹部手术史且腹内粘连严重、严重肝硬化、门静脉高压者，为相对禁忌证。

随着腹腔镜肝切除经验的积累、技术的提高及适应证的拓宽，一些禁忌证将逐步转变为适应证。

三、术前准备

1. 患者一般状况的评估　无明显心、肺、肾等重要脏器功能障碍，无手术禁忌证。肝功能 Child-Pugh 分级在 B 级以上，吲哚菁绿（ICG）排泄试验评估肝脏储备功能在相对正常范围。

2. 局部病灶的评估　分析影像学（主要是 B 超、CT 和 MRI）资料，了解局部病灶是否适于行腹腔镜肝切除。对于恶性肿瘤，还需明确有无门静脉癌栓及肝外转移。

3. 麻醉方式　常采用气管内插管全身麻醉，也可采用全身麻醉复合硬膜外麻醉。

四、手术要点、难点及对策

1. 游离肝脏　根据探查结果决定具体手术方式，包括局部切除、不规则性肝切除、左肝解剖性切除（左肝段、左外叶、左半肝）和切断肝脏的周围韧带。

2. 离断肝实质　肝门的阻断：开放性肝切除肝门阻断的 Pringle 手法依然被多数肝外科医师运用。有的应用一根脐带线环绕左肝外叶以阻断左肝外叶血流，减少切肝时出血。有的常规解剖第一肝门，置入导尿管备阻断时使用。

3. 肝断面处理　主要是止血，防止胆漏。细小血管、胆管通常电凝即可止血，对反复电凝止血后出血仍未停止及明显的胆漏者，需仔细吸净渗血和胆汁，观察创面，寻找出血点和漏胆汁处，用钛夹夹闭或缝合止血。最后予以肝断面喷洒医用生物蛋白胶和（或）覆盖止血纱布，常规放置腹腔引流管，由腹部右侧穿刺孔引出并固定。

4. 标本的取出　切除标本装入标本袋，延长 Trocar 口至相应大小将其取出。

五、术后监测与处理

1. 密切观察患者生命体征及引流物的性质和量。

2. 维持水、电解质和酸碱平衡，术前给予预防性抗生素以减少术后感染，术后早日下床活动，勤拍背咳痰。

3. 术后 24～48 小时拔除胃肠减压管，给予流质饮食并逐渐过渡到普通饮食。

六、术后常见并发症的预防与处理

1. 气栓　罕见但致命，术中应尽量避免损伤肝静脉。

2. 出血　术后出现腹腔或肝创面出血应尽早行腹腔镜下探查、止血。

3. 胆漏　漏胆量少且局限则可保持引流管通畅；如漏胆量大或胆汁弥漫到全腹腔，需行腹腔镜或开腹探查。

4. 肝衰竭　应做好术前肝功能评估，有条件单位建议常规进行 ICG 排泄试验。

5. 肿瘤腹腔及腹壁种植　注意无瘤操作技术、降低气腹压力、应用标本袋等可有效降低肿瘤种植和转移的发生率。

6. 肠管损伤、肠瘘　多由术中操作不当引起，发现后应立即行手术修补。

7. 腹腔积液或积脓。

七、临床效果评价

腹腔镜肝切除与传统开腹肝切除的比较：在手术切口方面，腹腔镜手术时术者在患者体外操作即可，无须将手伸入体内，气腹的建立、光源深达体内保证了良好的术野，因此腹腔镜手术口可以很小，这一点非常符合年轻女性患者的需要。另外，腹腔镜手术时切口分散并有套管保护，其损伤程度应小于各小切口的总和，这一点对于术后生活质量的提高有很大的帮助。在腹腔镜手术的术中并发症中，出血和 CO_2 气栓仍然是最难解决的矛盾。目前临床上较多采用间歇肝门阻断法来控制术中出血，有一定效果。相对开腹肝切除术，腹腔镜肝切除术的手术视野清晰、术后组织粘连轻，对肝癌患者术后复发可能需再次手术治疗提供更好的条件；对免疫功能损伤较轻，有利于术后更早地进行辅助治疗；对合并肝硬化门静脉高压的患者，腹腔镜肝切除术对腹壁损伤轻，对腹壁 - 体静脉交通支的破坏少；近期疗效优于开腹，远期疗效与开腹手术相当。

总之，微创技术实施肝切除术是历史发展的必然趋势，在一定条件下，腹腔镜肝切除术相对传统开腹肝切除术是安全、可行的手术方式，且具有微创、术后恢复快、住院时间短、并发症少等优点，在临床中有其广阔的应用前景。可以预见，在不久的将来，腹腔镜肝切除术必将在临床中发挥重要作用，使更多的患者最大程度地获益。

第三节　腹腔镜肝左外叶切除术

一、适应证

1. 病变位于 Couinaud Ⅱ段、Ⅲ段，位置表浅的局限性病变，包括原发性肝癌、转移性肝癌、多发性肝囊肿、肝内胆管结石和其他良性占位性病变。该叶体积最小，切除后对肝功能不会有严重影响，故当肝左外叶内即使发生很小的早期肝癌，也一律行整个肝左外叶切除，而不采用Ⅱ段、Ⅲ段或局部切除。但是当患者肝硬化严重、肝体积缩小或左外叶异常肥大，全切除对肝功能会有影响时，也可根据具体情况行肝左外叶局部（或单段）切除。

2. 一般情况较好，无明显心、肺、肾等重要器官器质性病变。

3. 肝功能 Child-Pugh 分级为 A 级或 B 级。

二、禁忌证

1. 病变范围超越肝左外叶，肝内外广泛转移或伴有主要脉管癌栓。

2. 心、肺、肾等重要器官伴有严重器质性病变，不能耐受手术。

3. 严重肝硬化患者，肝功能 Child-Pugh 分级为 C 级。

4. 肝脏病变过大，影响第一和第二肝门暴露和分离。

5. 有上腹部手术史且腹内粘连严重、严重肝硬化、门静脉高压者为相对禁忌证。

6. 大量腹水无法消除或胆红素＞34μmol/L，或 ICG-R15＞40%。

三、术前准备

1. 一般状况的评估　无明显心、肺、肾等重要脏器功能障碍，无手术禁忌证。肝功能 Child-Pugh 分级在 B 级以上，ICG 排泄试验评估肝脏储备功能在相对正常范围。

2. 局部病灶的评估　分析影像学（主要是 B 超、CT 和 MRI）资料，了解局部病灶是否适于行腹腔镜肝脏切除。对于恶性肿瘤，还需明确有无门静脉癌栓及肝外转移。

3. 麻醉方式　常采用气管内插管全身麻醉，也可采用全身麻醉复合硬膜外麻醉。

4. 呼吸训练，营养管理，备皮、备血。

四、手术要点、难点及对策

1. 用超声刀依次离断肝圆韧带、镰状韧带、左三角韧带和左冠状韧带，左三角韧带内有时有较大的血管，需先于近膈肌侧上钛夹后再离断。

2. 于肝圆韧带及镰状韧带左侧 1cm 处肝缘开始，用超声刀离断肝实质，由浅入深，由前向后进行。遇直径＞3mm 的管状组织，钛夹夹闭远近端后再予以超声刀离断。分离肝实质接近Ⅱ、Ⅲ段 Glisson 鞘时，只需其前方及上下肝组织稍加分离后，直接采用血管切割闭合器夹闭即可（图 7-4）。

3. 继续向肝实质深部分离，至接近肝左静脉时，沿肝脏膈面切开肝实质 1～2cm，采用血管切割闭合器离断肝左静脉及肝实质。至此，肝左外叶完全切除（图 7-5）。

4. 将切下来的包括病变的肝组织用一次性取物袋装好从脐孔拉出，如标本太大可适当延长脐孔或经耻骨上小切口取出标本。只有当肝脏病变为良性时，才可捣碎取物袋中的肝组织，然后取出。

冲洗断面，确认无明显出血和胆漏后，可喷洒生物胶和覆盖止血纱布，于肝断面下放置橡胶引流管一根，在右侧肋缘下腹直肌旁辅助操作孔中引出（图 7-6）。

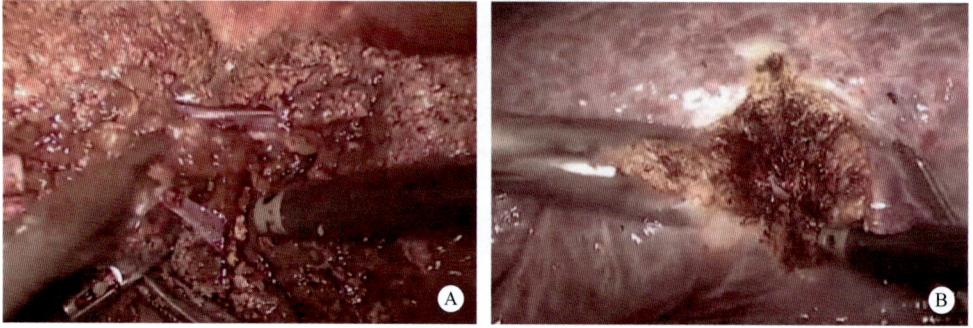

图 7-4　肝实质离断

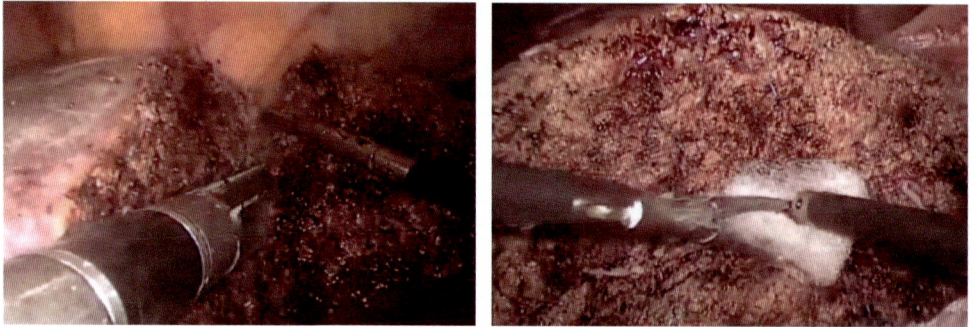

图 7-5　离断肝左静脉

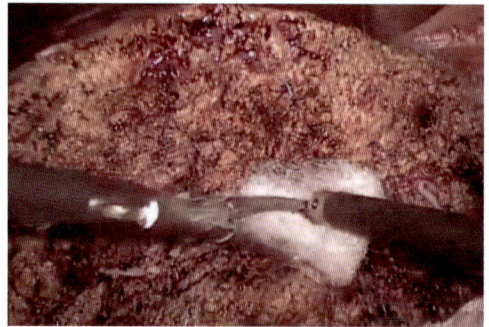

图 7-6　肝断面止血

5. 断面处理完和冲洗后,再次确认无明显出血和胆漏后,可喷洒生物胶和覆盖止血纱布,放置引流管。

五、术后监测与处理

术后监测与处理同本章第二节"腹腔镜肝部分切除术"。

第四节　腹腔镜左半肝切除术

腹腔镜左半肝切除术(Ⅱ、Ⅲ、Ⅳ段切除):以肝正中裂为界,左侧一半为左半肝范围,按 Couinaud 分段为Ⅱ、Ⅲ、Ⅳ段,左半肝切除包括肝左外叶和肝左内叶切除,是左肝的良恶性肿瘤和左肝内胆管结石等常用的手术方式。

一、适应证

1. 病变位于 Couinaud Ⅱ～Ⅵ段的局限性病变,包括原发性肝癌、转移性肝癌、多发性肝囊肿、肝内胆管结石和其他良性占位性病变。
2. 一般情况较好,无明显心、肺、肾等重要器官的器质性病变。

3. 肝功能 Child-Pugh 分级为 A 级或 B 级。

二、禁忌证

1. 病变范围侵犯右半肝，肝内外广泛转移或伴有主要脉管癌栓。
2. 心、肺、肾等重要器官伴有严重器质性病变，不能耐受手术。
3. 严重肝硬化患者，肝功能 Child-Pugh 分级为 C 级。
4. 肝脏病变过大，影响第一和第二肝门暴露和分离。
5. 有上腹部手术史且腹内粘连严重、严重肝硬化、门静脉高压者为相对禁忌证。
6. 大量腹水无法消除或胆红素＞ 34μmol/L，或 ICG-R15 ＞ 30%。

三、术前准备

1. 一般状况的评估　无明显心、肺、肾等重要器官的功能障碍，无手术禁忌证。肝功能 Child-Pugh 分级在 B 级以上，ICG 排泄试验评估肝脏储备功能在相对正常范围。

2. 局部病灶的评估　分析影像学 (主要是 B 超、CT 和 MRI) 资料，了解局部病灶是否适于行腹腔镜肝脏切除。对于恶性肿瘤，还需明确有无门静脉癌栓及肝外转移。

3. 麻醉方式　常采用气管内插管全身麻醉，也可采用全身麻醉复合硬膜外麻醉。

4. 呼吸训练，营养管理，备皮、备血。

四、手术要点、难点及对策

1. 首先离断肝圆韧带和镰状韧带，切断肝脏周围韧带，游离肝左叶。
2. 解剖第一肝门　解剖出肝动脉、门静脉左侧分支，用可吸收夹或钛夹夹闭肝左动脉和门静脉左支并剪断，控制入肝血流，可见左半肝呈缺血改变。分离左肝管后夹闭（图 7-7）。

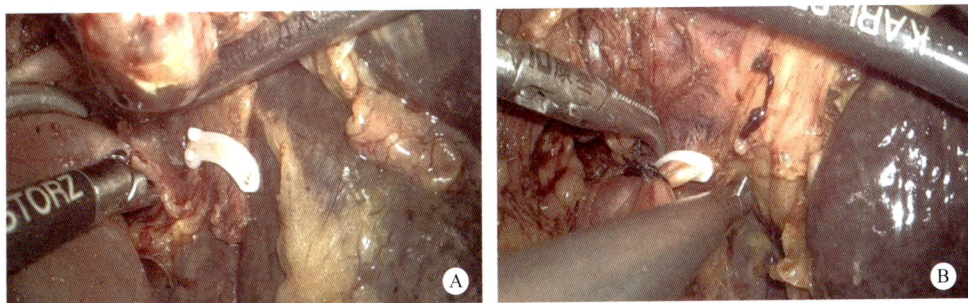

图 7-7　解剖第一肝门

3. 解剖第二肝门：分离出肝左静脉的主干后用可吸收夹夹闭或用 7 号丝线缝扎，控制出肝血流。如果左肝静脉游离困难，也可暂时不予处理，等待切肝至左肝静脉时再处理（图 7-8）。

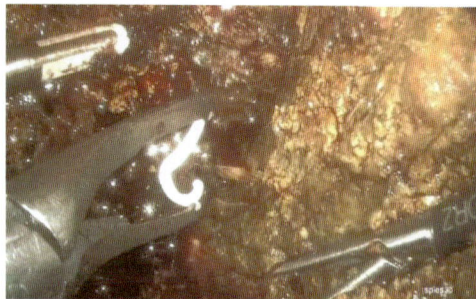

图 7-8　离断肝实质

4. 沿左半肝缺血线左侧 1cm 标记肝切除线　沿肝脏膈面切开肝实质约 1cm，在预切线上用电刀、超声刀等多种断肝器械离断肝实质，当肝内管道直径＞3mm 者，切断前需用钛夹夹闭，以防出血、胆漏。肝实质离断至第二肝门时采用血管切割闭合器离断肝左静脉（图 7-9）。

5. 肝断面处理　肝断面细小血管、胆管可用电凝封闭；经过反复电凝止血后出血仍未停止，应仔细观察创面，寻找出血点，用缝合、微波凝固、钛夹钳夹等方式止血；如直径＞2mm 的管道，需用钛夹妥善夹闭后处理（图 7-10）。

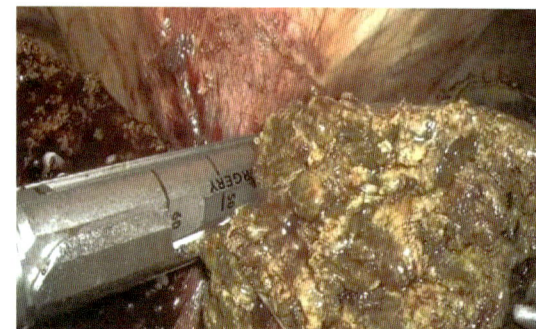

图 7-9　离断肝左静脉

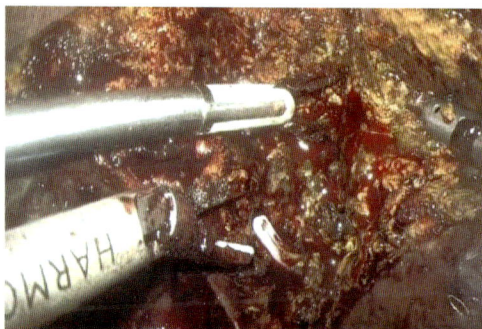

图 7-10　处理肝断面

6. 标本取出　切下来的肝组织标本用一次性取物袋装好从延长的脐孔切口处取出，良性病灶可在取物袋中捣碎后取出。大的恶性肿瘤标本需自耻骨上开小切口取出。断面处理完和冲洗后，再次确认无明显出血和胆漏后，可喷洒生物胶和覆盖止血纱布，放置引流管。

五、术后监测与处理

术后监测与处理同本章第二节"腹腔镜肝部分切除术"。

第五节　腹腔镜右半肝切除术

腹腔镜右半肝切除术（Ⅴ、Ⅵ、Ⅶ、Ⅷ段切除）：以肝正中裂为界，右侧为右半肝范围，按 Couinaud 分段为Ⅴ～Ⅷ段和Ⅰ段的右半部；按五叶四段划分包括肝右前叶、肝右后叶及尾状叶的右半部整块切除，是治疗肝脏良恶性病变常用的术式。右半肝约占全肝的 60%，肝切除量多，肝断面比左半肝切除断面大，手术也较复杂，对手术适应证选择、术者的经验、技术水平等都有较高的要求。

手术要点、难点及对策

1. 游离肝脏 右半肝切除需要切断肝圆韧带、镰状韧带、右三角韧带、右冠状韧带、右肝肾韧带，使整个右肝完全游离，有时为方便旋转，还需要切断下腔静脉左侧部分的左冠状韧带。离断肝肾韧带时注意勿损伤粘连的结肠和十二指肠，勿损伤右肾上腺。

2. 解剖第一肝门 分离下腔静脉侧壁，必要时离断部分肝短静脉后显露下腔静脉前先解剖胆囊三角，夹闭、切断胆囊动脉及胆囊管，可将胆囊减压而不做剥离。从肝外切开Glisson鞘，解剖出右肝管后夹闭、切断，显露右门静脉，如果较粗可用直线切割闭合器切断，最后处理后下方的肝右动脉，以可吸收夹双重夹闭后切断。另外，肝门阻断钳及可拆卸肝门阻断钳可用于肝门的阻断（图7-11）。

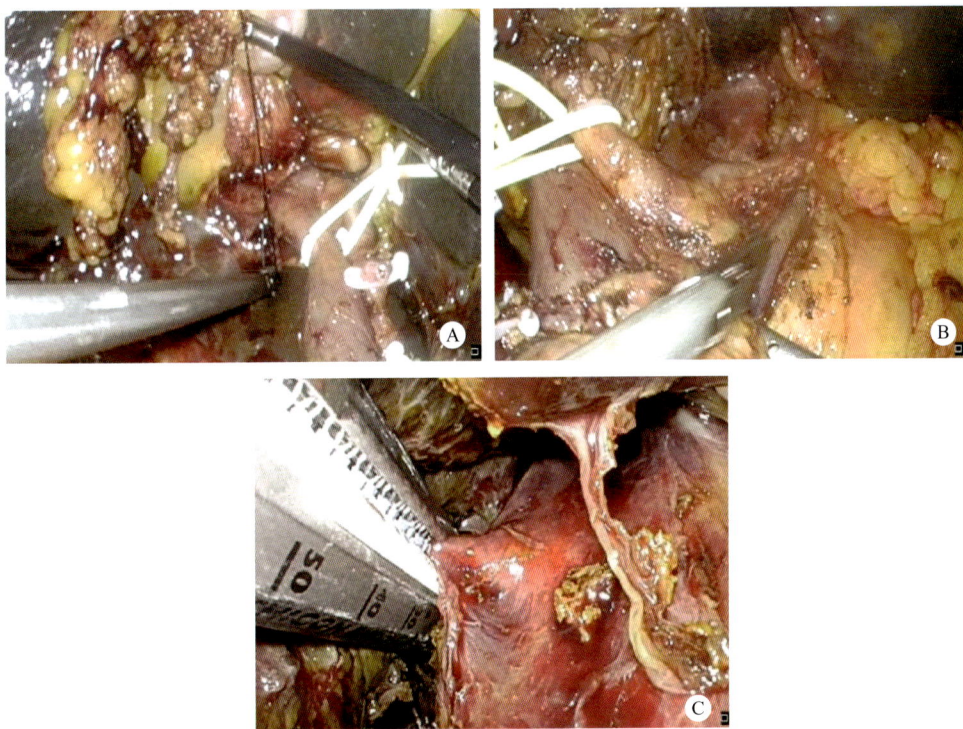

图 7-11 处理第一肝门

3. 解剖第二肝门 多采用肝下途径分离下腔静脉，显露肝后下腔静脉、肝右静脉右侧壁，必要时离断部分肝短静脉后显露下腔静脉前壁，在肝后下腔静脉的前方向左上方分离出肝右静脉。肝右静脉的切断：①肝外分离与切断。自下腔静脉陷窝向右下方轻柔地分离，于下腔静脉前方向左上方分离，两者结合可分离出肝右静脉主干，穿入牵引带后可用直线切割闭合器切断。②肝外分离预阻断，肝内切断。在肝外稍加分离，而不要求分离出肝右静脉主干，然后用钛夹做临时阻断，最后在肝内用直线切割闭合器切断，这种方法相对比较安全（图7-12）。

4. 离断肝实质 根据以下方法确定肝脏中线：①根据肝脏表面的标志，以胆囊窝中部和下腔静脉连线为中线；②根据门静脉支配的范围，即观察阻断或切断右肝蒂后肝脏表面

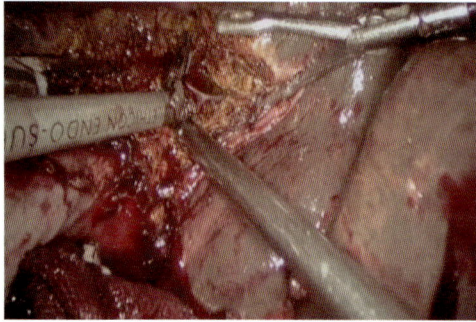

图 7-12 处理第二肝门

的颜色改变来确定中线；③腹腔镜超声探查确定肝中静脉的走行。沿肝脏中线右侧 1cm 用多种断肝器械离断肝实质，遇直径＞3mm 的管状组织，用钛夹夹闭远近端后再给予超声刀离断。肝静脉主干及不能完全游离的肝静脉主要分支的离断可采用血管切割闭合器完成。为了减少肝脏断面的出血可采用低中心静脉压技术（图 7-13）。

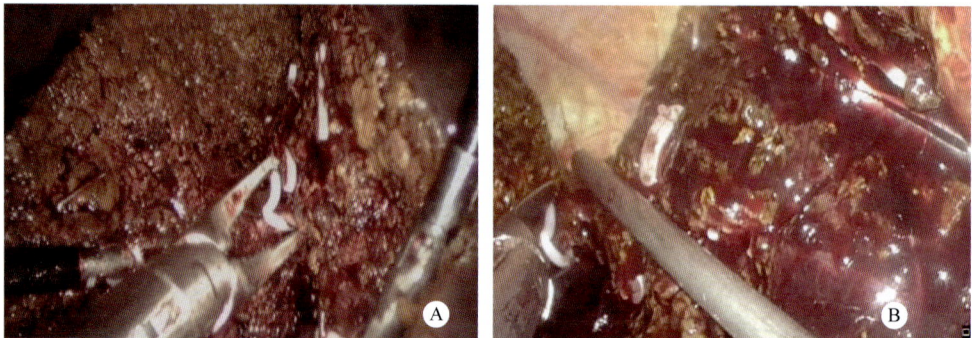

图 7-13 肝实质离断

5. 标本的取出　标本装入一次性取物袋中，可从肋缘下的 2 个穿刺孔连线处做切口取出，切口长度一般不超过肝脏直径的 1/2。亦有从下腹部另做横切口取出，因切口隐藏在横行的腹纹中，具有较好的美容效果。

6. 肝断面处理　创面的活动性出血和胆漏可以钳夹或缝合，渗血可用双极电凝或氩气刀喷凝止血，肝断面覆盖止血材料，放置腹腔引流管（图 7-14）。

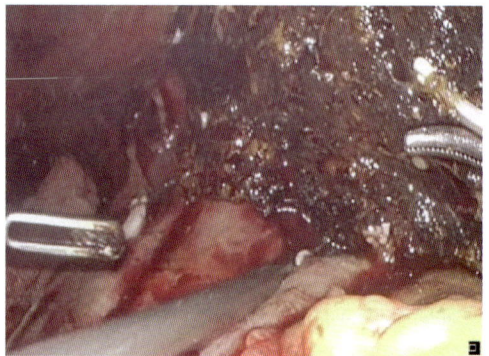

图 7-14 处理肝断面

第六节　腹腔镜肝尾状叶切除术

腹腔镜肝尾状叶切除术（Ⅰ段切除）：肝尾状叶也是原发性或继发性肝肿瘤经常侵及的部位。由于该部位紧贴肝内下腔静脉壁和第一、第二肝门，腹腔镜肝尾状叶至今仍是腹腔镜肝脏手术中最为险要和困难的手术，在熟悉尾状叶解剖关系后，具备熟练的肝切除经验和相应的条件时，完全可以顺利进行肝尾状叶切除术。尾状叶的周围毗邻关系十分复杂和险要，尾状叶位于肝脏的背部，前下方被第一肝门所掩盖或骑跨；后面紧贴下腔静脉前壁，两者间有多支肝短静脉相通，顶部为三支肝静脉汇接于下腔静脉处；尾状叶是第一至第三肝门交汇的核心部位，由于其位置深，显露困难，行完整尾状叶切除手术难度极大，是肝脏手术中难度最大、最具危险性的手术。

目前临床上尾状叶的切除有 3 种手术方式：①单纯尾状叶全切除术，手术操作十分困难而复杂；②附加其他肝叶切除的尾状叶切除术，常采用的方式有右半肝 + 尾状叶切除，左半肝（或左外叶）+ 尾状叶切除，部分中肝 + 尾状叶切除；③尾状叶部分切除术。从广义上讲，此 3 种手术方式均可称为尾状叶切除术，临床目前以第 2 种和第 3 种方式居多。而术中操作则采用左、前、右 3 种入路途径。

手术要点、难点及对策

1. 患者体位及 Trocar 位置　患者取"人"字形仰卧位，建立压力为 14mmHg 的人工气腹。患者中心静脉压维持低于 5mmHg。脐的右上方做一个长约 10mm 的切口，置入 Trocar（T_1）及 30° 腹腔镜。腹腔镜直视下置入其余五孔：右侧、左侧肋下腋前线处分别置入 5mm Trocar（T_2、T_3）；观察孔两侧依次置入 12mm Trocar（T_4、T_5）；剑突下置入 5mm Trocar（T_6）并放置分离钳。

将患者改为头高脚低位，腹腔镜下探查患者腹腔情况，以排除术前检查未能发现的病灶及肿瘤转移灶。必要时采用腹腔镜超声技术对肝脏进行检查。

2. 控制肝蒂　分离肝脏实质前，于肝十二指肠韧带处预置入肝门阻断带，必要时阻断入肝血流。通过 T_2 或 T_3 操作孔牵拉阻断带有利于充分暴露尾状叶（图 7-15）。

3. 分离肝脏实质　分离滋养尾状叶的门静脉血管。应用双极电凝钳及超声刀（或 Ligasure）分离肝脏实质。沿下腔静脉前方充分游离尾状叶，离断引流尾状叶的肝短静脉（图 7-16）。

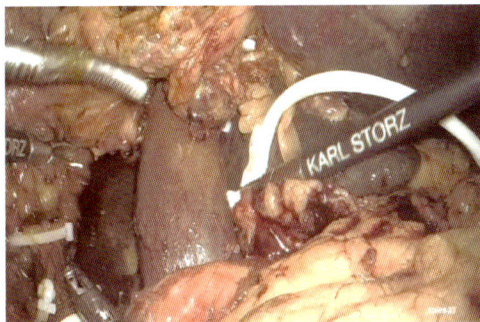

图 7-15　预置第一肝门阻断带

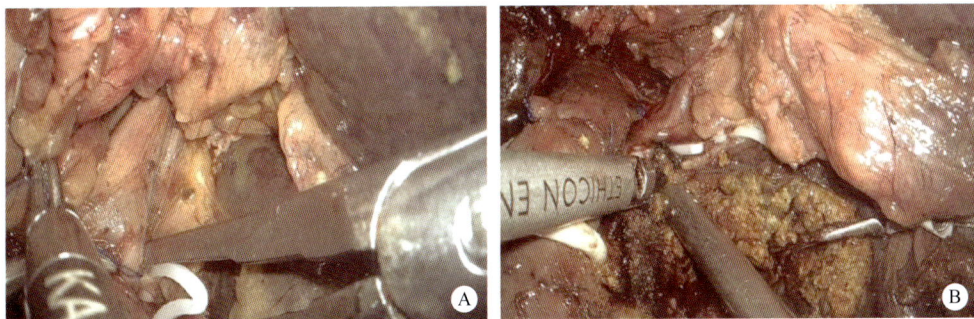

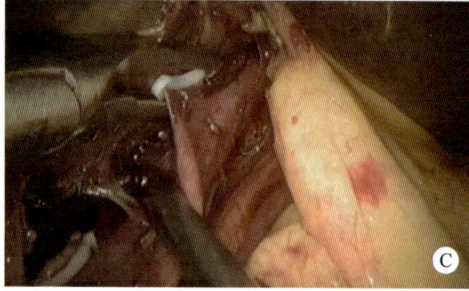

图 7-16　离断肝实质及脉管

4. 标本取出及引流管放置　将切除的尾状叶置入标本袋中，延长一个 12mm Trocar 切口并将标本取出。创面可放置纤维蛋白胶。断面边缘放置引流管，经第一肝门后方从 T_2 切口引出。

（边　伟　王朝龙　刘三光）

参 考 文 献

蔡秀军, 2015. 腹腔镜肝切除术：图谱和技术. 杭州：浙江大学出版社

陈孝平，陈汉, 2005. 肝胆外科学. 北京：人民卫生出版社

黎介寿，吴孟超，黄志强, 2011. 普通外科手术学 .2 版. 北京：人民军医出版社

李荣祥，张志伟, 2015. 腹部外科手术技巧. 北京：人民卫生出版社

上西纪夫，后藤满一，杉山政则，等, 2011. 肝脾外科常规手术操作要领与技巧. 戴朝六，译. 北京：人民军医出版社

石景森, 2009. 肝胆外科手术并发症预防与处理. 北京：人民军医出版社

武正炎, 2011. 普通外科手术并发症预防与处理 .3 版. 北京：人民军医出版社

朱继业, 2010. 肝胆外科手术技巧. 北京：人民军医出版社

Dagher I, Belli G, Fantini C, et al, 2010. Laparoscopic hepatectomy for hepatocellular carcinoma：a European experience. Am Coll Surg, 211(1)：16-23

Soubrane O, Cherqui D, Scatton O, et al, 2006. Laparoscopic left lateral sectionectomy in living donors：safety and reproducibility of the technique in a single center. Ann Surg, 244(5)：815-820

Tranchart H, Giuro GD, Lainas P, et al, 2010. Laparoscopic resection for hepatocellular carcinoma：a matched-pair comparative study. Surg Endosc, 24(5)：1170-1176

Vigano L, Laurent A, Tayar C, et al, 2009. The learning curve in laparoscopic liver resection：improved feasibility and reproducibility. Ann Surg, 250(5)：772-782

第八章 脾脏疾病

脾脏疾病（diseases of spleen）是由原发于脾脏（如脾损伤、脾囊肿、脾脓肿、脾肿瘤等）或因淤血（门静脉高压症）、血液系统疾病（如溶血性贫血、血小板减少性紫癜、慢性白血病、淋巴瘤等）、结缔组织病、感染等引起的脾大小或功能异常，另外还有较少见的脾脏疾病如脾动脉瘤、脾梗死、游走脾、脾紫癜等。多数脾脏疾病为继发性，而真正原发性脾脏疾病不多，继发性脾脏疾病临床表现为脾大的占绝大多数，脾大可合并脾功能亢进，表现为一种或多种血细胞减少，伴相应骨髓造血细胞增生，临床表现为贫血、出血及易感染等症状。脾脏的完全缺如，不论其原因如何，均可在儿童及少数成人患者中造成免疫功能低下而易患严重感染，甚至致死。因此，脾脏疾病的治疗应针对病因做相应处理，对脾切除手术应持谨慎态度。

第一节　开腹脾切除术

脾脏是人体内最大的周围淋巴器官，能够产生多种免疫活性细胞因子，是机体储血、造血、滤血、毁血的主要器官，具有重要的免疫调节、抗感染、抗肿瘤、内分泌及产生备解素与促吞噬肽等作用。基于目前对脾脏功能的了解及脾切除后所导致患者对感染的易感性增加的后果，在条件及疾病允许的情况下，尽量行脾保留手术，此已是目前全球外科医师的共识，即"抢救生命第一，保留脾脏第二，年龄越小越优先保脾"。

一、适应证

1. 脾外伤　全脾破裂或广泛性脾实质破裂，脾脏血流完全中断；危及生命的多发伤；血压不稳定；保脾手术不能有效控制出血；医源性脾脏损伤，出血较大，持续时间较长，或有原发性脾脏疾病。

2. 游走脾（异位脾）　由于脾蒂过长，脾可过度活动而成游走脾，甚至出现脾蒂扭转，造成脾坏死。无论脾蒂扭转与否，均应行脾切除术。

3. 脾局部感染　脾脓肿常发生在脓毒血症后，如脓肿局限在脾内，可行脾切除术，如炎症已波及脾脏四周，则仅能行引流术。局限性脾结核，也可行脾切除术。

4. 肿瘤　原发性肿瘤比较少见，良性肿瘤多为血管瘤、淋巴瘤等。若肿瘤体积巨大、有破裂的危险，选择手术切除；恶性的（如淋巴肉瘤）均应行脾切除术。转移性肿瘤较多见，大多数已广泛转移，不适宜手术。

5. 囊肿　上皮性囊肿、内皮性囊肿、真性囊肿、非寄生虫性假性囊肿、寄生虫性囊肿（如脾棘球蚴病）都不是绝对手术指征，如囊肿继发感染、出血、破裂时，应予以切除。

6. 胃体部癌、胃底贲门癌、胰体部癌、胰尾部癌、结肠脾曲部癌行根治切除术时，无论有无脾的转移，为清除脾动脉周围或脾门部淋巴结，均应行脾切除术。特别是肿瘤与脾有粘连时，更应一并切除脾脏。

7. 门静脉高压症合并脾功能亢进者，肝外型门静脉高压症，如脾动脉瘤，脾动静脉瘘及脾静脉血栓等引起充血性脾大者，均应行脾切除术。

8. 其他脾功能亢进性疾病　①原发性血小板减少性紫癜，适于年轻患者，首次发作，经药物治疗半年不愈；慢性反复发作者；急性型，药物治疗后不能控制出血（儿童宜在 1～2 周手术）和早期妊娠的患者（4～5 个月手术）。②先天性溶血性贫血，适于药物（激素）治疗后 1 个月内不见效者；长期用药发生严重不良反应，无法继续用药者。③原发性脾性中性白细胞减少症。④原发性全血细胞减少症。⑤再生障碍性贫血，适于药物治疗无效，骨髓检查存在代偿性增生者（周围血内网织红细胞检查多次为 0 者不宜手术）。⑥后天性溶血性贫血。⑦类脂沉积病、结缔组织病等。

二、禁忌证

1. 全身状况很差的患者，常需适当延长手术准备时间，对于心、肺、肾功能不全的患者，也应较好控制后再进行手术。

2. 肝功能 Child-Pugh 分级为 C 级，明显黄疸、腹水或伴有肝性脑病，均属手术禁忌证。

三、术前准备

1. 紧急手术　当脾破裂须紧急手术时，应在术前准备的同时防治失血性休克，使手术在最短的时间内施行。严重脾破裂的患者，由于大量内出血，多伴有失血性休克，需大量快速输血，必要时可行动脉加压输血，并充足备血。同时应注意其他脏器的多发性损伤，并给予处理。术前应做胃肠减压，以免胃膨胀，妨碍显露。还应给予足量的抗生素以预防感染。当术前准备基本完成、手术器械备齐后，就应在抗休克治疗下尽早手术止血，不应等待休克纠正。

2. 择期手术　除破裂之外的慢性脾脏疾病均应行择期手术。①术前常规行心、肝、肺、肾等重要脏器的功能检查与评估；②注意改善全身情况，保护肝功能，纠正贫血、凝血功能不全、低蛋白血症、血糖和水及电解质紊乱等；③有吸烟习惯患者，术前 2 周停止吸烟；④术前晚可给予镇静剂，以保证患者充足睡眠。⑤术前应做胃肠减压，对于食管静脉曲张的患者，下管前应服少量液状石蜡，要特别留意，以防大出血。⑥术前还应适量备血，做好输血准备，对于血小板低于 $30 \times 10^9/L$、有出血倾向者应于手术当天输注血小板。⑦术前

30分钟给予预防性抗生素，术中根据代谢情况必要时给予补加剂量，并至术后24～48小时。此外，对于血液系统疾病患者还应注意术前有无长期使用类固醇激素或免疫抑制剂。

3.麻醉　持续硬脊膜外麻醉，全身麻醉均可，对于老年患者及病情较重者，可同时气管内插管辅助全身麻醉。术中要注意检测血压、心率变化，充分供养，维持血压平稳，给予充分补液，维持足够尿量。

四、手术要点、难点及对策

脾切除术的要点就是防止大出血，因此手术中最重要的就是保持良好手术视野，将脾脏拖出至腹腔外。

1.体位及手术切口　患者取平卧位，左腰部垫高。脾大不显著时，常采用左上腹正中旁切口或经腹直肌切口，操作方便，并可向上延长，充分显露常有粘连的脾上极；当脾较大或估计粘连较重时，可采用上腹部横切口或左肋缘下切口，方便手术操作（图8-1）。

2.腹腔探查　择期手术进入腹腔后，需检查的项目：①肝。大部分脾切除是用以治疗门静脉高压症的，故应常规检查肝。如肝已萎缩，属晚期病变，就应尽量减少手术操作，减轻患者的负担。必要时切取肝活组织做病理检查。②脾。主要了解脾脏的大小和周围（尤其是与膈肌）粘连的情况，有助于防止分离粘连时出血。此外，尚需了解副脾的位置和数目。③腹部其他情况。如腹水，胆道及胰腺有无病变等。

3.结扎脾动脉　对于脾大者，应结扎脾动脉，使脾缩小，便于操作，减少血液的丢失，使脾内大量的血液流入循环血内，成为最好的自体输血。操作时，先于胃体中点处结扎、切断胃网膜动静脉的大网膜分支，切断胃脾韧带，打开网膜囊，然后向上打开胃结肠韧带，双重结扎、切断尾端动静脉（图8-2）。

079

在胰上缘触到搏动的脾动脉，并在胰体、胰尾交界处选一脾动脉隆起部分，打开后腹膜及脾动脉鞘，以直角钳于动脉鞘内分离出脾动脉，并绕以粗丝线结扎。若脾动脉位于胰腺后方或被胰腺包裹不易分离时，应选择靠近脾门位置结扎，如仍感困难可待脾脏游离后

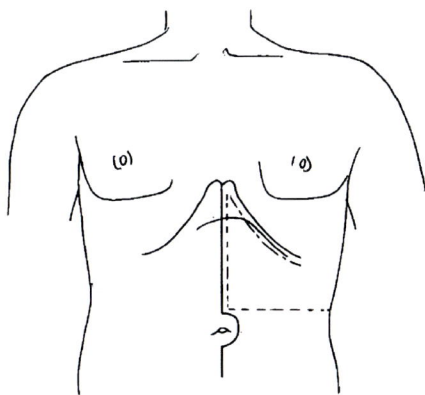

图8-1　手术切口

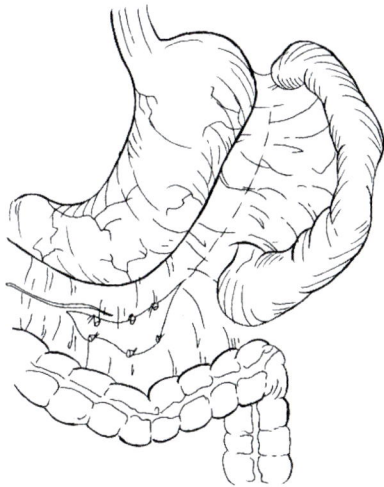

图8-2　分离胃结肠韧带

再行处理，不可强行分离造成不必要的损伤。结扎脾动脉时不要过紧，以能闭合管腔为度，以免撕裂动脉壁；但也不能太松，以免起不到阻断血流的作用（图 8-3）。此时结扎阻断血流即可，不必切断。

4. 游离脾脏　当脾动脉血流阻断后，将脾稍加按摩即可迅速缩小 50% 以上，如缩小不满意可经脾动脉注射肾上腺素等药物。术者握住脾脏，先将脾向上推开，结扎、剪断附着在脾下极的脾结肠韧带。再将脾拉向内侧，一点一点剪开脾肾韧带。此时脾已大部分离，即可用右手伸入脾上极的后方，抓住脾脏向下内方柔缓牵拉旋转，将其轻轻托出；另一只手可协助托出上极。脾膈韧带处的膜状粘连可被钝性分离，如粘连较重时，应用止血钳钳夹、切断并结扎，即可将脾托出（图 8-4）。在处理胃脾韧带上部和脾膈韧带时，最好在直视下进行，否则常易损伤胃大弯部组织或撕破胃短血管，导致出血。若脾上极最上方胃短血管尚未切断，可将脾脏放入腹腔，向下外牵拉，充分暴露，直视下结扎并切断上方胃短血管，将胃与脾脏完全分离。术中强行分离脾脏与周围组织的血管性粘连容易引起大出血，游离过程中应注意粘连性质，如为血管性粘连应步步为营，先易后难，对游离过程中出血多以纱布加压止血为主，尽快切除脾脏，获得足够操作空间后再行止血。

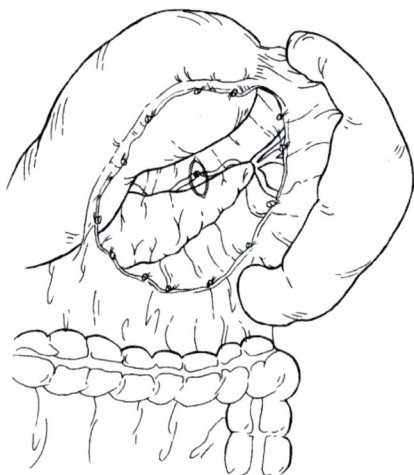

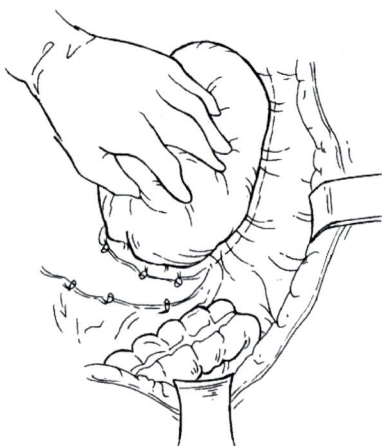

图 8-3　结扎脾动脉　　　　　图 8-4　处理脾下后方韧带

5. 脾蒂处理　将脾托出切口外面，即刻向脾窝内堵塞大纱布垫，既利于止血，又可防止脾重新滑回腹腔。然后清理脾蒂周围的结缔组织，将脾门动静脉分别结扎切断（近端血管需结扎加缝扎）。如脾较大，脾蒂较厚，则应在脾门处用 3 把大止血钳平行钳夹脾蒂，在远端两把钳间切断，在余下两把止血钳近端用粗丝线结扎，然后再在两把钳间缝扎一道。如血管较粗，则可将脾动静脉分别结扎处理。在处理脾蒂时，应注意避免损伤胰尾。对于良性病变的手术应将切除的脾从正中剖开后回收流出的血液，处理后再输入体内。操作过程中如牵拉过猛，解剖不熟时可能导致脾蒂撕裂，一旦发生出血，术者应立即以手或无损伤止血钳钳夹脾蒂，迅速切除脾脏，仔细检查有无周围脏器损伤（尤其是胰尾损伤）（图 8-5）。

6. 止血　切除脾脏时，如游离不充分可能导致止血钳或结扎线脱落。因此，脾切除后（特别是门静脉高压症脾切除后），腹膜后和脾膈韧带、脾肾韧带处，常有撕裂的曲张静脉渗血，造成术后膈下积血、继发感染和膈下脓肿，故术中出血点要一一结扎或缝扎止血。特别是在膈面和左肾上极后腹膜处，要用左手将胃向右侧推开，再用长持针器夹针间断"8"字缝合出血点。此外，还需将胰尾部创面缝合，并用后腹膜缝合覆盖，然后将大网膜放在左肾区和脾窝内，以建立侧支循环，利于结肠脾曲的复位。

7. 引流、缝合　由于慢性脾脏疾病患者一般身体状况较差，凝血功能异常，即使术中止血彻底，术后仍有可能发生创面渗血，甚至术后发热和膈下感染，应在左膈下处常规放置引流管。逐层关腹。

外伤性脾破裂和择期脾切除有区别，这时候尽快控制出血纠正休克更为重要，进入腹腔后，边吸引血液，边右手进去探查脾脏，结合术前相关检查及探查结果，确认脾脏破裂，无保脾指征后，将脾握住向内前方托出。如有困难，则可用示指和中指钝性分离脾后部的腹膜，托出脾脏，将纱布垫填入左膈下脾窝，压迫止血，同时防止脾再滑入腹腔，脾蒂钳阻断脾脏血流。此时还需要注意检查在紧急情况下，是否误夹附近脏器（如胃大弯、胰和结肠）。脾切除后，要取尽腹内残留的脾碎块组织。去除纱布垫后，要检查和结扎脾膈韧带或脾肾韧带处的出血点。

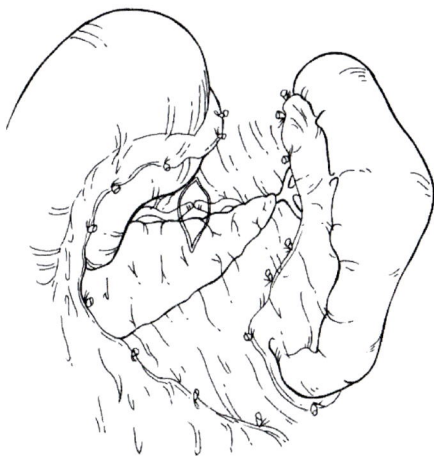

图 8-5　处理脾蒂

五、术后监测与处理

1. 观察有无内出血，常规测量血压、脉搏和血红蛋白的变化。观察膈下脾窝引流管的情况，如有内出血倾向，应及时输血补液，加强止血药物治疗，如确系持续性大出血，则应考虑再次手术止血。

2. 脾切除术对腹腔内脏器（特别是胃）的刺激较大，所以应置胃肠减压管，防止术后发生胃扩张，应用抑酸剂预防应激性溃疡发生。术后 2～3 天再恢复进食。

3. 很多施行脾切除术的患者，肝功能较差，术后应充分补充维生素、葡萄糖等，如疑有肝昏迷时，应及时采取相应的防治措施。

4. 注意肾功能及尿量的变化，警惕肝肾综合征的发生。

5. 术后常规应用抗生素，以防治膈下及其他感染。

6. 及时测定血小板计数，如迅速上升达 500×10^9/L 以上，则可能发生脾静脉血栓，如再出现剧烈的腹痛和血便，则提示血栓已蔓延到肠系膜上静脉中，须及时使用抗凝血治疗，必要时手术治疗。

六、术后常见并发症的预防与处理

1. 出血性并发症　腹腔内出血是脾切除术后较为凶险的并发症之一，原因多为活动性出血和腹腔内渗血，包括胰尾血管、脾蒂血管、胃短血管的出血及膈肌、脾床的渗血。其主要原因是小的出血点止血不彻底或结扎线脱落，也可因急诊来不及进行充分的术前准备，致使肝功能及凝血障碍未能得到有效的纠正，导致术后膈肌和脾床渗血。出血性并发症应以预防为主，术前做好充分准备，手术过程中要耐心细致，牢靠结扎血管断端，处理粘连和侧支血管时既要遵循"由浅入深，先易后难，难而变易，步步为营"的游离原则，术中在确定无活动性出血及出血可能后方可关闭腹腔，绝不抱有任何侥幸心理。如术后发现有腹腔内活动性大出血，应立即进行手术探查止血。

2. 感染　术后早期感染包括肺部感染、膈下脓肿、切口感染、泌尿系统感染等，根据感染的致病因素和患者情况不同，其影响也不同。除感染引起的一般症状（发热、局部炎症等）外，还可有局部症状。手术前后预防性应用广谱抗生素可以减少感染的发生。术中脾床常规放置引流，术后加强对引流管的管理，保持引流管通畅，可以防止术后膈下脓肿的发生。如果患者出现发热且左上腹不适，则不排除左膈下积液及脓肿的可能，可进一步行 B 超和 CT 检查确定诊断。对于膈下脓肿已形成者，可先行 B 超下定位穿刺引流或置管引流，根据细菌培养和药敏结果，针对性应用抗生素。但如果引流不畅，应及时行切开引流。

脾切除术后凶险感染（overwhelming postsplenectomy infection，OPSI）是全脾切除术后发生的特有的感染性并发症，发生率为 0.5%，死亡率为 50%。患者终身均有发病风险，但绝大多数均发生于全脾切除术后前 2 年，尤其是儿童的脾切除术后，年龄越小发病越早。50% 的患者致病菌为肺炎球菌，其他如嗜血性流感杆菌、大肠埃希菌、乙型溶血性链球菌。临床特点是隐匿性发病，开始可能有轻度流感样症状，然后短时内发生高热、头痛、恶心、神志不清甚至昏迷、休克，常在数小时内至十数小时内死亡。常并发弥散性血管内凝血、菌血症。鉴于 OPSI 的发病特点，儿童（尤其 4 岁以下）全脾切除术应慎重考虑。一旦发生 OPSI 则积极应用大剂量抗生素以控制感染，并进行输液、输血抗休克治疗。

3. 血栓形成和栓塞　由脾切除后血小板数升高和血液黏稠度增加引起。脾切除 24 小时后即有血小板回升，一般于术后 1～2 周达高峰即是血栓形成的高发期。最常见的是门静脉的栓塞，亦可发生于视网膜动脉、肠系膜动静脉等部位，引起相应的临床表现。门静脉血栓常发生于脾切除后 2 周，临床表现为上腹钝痛、恶心、呕吐、血便、体温升高、白细胞计数增多及红细胞沉降率加快等。亦有无临床表现者。对于脾切除术后门静脉系统血栓形成的诊断，目前最有效的方法是彩超和 CT 增强扫描检查。一旦确诊应及时处理，如无禁忌证时可试用纤溶疗法。通过抗凝、禁食、输液及抗生素治疗渡过急性期后，门静脉亦可再通。预防脾切除术后血栓形成可采用肝素疗法。

4. 脾热　脾切除术后患者常有持续 2～3 周的发热，时间上很少超过 1 个月，体温不超过 39℃。脾热持续的时间、程度与手术创伤成正比。脾热为自限性发热，如能排除其他感染性并发症及膈下感染则仅需中医中药等对症治疗。

5. 胰腺炎　与术中游离脾床时损伤胰腺有关。如术后血清淀粉酶升高超过 3 倍并伴有症状者，则可确定诊断。使用生长抑素治疗，疗效较好。

6. 脾切除后胃瘘　较少见但后果严重。一般发生于脾切除贲门周围血管离断术后，少数亦可为单纯脾切除所致。胃内容物漏出如局限可引起局部继发感染，引起发热、左上腹钝痛等，如扩散至腹腔可引起全腹感染、急腹症等。

预防措施：①操作轻柔以减轻对胃壁的挫伤，术中如发现胃底浆膜损伤，应将胃底大弯侧进行浆肌层包埋；②胃底大弯侧如血供不佳，应将胃大弯进行折叠缝合；③术区充分引流以防范因胰瘘、膈下感染等侵蚀业已薄弱的胃壁；④术后适当延长禁食时间并保持通畅的胃肠减压。

发生胃瘘后可以采取以下措施：①充分引流是治疗胃瘘的关键。脾切除和断流术后，一般在左膈下进行引流，要保证引流通畅并引流出所有漏出的胃内容物，避免漏出的胃内容物在腹腔内扩散。②胃管减压，发现胃瘘后，应该立即禁饮食，放置胃管。引出胃内容物，减少胃漏出量。③全身营养支持，适量补全血、血浆和白蛋白，给予能量、维生素等营养支持治疗。

7. 其他少见并发症　其他并发症如肝性脑病、高尿酸血症等，发病率较低，避免发生这两种并发症的关键在于进行充分的术前准备，尽可能地改善肝脏功能并降低血尿酸水平。

七、临床效果评价

1. 外伤性脾破裂　脾脏因其解剖及组织学特点，是腹腔内最容易受损的器官，脾脏损伤占腹部创伤的40%～50%，并伴有一定的病死率，尤其是合并多发伤或复合伤的患者。随着对脾脏功能的研究不断深入及诊治方法的进步，脾脏损伤的治疗方式呈现多样化及个体化的特点，各类脾保留性手术逐步开展，取得了较好的疗效。随着对脾脏功能的逐步认识，脾脏保留性手术的意义已被广大学者所认可。目前对脾脏损伤患者进行脾保留性手术所遵循的保脾原则如下：①先保命后保脾是基本原则；②年龄越小越优先选择脾保留手术；③根据脾脏损伤程度、类型选择最佳术式；④必要时联合应用几种术式更为安全实际。近期Fang等研究表明较严重的脾脏损伤分级、伴发联合损伤、PT值延长这些都预示需早期行脾切除术治疗。各种手术方法的日臻成熟和相关器械技术的开发与应用更加保障了脾保留性手术安全有效的实施和微创化。除了外科手术采用的脾修补术、黏合止血、脾动脉结扎、脾破裂捆扎、部分脾切除、自体脾组织移植等之外，还可采用射频消融和脾动脉栓塞等微创技术行脾保留手术。

2. 门静脉高压症　门静脉高压症手术是否切除脾脏一直存在争议，焦点在于门静脉高压症脾脏免疫功能到底有多大，以及对肝纤维化是否有促进作用。一些学者研究认为，门静脉高压症行脾切除术后，不会影响机体的免疫功能；还有学者认为，肝硬化患者行肝移植后，脾大和脾功能亢进是可以恢复的，切脾还会对机体造成损害。对此的研究和争论还在继续，不应过早地下结论，在今后医学研究中应从两方面着手，一方面要深入脾脏功能的基础研究，随着门静脉高压症的病期、病程和脾脏纤维化程度的不同，脾脏的免疫功能状况和对肝硬化的调控作用也可能不同；另一方面，从循证医学角度出发，严格按照脾纤维化程度进行分组，研究不同程度纤维化脾脏的保留对机体免疫力及肝纤维化的影响。在临床工作中，门静脉高压症患者是否需要切除脾脏，应遵循个体化的原则，根据患者的年龄、肝功能分级、门静脉压力、脾脏大小、脾功能亢进程度、出血情况、既往手术史和全身情况出发，尽可能减少对机体的打击和肝功能损害，以求达到良好的治疗效果。

3. 恶性肿瘤治疗　对脾脏邻近器官肿瘤如胃癌、胰腺癌和结肠肿瘤，因肿瘤根治术要求或因脾血管无法保留，多采取联合切除手术。但鉴于脾脏在肿瘤免疫中具有重要的作用，如何选择脾切除手术适应证及如何评价脾切除的效果是一个尚有争议的问题。脾脏在肿瘤早期具有正向免疫功能，对机体抗肿瘤免疫有益；而在肿瘤晚期具有负向免疫功能，无益于机体抗肿瘤免疫。而涉及不同部位、不同组织来源的肿瘤，以及考虑到肿瘤的早期、晚期具体量化的时间点和脾脏抗感染免疫时，情况复杂得多，因此在做出保留脾脏的决定时要慎重。

第二节　腹腔镜脾切除术

一、适应证

随着腹腔镜技术和器械的发展，腹腔镜脾切除术（laparoscopic splenectomy，LS）的适应证与开腹手术基本相同。

二、禁忌证

1. 心、肺、肾等重要生命器官功能不全难以耐受全身麻醉者。
2. 过去有上腹部手术史伴有严重粘连者。
3. 严重的脾外伤及不可逆的凝血障碍性疾病。

随着 LS 技术的进步，以前被认为是 LS 绝对禁忌证的一些病例已经成为 LS 的相对禁忌证或适应证。其主要包括①门静脉高压症，脾大、脾功能亢进；②中期、晚期妊娠；③脾恶性肿瘤；④高度肥胖者；⑤脾动脉钙化；⑥脾包虫病等。

近年来国内外已有对巨脾（长径＞25cm）、脾恶性肿瘤、肥胖及妊娠患者、有上腹手术史等成功行 LS 的报道。脾大长径超过 20cm 、脾周侧支循环丰富、脾门曲张血管成团时术中常发生腹腔镜技术难以控制的出血，手术风险大，故对巨脾的手术应采取审慎的态度，必要时可用手助方式施术。与其他腹腔镜手术相似，腹腔镜脾切除术手术适应证较开腹手术要局限，尚不能完全替代传统的开腹手术。随着手术经验的积累和新的手术器械的普及应用，以及机器人技术的发展，部分腹腔镜脾切除手术禁忌证将变成手术适应证。总之，选择 LS 应遵循从易到难的原则，逐步扩大适应证。

下面以门静脉高压巨脾为例讲解 LS 手术要点、难点及对策。

三、术前准备

术前准备同本章第一节"开腹脾切除术"。

四、麻醉

气管插管全身麻醉。

五、手术要点、难点及对策

1. 体位及 Trocar 穿刺点 应用多功能床，患者取头高脚底，右斜卧位，头高 20°～30°，左侧抬高 20°～40°，气腹压力维持在 10～12mmHg，各 Trocar 穿刺点分布如图 8-6 所示。

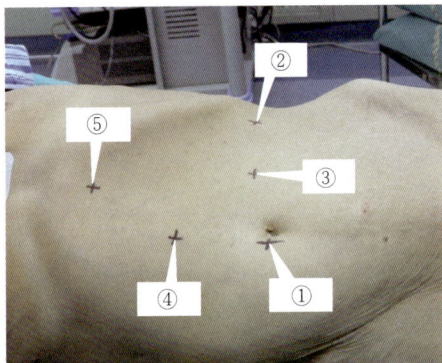

图 8-6 Trocar 的分布

各 Trocar 功能见表 8-1，其中 Trocar ②、③位置根据脾脏大小，一般位于脾下极下方 2～4cm。

表 8-1　各 Trocar 功能

名称	位置	直径	功能
观察孔	脐右侧①	10mm	置入腹腔镜
主操作孔	右中腹④	12mm	分离、血管离断
	剑突下偏左⑤	5mm	协助牵拉
副操作孔	左腋前线平脐②	12mm	离断脾蒂，协助抬高脾脏
	左锁骨中线③	5mm	吸引，协助牵引

2. 腹腔探查 建立气腹后先探查腹腔，了解脾脏的大小和周围（尤其是与膈肌）粘连的情况；常规检查肝，如肝硬化严重应尽量减少手术操作，减轻患者的负担，必要时切取肝活组织；探查腹水及其他腹腔脏器有无病变等。

3. 结扎脾动脉 控制出血是腹腔镜脾切除的要点与难点，结扎脾动脉可有效减少术中出血，降低手术风险，尤其对于脾大者，可明显增加手术操作空间。操作时，将脾扒向外侧，先于胃体中点处以超声刀切断胃结肠韧带至幽门处，遇到较大血管时应使用腔镜夹将两端夹闭后再行离断，注意预防出血；然后向上打开脾胃韧带，保留胃短血管，避免离断脾蒂前损伤胃短血管，造成难以控制的出血。结合术前影像检查结果，在胰体、胰尾交界上缘寻找脾动脉，切开后腹膜，用直角钳仔细分离出脾动脉，并绕以吸收夹夹闭（图 8-7）。分离过程中注意操作轻柔，保持视野清晰，在动脉鞘膜内分离，避免撕裂动脉壁；如脾动脉寻找困难，切忌强行分离，避免胰腺及脾静脉损伤。

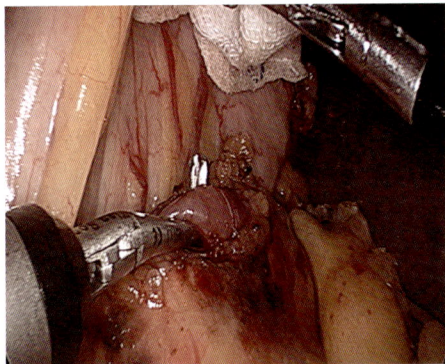

图 8-7 处理脾动脉

4. 游离脾肾韧带、脾膈韧带 门静脉高压引起的脾大常伴粘连、静脉曲张及大量迂曲的侧支循环开放，同时操作空间较小，血管压力高，游离过程中常有出血。在分离过程中要采用钝性与锐性相结合的方式，灵活应用分离钳、吸引器头的钝性推剥，超声刀的低热传导和止血等功能。疏松的粘连处理简单，血管性粘连可以用双极电凝处理或夹闭后再以超声刀离断，对于致密的肠管间或肠管与腹壁间粘连，应尽量采用钝性分离，以减少热损伤引起的胃肠道迟发性穿孔，分离时紧贴腹壁，宁可切除部分腹壁，勿损伤肠管，可用吸引器的头端轻轻推剥，保持术野清晰，寻找正确的解剖间隙。游离脾下极时应注意保护胰尾部，尽量使其与脾脏分离，避免使用切割闭合器时误伤；游离至脾上极时，可保留部分脾膈韧带，待脾蒂离断后再行游离。

5. 离断脾蒂　笔者发现脾蒂上缘与脾上极的胃短血管之间有一个明显而恒定的无血管区，且此区域随着脾的增大而增大，此无血管区的间隙疏松容易分离而不会出现明显出血（图 8-8）。

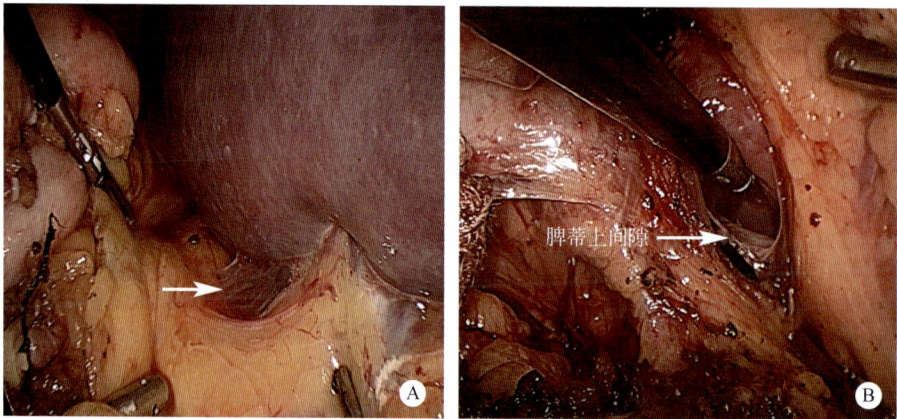

图 8-8　脾蒂上间隙

经此间隙可将脾蒂与胃短血管分开，先离断脾蒂，再处理胃短血管。在充分游离脾肾韧带的基础上，再切开脾蒂前上方的无血管区，即可紧贴脾脏将脾上极上抬后自右向左游离无血管区间隙，顺利地与脾脏外侧的游离贯通后即可建立离断脾蒂的无血管隧道，再用 7 号丝线穿过隧道悬吊起脾脏。脾蒂在有张力牵拉的情况下，用腹腔镜下切割闭合器穿过隧道一次性离断脾蒂（图 8-9）。73% 的患者胰尾部距离脾门不到 1cm，30% 的患者胰尾紧贴脾门，因此分离脾门血管时注意勿伤及胰尾，尽量靠近脾被膜分离，切断脾动脉和静脉。

脾蒂的处理方法不是一成不变的，需要依据患者的解剖特点，术者的手术技巧及经验，并依据以往学术研究的结果选择最适宜的术式，充分体现个体化原则及最优化原则。在处理脾蒂方式的选择上，如脾蒂粘连严重，不宜逐级分离，应首选 Endo-GIA 法。采用 Endo-GIA 处理时脾蒂简单、快捷，无须精确解剖脾门，减少因分离脾蒂造成的难以控制的出血，但其价格昂贵，在基层难以推广。如胰尾远离脾门，脾蒂血管比较容易分离显露，以内结扎法 LS 最为经济、美观。如术者不能熟练操作镜下打结，可选用钛夹或生物夹。

6. 游离脾上极　将脾脏向上挑起，充分暴露胃短血管（图 8-10），直视下夹闭后以超声刀离断。游离剩余脾膈韧带，使脾脏完全游离。

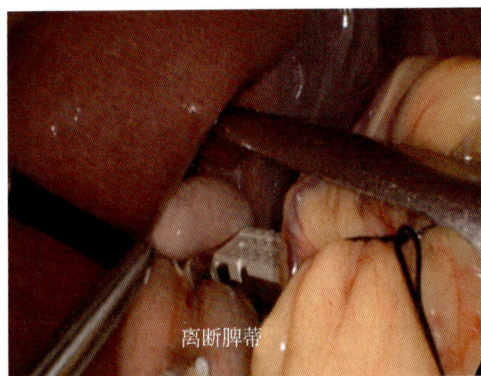

图 8-9 离断脾蒂

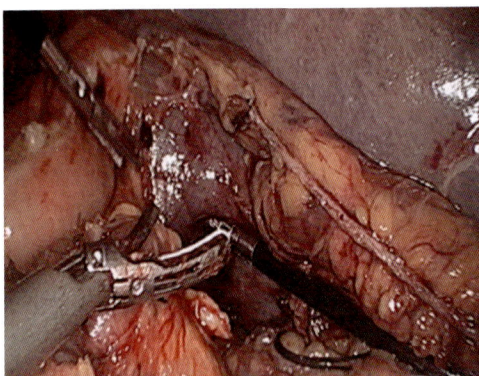

图 8-10 离断胃短血管

7. 取出脾脏 从 Trocar ②放入取物袋，将脾脏放入取物袋中，拔出 Trocar ③并向上下延长切口，经该穿刺孔适当取出剪碎的脾脏。

8. 止血、放置引流、关腹 取出脾脏后，再次检查有无出血。左膈下放置引流管，经穿刺点③穿出。关闭 Trocar 穿刺孔。

掌握中转开腹指征要保障腹腔镜脾切除术的安全性，必须掌握中转开腹的手术时机。在遇到腹腔镜下难以处理的问题，如大出血、内脏损伤等，应及时中转开腹手术，这是防止手术并发症、避免严重后果的明智之举。

六、术后监测与处理

因腹腔镜手术创伤较小，术后恢复快，可于术后第 1 天拔除胃管，肠蠕动恢复后即可进食，鼓励患者术后第 2 天开始下床活动，促进康复。其余监测及处理与开腹手术基本相同。

七、术后常见并发症的预防与处理

LS 术后并发症的发生率通常与患者年龄、性别、肥胖、恶性血液病、术前红细胞、血小板计数、手术时间、手术体位、手术医师的经验、副脾切除等有关。术后并发症主要包括呼吸系统并发症（肺不张、胸腔积液、肺炎、胸膜炎）、膈下脓肿、出血、胰腺炎、切口感染、静脉血栓形成、肠梗阻及消化性溃疡等。根据国外相关文献报道，LS 的呼吸系统并发症、膈下脓肿、切口感染等的发生率均较开腹脾切除术少。

LS 术后并发症主要与腹腔镜手术的操作难度相关，减少术后并发症应在术中注意以下5点：①手术操作要轻柔，器械一定要在腹腔镜监视下进出，避免器械或套管盲目插入损伤脾脏，引起出血而影响手术视野；②处理脾蒂时要仔细谨慎，勿粗暴分离以免导致血管破裂出血，如脾静脉破裂出血时，可先钳夹控制住出血后用连发结扎夹夹闭或及时左上腹切开伸入手指捏住出血点，也可手助控制脾蒂结扎；③脾周围韧带内的有较粗血管时，用超声刀多阶梯状固化后离断；④脾胃韧带离断的靠近脾脏，以免损伤胃壁；⑤提前结扎断开脾蒂后，即使脾被膜破裂造成脾内积血出血，及时吸净仍可继续手术。

八、临床效果评价

大多数医师都认为，腹腔镜脾切除手术时间明显长于开腹脾切除术。目前一般来说，腹腔镜脾切除术时间为 160 ～ 261 分钟，但随着手术经验的积累，手术时间会不断缩短，现在已有许多文献报道，平均手术时间降到 110 ～ 145 分钟。通过使用超声刀来分离脾周韧带，处理胃短血管，可能会进一步加快手术进程，缩短手术时间。就术中出血而言，除大出血需中转开腹的患者外，腹腔镜脾切除术中出血量等于或少于开腹脾切除术，术中仅有 2% ～ 6% 的患者需输血或其他血制品，其明显低于开腹脾切除术。能否发现副脾是腹腔镜脾切除术的一个重要问题，因为腹腔镜不具备探查整个腹腔的能力，这可能导致遗留副脾。开腹脾切除治疗原发性血小板减少性紫癜的大样本调查结果显示，副脾遗留概率为 9%。另外也有文献报道，将开腹脾切除与腹腔镜脾切除相比较，开腹组副脾发现概率是腹腔镜组的 3 倍；随着腹腔镜技术的进步，近年来研究发现，腹腔镜下探查副脾的准确性正逐步提高。

中转开腹是 LS 推广的主要问题，特别是在腹腔镜技术未完全成熟阶段。国外有报道，随着手术技术的提高及手术经验的积累，中转开腹率由 19% ～ 25% 降到 3% ～ 8%。一般来讲，中转开腹原因通常为腹腔镜难以控制的大出血。一旦出现出血造成解剖不清或威胁到患者生命情况时，要毫不犹豫中转开腹；另一种可选择的方法是，采用手助腹腔镜进行脾切除术，用手指直接按压血管，控制出血。

LS 患者肠功能恢复快，进食时间早于开腹手术患者，镇痛药用量少，术后住院时间短。虽然腹腔镜手术的费用明显高于开腹手术，但因其住院时间短，住院总费用可低于开腹手术。另外，住院时间的缩短使患者能够较快地返回工作岗位，在经济价值方面优于开腹手术。

随着腹腔镜脾切除技术的日益成熟，国内外开展该项技术的医院越来越多。其适应证由最初的血液病的正常脾脏拓宽至门静脉高压症的巨脾切除加断流。相信随着术者手术经验的积累和手术器械的改进，腹腔镜下脾切除手术的安全性将大大提高，将成为脾切除的首选术式。

（万赤丹）

参 考 文 献

侯利民，姜洪池，乔海泉，2003.脾切除术后并发症.腹部外科，16（5）：270-271

姜洪池，2009.保脾与切脾领域主要临床技术的进展.中华普外科手术学杂志（电子版），3（1）：356-357

姜洪池，陆朝阳，孙备，2006.如何安全地进行巨脾切除术.中华肝胆外科杂志，12（9）：586-588

黎介寿，吴孟超，黄志强，2011.普通外科手术学.2 版.北京：人民军医出版社

李荣祥，张志伟，2015.腹部外科手术技巧.北京：人民卫生出版社

幕内雅敏，2010.要点与盲点——胰脾外科.2 版.董家鸿，译.北京：人民卫生出版社

武正炎，2011.普通外科手术并发症预防与处理.3 版.北京：人民军医出版社

许守平，姜洪池，2010.脾脏外科进展.中国中西医结合外科杂志，16（2）：134-137

第九章　门静脉高压症

第一节　门静脉高压症的术式选择概述

肝硬化门静脉高压症（portal hypertension，PHT）时食管胃底静脉曲张出血的外科治疗主要有 4 类：门奇静脉断流术、门体静脉分流术、分流加断流的联合手术及肝移植术。门静脉高压症术式最繁多，但没有一种适合所有的患者，依据大多数患者术前详尽的血流动力学研究，医生对门静脉高压症的术式可做出准确的选择。由于肝硬化的病因不同，发生的血流动力学变化也不尽相同，因此结合术中门静脉血流动力学的变化来选择术式具有十分重要的意义。在实践中应用断流术的适应证如下：①门静脉入肝血流量减少在中等或中等以下；②轻度或中度食管胃底静脉曲张；③术中脾动脉结扎后自由门静脉压力（free portal pressure，FPP）≤ 20mmHg；④胃壁无明显水肿。分流术的适应证如下：①食管胃底静脉曲张粗大且多；②门静脉入肝血流量少；③内镜治疗失败者；④术中脾动脉结扎后 FPP ＞ 20mmHg 或脾切除断流术后 FPP ≥ 22mmHg；⑤胃壁明显水肿增厚者；⑥门静脉成为流出道者。门静脉成为流出道时，许多术式受到限制，如不能施行断流术，否则可使门静脉压力更加显著地增高，引起门静脉高压性胃病（portal hypertensive gastropathy，PHG）和异位静脉曲张出血及难治性腹水等；不能行端侧门腔分流术，否则会因肝窦压急剧升高引起肝功能恶化和难治性腹水；不能施行肠系膜上 - 下腔静脉端侧分流术（mesentery-cava shunt，MCS），否则使门静脉压力明显增高致术后出血；也不能行选择性远端脾肾静脉分流术（distal splenic renal venous shunt，DSRS），因为 DSRS 必须有向肝血流。在门静脉已经成为流出道时应施行门腔静脉、肠腔静脉侧侧分流术或架桥分流术及传统的脾肾静脉分流术等。有分流术适应证者，我们通常在完成分流术后加行简化断流术，以提高手术效果。如果肝硬化食管胃底静脉曲张出血是终末期肝病表现者，需行肝移植治疗。

第二节　门静脉高压症围手术期处理

一、术前准备

1. 全面系统地评估患者全身状况、肝脏储备功能、门静脉高压症程度，评估肝脏和门静脉系统血流动力学状况及出血的风险。因此，术前检查除详细的病史采集、体格检查外，还包括 3 方面内容。

（1）实验室检查：血常规、肝肾功能、凝血功能、动脉血气和电解质，以及肿瘤标志物如甲胎蛋白（AFP）、癌胚抗原（CEA）、CA199、CA125、CA50 等，以排除合并肿瘤如原发性肝癌的可能性。肝炎病毒血清学检查，如甲型、乙型、丙型、戊型等各型肝炎病毒抗体。如果是乙型肝炎后肝硬化，则还应检测 HBV-DNA 值。如果肝炎病毒血清学检查为阴性，需行免疫学检查。血吸虫免疫学检查阳性可提示血吸虫性肝病；若抗核抗体（ANA）、抗平滑肌抗体（SMA）、抗肝肾微粒体、抗可溶性肝抗原 / 肝胰抗原（SLA/LP）等指标阳性，需怀疑自身免疫性肝病；抗线粒体抗体（AMA）阳性需考虑胆汁淤积性肝病。如仍不能明确肝硬化病因，必要时行肝穿刺活检。

（2）内镜检查：了解曲张静脉的部位、多少、直径及有无红色征等，判断静脉曲张程度和出血倾向，同时排除胃及十二指肠有无伴发溃疡、糜烂和肿瘤等。

（3）影像学检查：包括 B 超、多普勒超声、螺旋 CT 血管成像（CTA）和（或）磁共振门静脉系统血管成像（MRPVG）及门静脉系统的解剖学影像，了解肝、脾形态和大小，测定肝脏体积、有无腹水。现常用 CTA 或 MRPVG 明确门静脉系统干支直径、通畅性（有无血栓）、侧支部位、大小数量及肝动脉和门静脉血流灌注状态，了解肝静脉和下腔静脉通畅性（排除 Budd-Chiari 综合征），了解各血管间及血管和相邻器官间的复杂空间关系与解剖形态。如果怀疑门静脉已经成为流出道时，可行肝动脉造影，如随时间延长，门静脉显影逐渐明显即确诊。

2. 改善全身情况，提高肝脏代偿功能，给予高糖、高蛋白、高维生素、低盐、低脂肪饮食。

3. 低蛋白血症者，间断输入血浆或白蛋白等。

4. 有腹水者适当利用利尿剂，如口服螺内酯和（或）呋塞米，以每天体重减轻 0.5kg 为宜，并补钾。

5. 改善凝血功能，术前每天静脉滴注维生素 K_1 20mg/d，术前一天和（或）麻醉开始时静脉补充凝血酶原复合物和纤维蛋白原。

6. 预防肝性脑病，术前服用乳果糖溶液 40ml，生理盐水清洁灌肠。

7. 预防性应用抗生素，术前半小时静脉注射 1 个剂量，如手术时间长，术中再追加 1 个剂量。抗生素应选择广谱药物，如头孢菌素类药物等。

8. HBV-DNA 值升高者需行抗病毒治疗 2～3 周，使得 HBV-DNA 值显著降低或接近正常。

二、术中探查和门静脉压力测定及其意义

1. 术中探查　进腹后，首先探查肝、胆、胃、十二指肠等内脏静脉曲张情况，以及食管胃底贲门区、腹膜后侧支血管状况等，然后了解脾脏大小与邻近脏器的关系，如有无粘连、粘连程度、血管性粘连还是纤维性粘连。同时关注肝硬化程度、硬化结节大小、肝脏大小、有无合并肝脏肿瘤，以及腹腔内有无腹水、腹水的量和颜色及黏稠度等。

2. 术中门静脉压力测定及其意义　术中直接测定自由门静脉压（FPP）是反映门静脉

压力最可靠的方法。我们以术中动态监测的 FPP 变化作为术式选择的依据和评价手术效果。方法是选择直径 0.3cm 硅胶管，从横结肠系膜前叶的结肠中静脉右支插管至肠系膜上静脉 - 门静脉（约 15cm 长）并固定，末端连接换能器，由多功能监测仪连续测压。患者取平卧位，零点设在第 1 腰椎上方 1cm（约在门静脉起始部）水平。通常在以下时间点测定 FPP：开腹后（即完成上述操作后）、脾动脉结扎后、脾切除后、贲门周围血管离断后和（或）分流术后。FPP 主要取决于肝内阻力、侧支血管阻力和腹腔内脏血流量。如脾动脉结扎后 FPP 下降明显者，提示内脏血流量增多在 FPP 升高中所起作用较大。如下降不明显，表明 FPP 升高主要是肝内阻力增高所致。我们在以往的研究中发现，断流术后 FPP 降到 22mmHg 以下时可考虑不行分流手术。另外，也发现脾动脉结扎后 FPP 下降是整个门静脉高压症手术过程中压力下降最明显的过程，脾动脉结扎后，FPP 值较开腹后下降非常明显或低于出血阈值（22mmHg）2 ～ 3mmHg，可仅行断流手术，否则需加行分流手术，通常加行脾肾静脉分流术较为合理。如果脾切除后不能准确判断是否需行分流术，可根据断流术后 FPP 值和脾静脉张力决定是否加行脾肾静脉分流术。

三、术后监测与处理

1. 严密监测生命体征，保持引流管通畅，注意观察引流量和颜色，检查是否存在胰漏，如果没有血性液引出和胰漏存在时，一般在术后 3 ～ 4 天拔除引流管。

2. 积极维护和监测肝功能，加强护肝治疗，禁用一切对肝脏有损害的药物。

3. 加强支持治疗，纠正低蛋白血症。

4. 应用广谱抗生素预防脓毒血症，尽量选用对肝、肾毒性小的抗生素。

5. 控制腹水，限制水钠摄入并利尿，补充白蛋白，必要时可穿刺放腹水，但应注意维持水、电解质和酸碱平衡。

6. 术前行抗病毒治疗者，术后继续维持原治疗。

7. 严密监测患者的凝血状态和血小板计数，特别是后者。如果血小板计数 $> 800 \times 10^9/L$，应行抗凝聚疗法，包括口服双嘧达莫和阿司匹林，静脉滴注低分子右旋糖酐、丹参和皮下注射低分子量肝素等。

四、术后常见并发症的预防与处理

1. 腹腔内出血　术后腹腔内出血是门静脉高压症术后早期最常见和最严重的并发症之一，主要预防措施是术中严密止血。

术中需：①仔细分离出动静脉，妥善结扎和缝扎，避免大块结扎。② 紧贴脾包膜切断胃短血管，胃短血管残端较长便于结扎。断流术后胃大弯、胃小弯侧均应浆膜化，既可止血，又可避免胃损伤导致术后胃瘘。③后腹膜剥离面尽可能行 "8" 字缝合，彻底止血。尽可能使创面腹膜化，减少渗血面积。④生理盐水冲洗腹腔干净后，在关腹前再次认真、彻底地检查手术创面止血是否彻底、有无渗血，术后常规于左膈下放置负压引流管。

一旦发生出血，首先需严密观察腹腔引流液的量和色泽，同时监测心率和血压变化，如果引流管内出血量不多，心率和血压稳定，可先加强止血治疗，如输入凝血酶原复合物、纤维蛋白原维生素 K 和新鲜血浆等。如果出血进行性减少，引流液色泽变淡，不需手术。如果脉搏快速而血压下降，引流液量＞100ml/h，引流液颜色鲜红，经快速输血输液仍不稳定；或血红蛋白计数呈进行性下降；或 B 超显示腹水量进行性增多，估计出血不能停止，应果断以最快速度手术止血。

2. 消化道出血　主要是急性胃黏膜病变引起的出血，多见于断流术后。另外的原因是遗漏高位或异位高位曲张静脉所致的出血，由于现断流大多较彻底，该原因引起术后消化道出血已经少见。消化道出血需行内镜检查以明确原因及行内镜下治疗。

急性胃黏膜病变出血除应用质子泵抑制剂和生长抑素等进行治疗外，还可用内镜治疗，如喷洒止血药物、注射组织黏合剂、使用止血夹及微波或激光止血等。如果上述措施失败，有条件者可行 TIPS 治疗或手术治疗。因为行断流术的患者，大多迷走神经干已经切断，所以手术原则只能行胃大部切除，如果行近端胃切除时需加行幽门成形术。由于门静脉高压症术后消化道大出血全身状况已较差，再次手术加重对肝脏的打击，术后易出现肝衰竭、凝血功能障碍和腹腔感染等致命并发症，应严格掌握外科治疗的适应证。

3. 膈下脓肿　是门静脉高压症术后常见并发症之一，对患者愈后影响较大。膈下脓肿多为胰尾损伤、积血、积液引流不畅所致，一旦发生，应进行如下处理：①抗生素治疗，药物选择先可根据经验用药，待细菌培养和药敏试验结果出来后再调整。一般膈下感染或较小脓肿经抗生素治疗后可自行吸收，但多数需经外科处理。②超声或 CT 定位下经皮穿刺置管引流术，可取得较好的治疗效果。③如果穿刺引流失败，考虑手术引流。根据脓肿所在的位置选择适当的切口。原则上切口越接近脓肿，引流越好。脓腔内需置多管冲洗引流，待体温正常、引流液清亮时可拔除引流管。

4. 门静脉系统血栓形成　是指发生在门静脉系统，包括门静脉主干、分支、肠系膜上静脉、脾静脉的血栓。门静脉系统血栓形成是门静脉高压症外科手术后常见的并发症。脾切除断流术后几乎不可避免地发生脾静脉血栓形成，有的可蔓延至门静脉主干和（或）肠系膜上静脉。传统的脾肾静脉分流术后血栓可发生在门静脉主干或分支内。血栓形成主要是血流动力学改变的结果，血管损伤及血液成分改变所起的作用较小。血栓形成使肝血流显著减少，从而增加门静脉阻力，在加重肝功能损害的同时又增加消化道出血的风险。

如果术后血小板计数＞800×10^9/L，应口服双嘧达莫和阿司匹林，静脉滴注低分子右旋糖酐、丹参和（或）皮下注射低分子量肝素等，可防止血栓形成或血栓进一步增大。如果肠系膜上静脉、门静脉血栓引起肠系膜静脉严重回流障碍，导致肠坏死可能者，需行溶栓和抗凝疗法。经肝门静脉穿刺置管溶栓虽有创伤性，但符合生理，且可减少溶栓药物剂量，增加溶栓效率。常用的药物溶栓剂有尿激酶，抗凝剂有肝素。一旦发生肠坏死，应立刻行肠切除术，将坏死肠管及其系膜广泛切除。手术的困难之处是如何确定切除范围，有时需将肠管外置，待坏死界线明确后再切除病变肠管，一般可切除全部坏死肠段及其远近各 10cm 左右未坏死肠管，既尽可能保留肠管，又避免术后血栓复发。术后必须行抗凝治疗以防复发。

对于临床表现不明显或血栓存在时间已较长者，由于已有侧支循环形成，引起肠坏死的可能性不大，可仅采用低分子量肝素抗凝和（或）祛聚治疗，治疗目的是防止血栓进一步增大，促进血栓再通。

5. 腹水　肝硬化是门静脉高压的主要病因，约 50% 患者肝硬化失代偿期会发生腹水。腹水产生的原因，除肝功能损害、血浆白蛋白降低外，还有肠管渗透性改变、门静脉压力升高和淋巴液漏出等。手术和麻醉因加重肝脏损害，以及手术创面较大，使腹水进一步加重。即使术前没有腹水者，术后也大多发生腹水。

腹水预防和治疗的主要措施：①术前加强营养，酌情限制水钠和使用利尿剂治疗等。每天经静脉适量补充葡萄糖 - 胰岛素 - 钾极化液（GIK）溶液以增加肝糖原储备，减少蛋白质的消耗。对低蛋白血症者补充新鲜血浆或人体白蛋白，使血清白蛋白维持在 30g/L 以上。②术中解剖分离时，尽量采用结扎或缝扎，特别是后腹膜尽可能缝合。③术后需控制补液量且给予血浆或人血白蛋白。④应用利尿剂以加强水和钠的排泄，螺内酯通常作为首选药物治疗腹水，若效果不佳，可联合排钾利尿剂如呋塞米或噻嗪类利尿剂如氢氯噻嗪。利尿剂的应用先小量再逐步加量，先单一用药再联合用药。使用利尿剂应注意水、电解质和酸碱平衡。⑤如果腹水量大，影响呼吸、循环，可通过腹腔穿刺将腹水放出。以往多采用小量放液，近年研究表明，单次大量放腹水，随后给予限钠和利尿剂治疗是缓解大腹水的最好方法。中医中药对肝硬化腹水有许多宝贵的经验，结合西医药物治疗，能显著提高治疗腹水的疗效。⑥顽固性腹水 6 个月的死亡率高达 50%，而 1 年的死亡率可达 75%，最有效的治疗方法是肝移植。

6. 肝衰竭　肝硬化门静脉高压症术后肝衰竭是肝硬化患者术后死亡的主要原因，主要表现是肝功能进行性恶化，预防该并发症的关键在于术前对肝储备功能的评估及手术时机的准确把握。

预防术后发生肝衰竭的措施：①术前准确评估肝硬化患者肝脏储备功能。评估的方法主要有 Child-Pugh 分级、肝脏体积测定、ICG 排泄试验等。Child-Pugh 分级和肝脏体积测定仍是我国行传统手术治疗时评估肝脏储备功能最常用的方法。②充分术前准备，改善肝功能和全身营养状况，尽量把肝功能改善至 A 级或 B 级后手术。③尽量择期手术。如果急诊手术，术前应尽快扩容，纠正低血压。④减少术中失血，充分运用现代手术器械，加快手术速度，缩短手术时间。⑤积极消除各种损害肝功能诱因，如低温、缺氧和药物等。

一旦发生肝衰竭，处理措施除保证每天能量和液体供给、维持内环境稳定、动态监测肝功能、凝血功能等变化外，还需使用头孢类与甲硝唑等预防和控制感染。同时保肝、护脑，避免使用有损肝功能的药物，静脉输入以支链氨基酸为主的氨基酸混合液，有利于肝脏对氨基酸的代谢和纠正氨基酸代谢的不平衡状态。使用谷氨酸钾或钠、精氨酸等有助于谷氨酸通过血脑屏障，改善肝性脑病症状。近年来有报道应用血浆置换、肝细胞移植和人工肝方法治疗肝衰竭，为术后肝衰竭的治疗提供了新的途径和希望。但血浆置换、肝细胞移植和人工肝在临床上广泛使用还需时日，且仅能作短期支持。如果上述方法无效，可考虑急诊肝移植。成功的肝移植是抢救急性肝衰竭的有效方法之一，随着手术技术和药物使用的进展，急诊肝移植成功率大大提高，但在我国推广和普遍应用方面还有许多问题有待解决，特别是在门静脉高压症术后有机会行急诊肝移植的可能性更小。

7. 脏器损伤穿孔　由于门静脉高压症手术区域涉及食管、胃、胰腺和结肠等，手术时如果暴露不佳、周围粘连多、组织肥厚、术者对解剖不熟悉，都有可能损伤上述器官或组织。

预防措施：术前提高患者全身营养状况，改善肝功能。术中良好的麻醉，手术视野清晰。术后通畅的腹腔引流，可避免局部血液或渗液积聚诱发感染，导致胃肠道穿孔；患者进食后注意腹部症状和体征，及早发现胃潴留，及时胃肠减压，以免加重胃壁缺血，造成胃壁坏死、穿孔。手术操作时应：①避免大束结扎脾蒂，以防胰尾部被结扎在内，造成胰尾部缺血坏死。②在离断食管下段血管时，应注意避免损伤食管肌层。在处理脾上极时，切断脾胃韧带应靠近脾侧以免伤及胃壁。③直视下仔细分离脾结肠韧带，避免大块结扎，如果发现结肠壁损伤应立即缝合。

一旦发生穿孔，处理措施：①非手术治疗，适用于无高热和淡漠等全身中毒症状、病变局限、腹痛症状和体征轻微、腹腔引流量较少的患者。治疗措施包括加强全身支持治疗，经静脉提供足够热量、氨基酸、各种维生素和微量元素、胰岛素等；纠正低蛋白血症。首先使用有效广谱抗生素，待腹腔引流液细菌培养结果选用敏感抗生素，积极控制感染。保持充分有效的引流，同时辅以生长抑素类药物，减少消化液分泌，促进漏口愈合。如果发生食管穿孔，若无全身感染症状、腹部体征轻微，可先尝试在内镜下放置带膜支架，防止消化液外漏，同时放置胃肠减压管和空肠营养管进行肠内营养。②对于术后早期（48～72小时）发生的穿孔，或引流不畅、全身中毒症状明显或进行性加重，甚至出现弥漫性腹膜炎者，或上述非手术治疗失败者，均需手术治疗。手术目的是清洗腹腔、穿孔修补、放置空肠营养管和充分引流。由于穿孔周围组织水肿严重，修补时缝线易切割组织，常需大网膜填塞。结肠脾曲穿孔，如果估计修补失败的可能性较大，可行穿孔远端结肠关闭、近端造瘘，如果造瘘口的位置因切口等原因较难选择，可行穿孔修补后末端回肠造瘘。

8. 吻合口血栓形成　吻合口血栓形成导致分流术失败。

吻合口血栓以预防为主，主要措施：①选用吻合条件好的静脉，如果拟吻合的血管本身条件不良易形成血栓者，应放弃分流术。②充分显露拟行的血管吻合区，分流用的静脉应游离足够的长度。③吻合完成后，吻合口不能扭曲，张力不能过大，血管弧度要自然。④用于吻合的血管直径要足够大，1cm或以上。⑤吻合完成前，应松开脾或门静脉钳，冲出血管内血凝块，然后用肝素液冲洗吻合口。

9. 肝性脑病　正常人门静脉血绝大部分流经肝脏，只有不足10%经门体循环系统的交通支分流并直接回到心脏。门静脉高压症术后肝性脑病，是指在肝实质损害基础上，门静脉与体静脉间通过自然形成侧支循环或人工形成门-体静脉分流，大量门静脉血绕过肝脏直接进入体循环，使得胃肠道吸收的及全身代谢产生的有毒代谢产物对大脑产生毒性作用，产生精神神经综合征，又称门-体分流性脑病。

预防措施：①加强术前和术后的保肝治疗，改善肝功能，静脉使用保肝药物、能量合剂和支链氨基酸等。②术中、术后尽可能减少出血，控制麻醉和手术时间。③避免使用影响肝功能的药物，如某些麻醉药、抗生素等。④预防感染，保持水、电解质和酸碱平衡。⑤避免和尽早消除引起肝性脑病的诱因，如消化道出血、大量利尿、感染、便秘、腹泻、摄入过多动物蛋白、不恰当地使用镇静剂和安眠药、水和电解质紊乱及酸碱失衡等。⑥分流术吻合口径大小适宜，一般吻合口直径以0.8～1.2cm为宜。

门静脉高压症术后肝性脑病的治疗，基本与肝功能不全引起的脑病类似，包括消除各种诱因，控制各种来源的感染（腹腔、肠道、呼吸道等），减少肠道氨的吸收（限制蛋白质摄入，口服利福昔明抑制肠道菌群以减少产生毒性物质的细菌，弱酸液灌肠减少肠道氨的产生，口服乳果糖保持肠道酸性状态），促进体内氨的代谢（静脉使用谷氨酸、精氨酸和促进体内尿素循环的药物，如门冬氨酸鸟氨酸注射液及支链氨基酸等）。对于门体分流术后难治性肝性脑病，可采用减少甚至阻断门体分流的方法，如应用介入方法栓塞血管分流口，或采用手术方法将较大的血管分流口口径缩小至直径 1cm 以下或结扎分流口。

10. 肝性脊髓病　肝性脊髓病又称门腔分流性脊髓病，是肝硬化门静脉高压症发展到一定程度，由自然形成的广泛的门体静脉侧支循环或门体静脉分流术后出现的、以缓慢进行性痉挛性截瘫为特征、脊髓侧索和后索脱髓鞘病理改变为主的临床综合征。肝性脊髓病症状出现的时间通常是在门 - 体 / 腔静脉吻合术后或脾肾静脉吻合术后 4 个月至 10 年；自然分流的患者在发生黄疸、腹水、呕血等肝损害症状至出现脊髓症状的时间为 6 个月至 12 年，平均为 4～5 年。也有的病例不经肝性脑病而直接出现脊髓症状。

预防措施：积极有效地治疗肝脏原发病是预防本病的基础。由于肝性脊髓病的发生与门 - 体分流和肝功能不全有关，与肝性脑病关系密切，所以该病的防范措施类同肝性脑病。

治疗：目前肝性脊髓病缺乏明确有效的治疗方法，往往是积极治疗原发病。治疗原则是保护肝脏、降血氨和促进脊髓功能恢复。药物治疗与肝性脑病相同，另外可通过鞘内注射地塞米松、辅酶 A、ATP、肌苷、复方丹参和甲钴胺等药物治疗脊髓病，促进神经功能恢复和髓鞘形成。中医药治疗具有一定的疗效。肝移植是治疗各种终末期肝病的有效方法，虽然能去除肝性脊髓病的病因，有利于防治，但对于已经出现下肢痉挛性截瘫的患者，大多数学者认为无法改善其神经受损的状况。

本病预后不良，与肝硬化的程度有很大关系。脊髓损伤往往为不可逆性，痉挛性截瘫呈进行性加重。该病死亡原因主要是肝衰竭及其他严重并发症。

第三节　开腹脾切除加断流术

开腹脾切除加断流术是针对自然形成的分流侧支血管，采取阻断、结扎的方法以达止血或预防出血目的。裘法祖教授倡导的贲门周围血管离断术已经在我国成为门奇静脉断流术的主流术式，其手术要点如下：①全脾切除，亦即离断了胃短静脉；②离断胃冠状静脉胃支、食管支，特别是高位食管支；③离断胃后静脉；④结扎切断左膈下静脉；⑤胃大小弯浆膜化（图 9-1）。杨镇教授提出了选择性断流术，其手术要点是断流术的操作同裘法祖教授倡导的方法，但保留胃左静脉的主干及食管旁静脉的完整性，以维持门奇静脉自发形成的分流，降低门静脉压力（图 9-2）。门奇静脉断流术的其他式式还包括 Sugiura 手术、改良 Sugiura 手术和联合断流术，但因手术创伤大、并发症多，现已少用。Sugiura 手术由两部分组成：①经胸离断下肺静脉以下的食管旁所有侧支血管，食管下段横断再吻合；②经腹脾切除，离断食管下段和贲门周围的侧支血管，切断迷走神经，幽门成形。在行此手术时，需保留胃左静脉主干及食管旁静脉（图 9-3）。改良 Sugiura

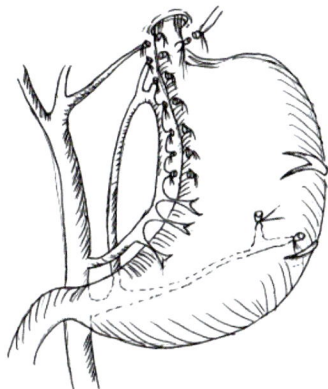

图 9-1　胃大小弯浆膜化

手术采用标准 Sugiura 手术的经腹部分，与 Sugiura 手术的主要区别在于，改良 Sugiura 手术省却了离断胸部食管 30 ～ 50 支穿透静脉这一重要步骤，改经腹完成断流时结扎食管周围穿透支，保留食管旁静脉，然后用吻合器行经胃前壁小切口的食管下段横断吻合术。联合断流术，是在贲门周围血管离断术的基础上，阻断食管下段胃底肌层和黏膜下层的反常血流，即在食管下段行横切吻合术（用端端吻合器）（图 9-4、图 9-5）。下面以目前使用最为广泛的贲门周围血管离断术为例，阐述脾切除加断流术的手术要点。

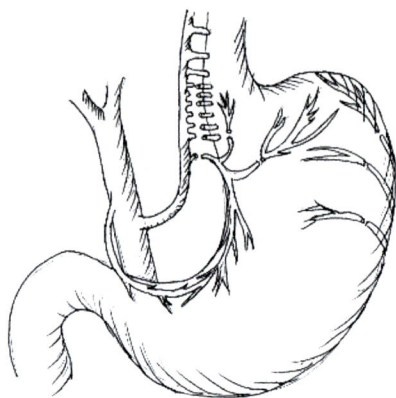

图 9-2 选择性断流术

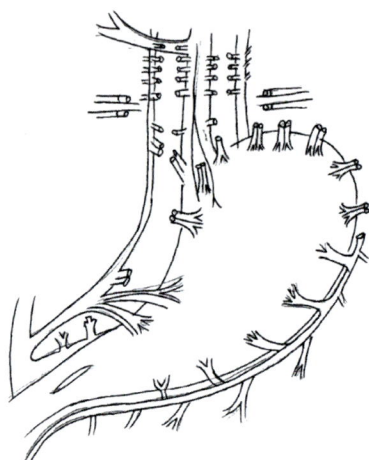

图 9-3 保留胃左静脉主干及食管旁静脉

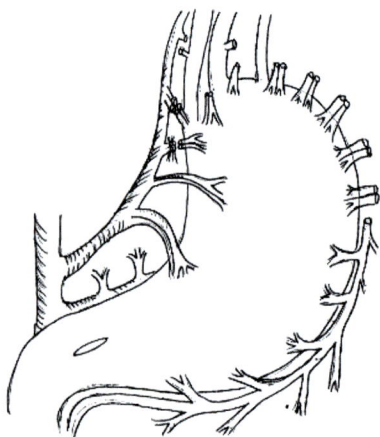

图 9-4 食管下段横切吻合术（1）

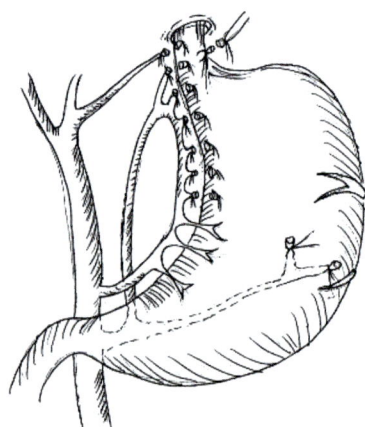

图 9-5 食管下段横切吻合术（2）

一、适应证

1. 门静脉入肝血流量减少在中等或中等以下。
2. 轻度或中度食管胃底静脉曲张。
3. 术中脾动脉结扎后自由门静脉压 ≤ 20mmHg。
4. 胃壁无明显水肿。

二、禁忌证

1. 肝功能 Child-Pugh 分级为 C 级患者。
2. 肝昏迷、严重凝血功能障碍、重度黄疸、难治性腹腔积液者。
3. 门静脉高压性胃病者。
4. 门静脉已经成为流出道者。
5. 心、肺、肾等重要脏器功能严重障碍且难以耐受全身麻醉手术者。

三、手术要点、难点及对策

1. 体位及切口　患者取仰卧位，左侧腰背部垫高 30°，术前留置胃管和导尿管。左上腹行"L"形切口进腹，也就是上腹正中切口到脐上数厘米，加向左侧横行切口（图 9-6）。腹壁内若有曲张静脉，应予以妥善处理，如结扎或缝扎。肝圆韧带内可能存在较为粗大的分流静脉，应予以保留。

2. 术中探查和门静脉压力测定　参见第二节"门静脉高压症围手术期处理"。

3. 结扎脾动脉　一方面防止在游离脾脏过程中不慎撕破血管而突然发生大出血，另一方面可使脾脏有所缩小。靠近胃大弯侧胃壁处钳夹、切断、结扎胃网膜左动静脉和胃短动静脉，通常在相当胰体尾部连接处上缘可扪及或发现脾动脉，游离 1.0 ～ 2.0cm 长脾动脉后用 7 号丝线双道结扎，两线相距 3 ～ 5mm 且用力要适中（图 9-7）。脾动脉结扎后脾脏体积缩小，有利于分解粘连和减少出血，同时脾静脉血回流起到类似自体输血的效果。如果脾动脉位于胰腺后面，或者脾动静脉显著增粗且有粘连，不易分离脾动脉，可用无损伤小缝针缝扎脾动脉。

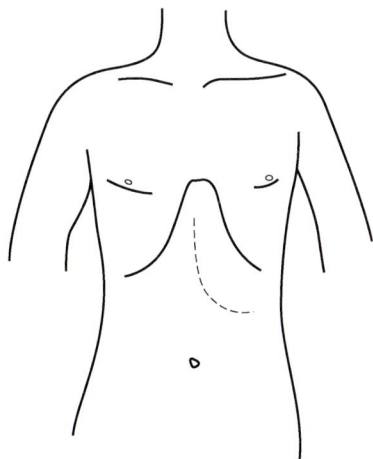

097

图 9-6　断流术常用切口

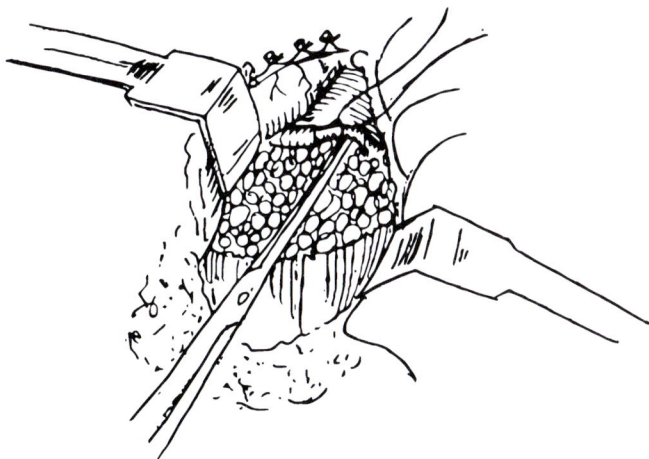

图 9-7　结扎脾动脉

4. 处理脾脏周围韧带

（1）离断脾胃韧带：在脾胃韧带无血管区戳一小孔，经该小孔向脾上极结扎胃短血管。最上的 2 支胃短血管往往很短，而且位置较高，如处理困难，可留后处理。

（2）离断脾结肠韧带：门静脉高压症时此韧带可能增厚，并与大网膜粘连纠结成团，应沿着脾脏下极逐次分离，包括切断胃网膜左动脉。注意勿损伤结肠壁和结肠系膜血管（图9-8）。

（3）离断脾肾韧带：沿脾结肠韧带向后上，触及脾脏的后缘并转向内，移行至脾脏的脏面与后腹膜连接处，称为脾肾韧带。此处血管性粘连最为多见，分离显露比较困难，尤其是巨脾更不易显露，分离时若不仔细，很容易引起大出血。将脾脏推向前、内侧，使得脾外侧腹膜紧张并被充分显露，自下向上用电刀或超声刀切开，然后分离脾肾韧带。此处因空间狭小常无法放血管钳，可快速大片分离，如发生大出血视野不清，切勿在血泊中用血管钳盲目钳夹止血，以免扩大血管裂口甚至损伤脾静脉。可暂时用干纱布填塞，待脾脏切除后，吸净积血，逐一松开填塞的纱布，在直视下缝扎出血点或连续缝合缺损的后腹膜以控制出血。

（4）离断脾膈韧带：继续向上延伸即达到脾脏上缘的脾膈韧带，它向前与脾胃韧带上端相连。此处位置很高，如果脾上极卷曲或与左肝外叶粘连，则显露更为困难。分离脾膈韧带时可将脾向内下方牵拉，以便在直视下离断结扎。

（5）离断最上支胃短血管：此时处理最上2支胃短血管较为容易，处理的时候用示指插入脾上极和胃壁之间，将该处的脾胃韧带挑起并撑开，显露并切断、结扎最上2支胃短血管（图9-9）。由于有时脾上极紧贴胃壁，容易将胃壁一起结扎，以致术后发生胃后壁高位坏死穿孔，应特别注意。

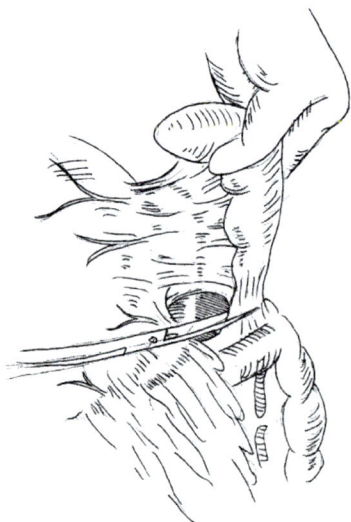

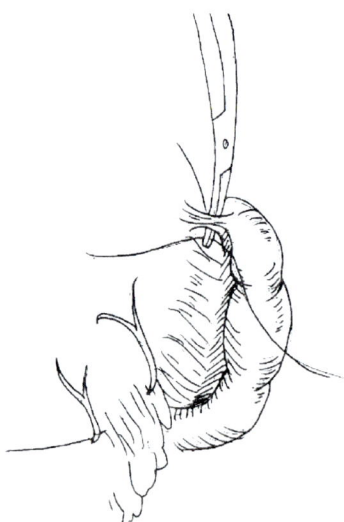

图9-8　切断脾结肠韧带　　　　　图9-9　离断最上的1或2支胃短血管

5. 托出脾脏　脾周韧带被充分切断后，将脾脏略做顺时针方向旋转，先将下极托出，运用手掌、手腕和手臂的力量，均匀、缓慢地将脾脏托出，脾上极托至肋缘时，助手可下压肋缘，将脾上极挤压出切口，脾窝内填塞纱垫。

6. 处理脾蒂　脾脏托出后，通常从脾下极开始仔细分离胰尾与脾之间的粘连，尽可能避免损伤胰尾，结扎、切断脾下极血管，至脾动静脉主干时暂不处理。先结扎、切断脾上极血管，并仔细分离胰腺与脾蒂间的粘连，直至仅保留脾动静脉主干血管，最后将其钳夹、切断，取出脾脏后双重结扎或结扎加缝扎脾动静脉断端。

脾切除术后应检查脾窝、胰腺尾部、后腹膜和胃底等易发生出血和渗血的区域，应逐一缝扎出血点，褥式或"8"字缝合后腹膜创面。

以上是传统的脾切除方法。由于巨脾脾周侧支血管较多、较粗时形成的血管性粘连可将脾脏紧紧包裹，此时用上述传统方法处理不仅操作十分困难，且可引起较难控制的出血，有时这一过程出血量可能较大。因此，在结扎、切断胃短血管、结扎脾动脉和分离胃结肠韧带后，可以先处理脾蒂，然后游离脾周韧带，称之为原位脾切除术。具体方法：①切开胃结肠韧带，分离胃后壁与胰腺间组织，探明脾动脉走向后于胰腺上缘打开胰腺包膜和脾动脉鞘，显露脾动脉主干，将长弯血管钳于其后方通过，用7号丝线原位双重结扎脾动脉。②沿胃大弯侧向胃底部切断胃短血管。打开胰腺体尾部上缘与后腹膜间筋膜，逐步向胰腺后方脾门方向分离，扩大胰腺腹膜后间隙。③于脾下极贴近脾包膜打开脾结肠韧带，此时可分离脾脏下极血管，将其切断结扎，解剖分离部分脾肾韧带。④打开胰体尾部下缘结肠系膜前筋膜，向脾门处游离胰腺体尾部，与先前切开的脾结肠韧带间隙会师。在胰腺下缘将胰后间隙的疏松组织用电凝刀或超声刀切断，向上逐步扩展直至将胰后间隙上下完全打通，可将胰尾握于术者左手拇指与其余4指间。⑤分离脾门血管，离断脾上下叶动静脉，处理脾门血管时要特别注意紧贴脾脏，避免胰尾部损伤。⑥最后分离最上的胃短血管和脾肾韧带、脾膈韧带，以及脾脏与后腹膜间形成的侧支血管，移除脾标本。

与传统脾切除术相比，原位脾切除术在门静脉高压症手术中的应用似乎更合理，特别是在脾肾、脾膈间有大量侧支血管及在脾动脉栓塞治疗后脾脏与周围组织紧密粘连时，有时传统方法切除脾脏几乎不可能，而先处理脾蒂后有利于切除巨脾。此外，尚有以下好处：① 传统手术操作易导致脾脏血管撕裂，发生大出血，而且一旦出现胃短血管、后腹膜血管或脾膈间侧支血管出血，要从容处理每一根出血血管几乎是不可能的。原位脾切除在原位状态下处理脾门和脾周血管，直视下清晰解剖，最大程度避免了因牵拉而导致的大出血。② 原位状态下分离脾门血管，便于分束处理，避免了传统方法的成束结扎脾门血管而致术后发生结扎线松动或脱落，降低了大出血的发生率。③ 传统方法拖出脾脏后，胰尾转向脾蒂内下方，而且胰尾与脾门间距进一步缩小，分离时极易损伤胰尾；原位状态下紧靠脾脏分离脾胰间血管，可最大程度避免胰尾损伤。我们已将原位脾切除术作为常规方法。

7. 离断胃冠状静脉

（1）离断胃大弯侧附近的近端胃网膜左血管：脾标本移除后，沿胃大弯上半的脾胃韧带几乎完全离断，网膜囊的前壁已经敞开，此时向上沿胃大弯分离至食管下端，可直达食管膈肌裂孔处。

（2）离断胃冠状静脉胃支：紧靠胃小弯垂直部在肝胃韧带上戳孔，并用橡皮条经戳孔绕胃一周并将胃体向下方牵拉；沿胃角向上分离，切断、结扎胃支进入小弯侧前后壁的 3 ～ 4 个分支。

（3）离断胃冠状静脉食管支：切开肝胃韧带，将胃小弯向下方拉即可显露胃胰襞。切开胃胰襞可暴露胃左静脉（食管支），门静脉高压症时该静脉直径为 0.5 ～ 0.8cm，重度静脉曲张者直径可达 1 ～ 2cm。沿食管和胃小弯侧壁分离胃左动静脉，用三把血管钳将其

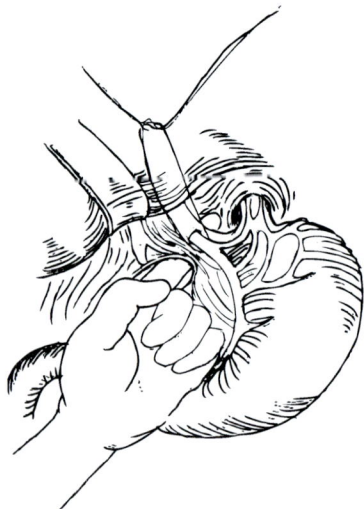

图 9-10 离断、结扎胃冠状
静脉主干

夹住。一把血管钳靠近胃壁，另外两把血管钳夹在其近端。切断后，在胰腺上缘处结扎胃左动静脉主干，再用线贯穿缝扎（图9-10）。

（4）离断胃冠状静脉高位食管支．切开胃胰襞，结扎胃与胰腺间的侧支血管，此时不仅显露了胃左静脉，而且可见起源于胃冠状静脉突起部的高位食管支，该静脉可在贲门上方3～4cm处或更高处进入食管肌层，直径常为0.5～0.8cm或更粗，沿胃小弯和食管向上分离可发现高位食管支，紧靠食管将其结扎、切断。有时还有异位高位食管支存在，食管旁也有数支食管旁静脉垂直进入食管肌层。离断上述血管时，钳夹不宜过深，以防损伤食管肌层和黏膜，引起食管穿孔。如若遗漏异位高位食管支，术后再出血发生率高。手术操作时，剪开膈下食管前浆膜，解剖贲门，用细纱条或导尿管将贲门向左下方牵拉，游离食管下段6～10cm区域，迷走神经大多数情况下需被切断（图9-11）。离断血管时要循序渐进，切勿贪多求快，做到不损伤血管并结扎牢靠。

8. 离断胃后静脉　胃后静脉经胃膈韧带，在网膜囊后壁的胃后壁伴同名动脉下行（图9-12）。将胃体向右上牵引和翻转，显露胃后壁，在紧靠胃小弯侧分离胰腺上缘组织，即可找到胃后静脉，有时不止1支，均应仔细结扎、切断。

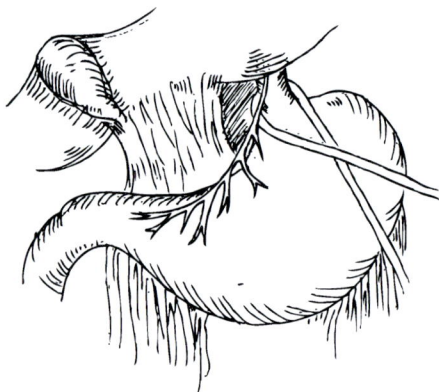

图 9-11　细纱条或导尿管向左下方牵拉食管
贲门，游离食管下段6～10cm区域

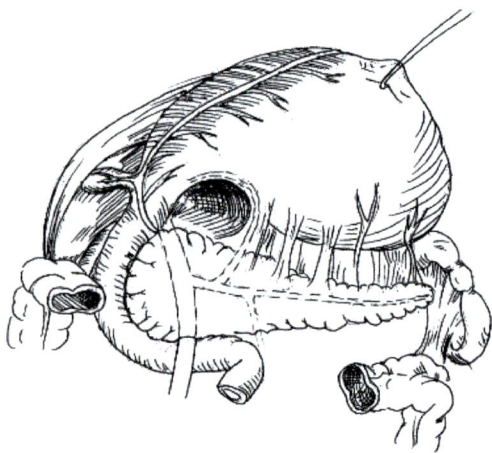

图 9-12　显露胃后静脉

9. 离断左膈下静脉　用右手示指从胃大弯向胃底分离胃膈韧带中的疏松组织，结扎切断后，可找到左膈下静脉，予以切断和结扎。此时，食管下段、贲门和上半胃已经完全游离，仅保留胃右血管和胃网膜右血管（图9-13）。

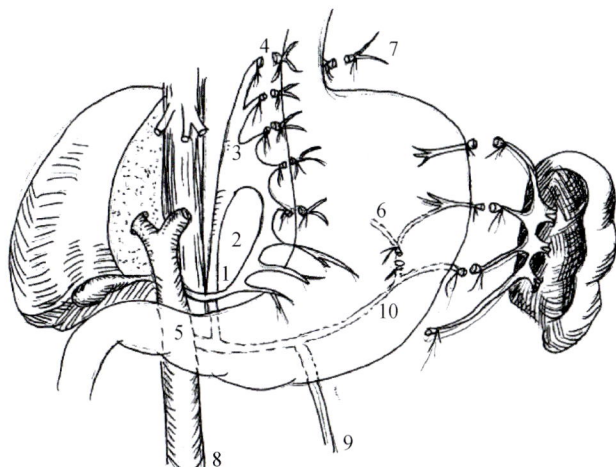

图 9-13　贲门周围血管离断术后

1.胃右静脉；2.胃冠状静脉的胃支（胃右静脉）；3.胃冠状静脉的食管支（胃左静脉）；4.胃冠状静脉的高位食管支；5.门静脉；
6.胃后静脉；7.左膈下静脉；8.肠系膜上静脉；9.肠系膜下静脉；10.脾静脉

10. 胃大弯、胃小弯浆膜化　间断缝合胃大弯、胃小弯前后壁的浆膜，如有肌层损伤应先修补创面。创面的浆膜化可预防出血，避免胃和食管瘘，还可阻止胃底贲门区侧支循环形成。将食管下段部分包埋在其中，在一定程度上可阻碍胃黏膜下的反常血管进入食管下段，还可适当避免胃内容物反流入食管（图 9-14）。

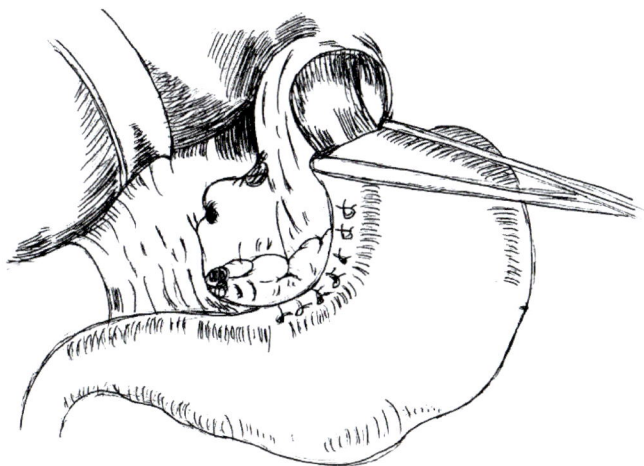

图 9-14　胃小弯胃壁创面浆膜化缝合

11. 仔细检查食管下段和上半胃有无损伤或出血，取肝活检后分别于左膈下、食管贲门周围置引流管后逐层关腹。

四、临床效果评价

贲门周围血管离断术的合理性在于控制出血的同时，能维持门静脉血流向肝灌注，从而有利于肝细胞的再生及其功能的改善。如做到彻底断流，近期止血效果确切，但术后远期再出血率较高，可达 10% ～ 20%。贲门周围血管离断术术后 5 年和 10 年生存率分别为 91.4% 和 70.7%。

第四节　腹腔镜脾切除联合贲门周围血管离断术

大量研究证实，与开腹手术相比，腹腔镜手术具有创伤小、术后恢复快等优点。门静脉高压症巨脾因侧支循环丰富、脾脏体积大、手术空间狭窄、手术难度大，曾一度被认为是腹腔镜手术的禁忌证。随着超声刀、Ligasure、线型切割缝合器（Endo-GIA）等腔镜器械的研发及手术经验的积累，国内外医师在门静脉高压症及巨脾的患者中进行了一些探索，为了降低手术难度和风险，早期采用手助腹腔镜手术，近年来部分医师成功完成了全腹腔镜下巨脾切除联合贲门周围血管离断手术，认为腹腔镜手术总体疗效和开腹手术无明显差异，有些甚至优于开腹手术，且更具有创伤小、术后疼痛轻、恢复快、住院时间短、伤口美观、生理功能干扰小、并发症少等微创优势。

一、适应证

1. 肝硬化门静脉高压症患者，既往有上消化道出血史、脾脏增大伴脾功能亢进者。
2. 食管胃底静脉中度以上曲张，有呕血史或有曲张静脉破裂出血倾向者。
3. 肝功能 Child-Pugh 分级为 A 级或 B 级，无难以纠正的凝血功能障碍者。

二、禁忌证

1. 相对禁忌证　① 有上腹部手术史；② 有食管、胃底硬化治疗史；③ 曾行脾栓塞，脾周围轻中度粘连。
2. 禁忌证　① 肝功能 Child-Pugh 分级为 C 级；② 长度 > 30cm 或质量 > 2kg 的巨脾；③ 严重的脾周围炎及脾周围粘连；④ 脾胃周围侧支血管多且致密；⑤ 顽固性腹水；⑥ 合并中晚期肝癌。

随着腹腔镜经验的积累和手术器械的进步，过去部分的腹腔镜贲门周围血管离断术相对禁忌证和禁忌证逐步变为现在的相对适应证和相对禁忌证，手术适应范围正逐步扩大，手术适应证也不断放宽。

三、手术要点、难点及对策

1. 麻醉与体位　采用气管插管全身麻醉，术前留置胃管和导尿管。患者取平卧位，两腿略分开，头高脚低位，向右侧倾斜约30°。

2. Trocar穿刺孔定位　选用五孔法（图9-15）：① 脐下孔10mm，置镜头，直视下根据脾脏大小放置另外4个操作孔。② 剑突下3cm右侧旁正中线处穿刺5mm Trocar，作为辅助操作孔；③ 于剑突下操作孔与脐下缘连线中点右侧旁正中线处置入12mm Trocar，为主操作孔；④ 左锁骨中线肋缘下穿刺5mm Trocar为助手操作孔；⑤ 左腋前线脾下极穿刺10mm Trocar为助手操作孔。具体位置还需要根据患者的体型、脾的大小等情况进行调整。

也有单位采用四孔法（图9-16）：① 脐下切开10mm，置镜头；② 左锁骨中线脾下极处置入12mm Trocar作为主操作孔；③ 左腋中线脾下缘交界处置入5mm Trocar，作为辅助操作孔；④ 剑突与脐连线中点置入5mm Trocar，作为辅助操作孔。

主刀和扶镜医师位于患者右侧，一助位于患者左侧。手术中气腹压力维持在10～12mmHg。

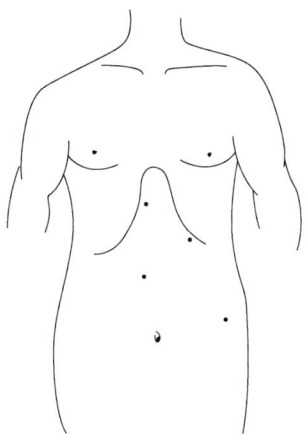

图9-15　五孔法示意图　　　**图9-16**　四孔法示意图

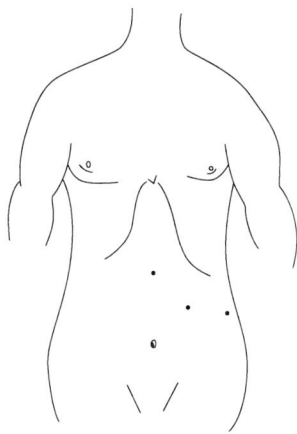

3. 探查　同本章第三节"开腹脾切除加断流术"。

4. 脾切除　应用超声刀离断胃结肠韧带、脾胃韧带和胃短血管。在胰腺上方分离脾动脉主干，用可吸收夹闭合，不必离断（图9-17）。用超声刀松解脾脏与结肠脾曲及侧腹壁的粘连，分离脾结肠和脾肾韧带，显露脾下极，助手用无损伤肠钳挑起胃后壁，打通胰尾后间隙，然后显露脾蒂，紧靠脾脏自下而上、由浅入深分离脾脏二级血管分支，然后用生物夹夹闭后离断，较细的分支也可直接用超声刀切断。如脾动静脉分离困难时可用Endo-GIA直接切割离断脾蒂，遇较大出血时也可用Endo-GIA离断脾蒂，离断脾蒂主要血管分支后可见脾脏变得淤黑、缩小、变软，此时助手用三叶钳轻轻将脾脏下压，处理脾膈韧带，完整切除脾脏。把脾脏推入盆腔，冲洗脾窝并彻底止血。

处理脾蒂技巧：目前常用的脾蒂处理主要有"一级脾蒂离断法"和"二级脾蒂离断法"两种方法。"一级脾蒂离断法"即是采用分离脾脏周围韧带后用内镜下Endo-GIA一次性进行脾蒂离断（图9-18），该方法方便、安全、手术时间短，适用于以集中型为主类型的脾蒂，但是价格较昂贵，也有一次性切割不完全导致大出血及胰尾损伤的可能。"二级脾蒂离断法"即逐条解剖、分离、结扎及离断二级脾蒂分支血管（图9-19），以减少多次搬动脾脏、撕裂脾脏引起的不可控制的出血，适用二级脾蒂较长的分散型脾蒂处理，但比较耗时，也有损伤脾蒂血管导致不可控制的大出血风险。目前使用较多的是在同一个患者术中联合应用一级和二级脾蒂离断法，发挥各自处理脾蒂时的优点，同时减少意外情况的发生。

5. 贲门周围血管离断　助手用无创钳提起胃，暴露胃后壁，用超声刀贴近胃壁离断曲张血管，分离、切断胃底和胃后壁的血管至贲门处食管下段，包括胃后静脉、左膈下静脉，血管较粗的用生物夹夹闭后离断。然后助手向下牵拉贲门，紧贴胃小弯分离肝胃韧带，沿胃小弯及贲门右侧向上游离至右膈肌角，用超声刀紧贴胃壁切断胃冠状静脉。从胃角开始贴近胃壁，分前后两层向近端分离结扎切断胃冠状血管向胃壁发出的曲张血管，逐层离断，这样易发现暗藏的粗大静脉，粗大静脉被游离后，只要其能够被超声刀完全包夹住，都能安全离断，否则需用止血夹。尽量保留向肝及腹膜后的侧支血管。切开贲门外浆膜，逐一将食管外曲张的静脉切断，向上分离切断食管旁静脉向食管发出的穿支静脉和食管周围静脉，直至显露双侧膈肌脚，最终完成游离食管下段 6～8cm（图9-20）。仔细检查有无出血和胃壁损伤。

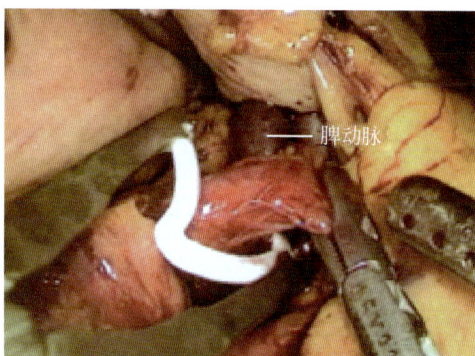

图 9-17　游离、结扎脾动脉主干

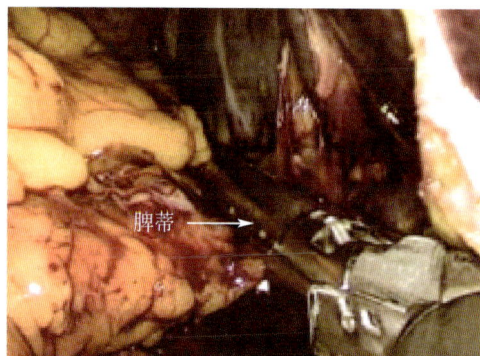

图 9-18　一级脾蒂离断法

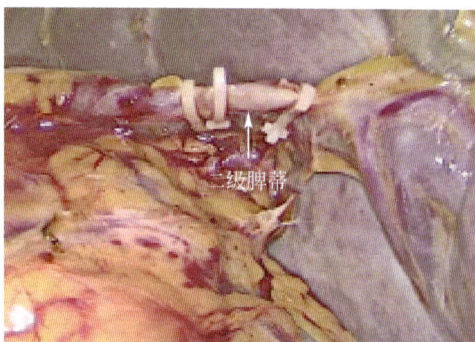

图 9-19　二级脾蒂离断法

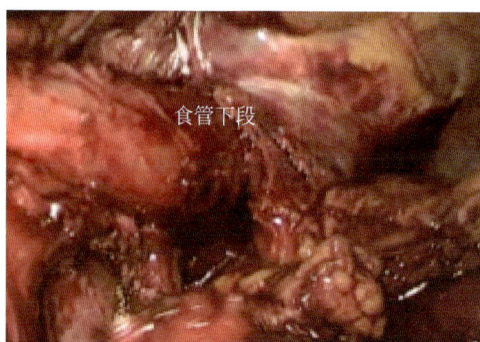

图 9-20　游离食管下段 6～8cm

6. 取脾和引流　将脾脏在腹腔内切成3块，分别放入标本袋，将标本袋拉出戳孔外。重新建立气腹，彻底冲洗腹盆腔，检查无出血后，在脾窝放置引流管 2 条。

四、术后常见并发症的预防与处理

术后常见并发症的预防与处理同开腹脾切除加断流术。腹腔镜下巨脾切除联合贲门周围血管离断术中，因有时脾蒂处理困难，胰尾损伤的概率增加。除此之外，术中大出血的风险明显增加，主要原因如下：①肝硬化失代偿期肝脏合成蛋白功能较差，凝血因子缺乏。②曲张的静脉壁形成血管球，血管压力增高，血管壁菲薄，极易发生出血。③脾脏体积增大，手术区域受限，出血难以控制。④胃短血管，尤其是第一支血管容易损伤出血。⑤技术性出血，如 Trocar 盲穿或器械引起脾损伤、脾门血管分支夹闭不可靠或超声刀切断后出血，应用 Endo-Cut 离断脾蒂时操作不当、钉合不牢引起难以控制的出血，松开切割闭合器时的凶猛出血，常被迫中转开腹。另外，空肠脏器如胃壁小弯侧、结肠等穿孔发生率增加，需要在手术过程中精细操作，尽量用超声刀头非工作面与脏器接触，胃壁小弯侧断流后浆肌层缝合等降低了并发症的发生率。

五、临床效果评价

腹腔镜下巨脾切除联合贲门周围血管离断术与开腹手术总体疗效相仿，虽然腹腔镜下断流术除具有传统开腹的治疗效果外，尚可将患者的出血和创伤进一步降低，但是该手术风险大，特别是静脉曲张粗大的患者发生术中出血的风险更大，技术难度更高，应特别慎重。目前仅在设备齐全、医师技术娴熟和配合默契的前提下开展此项手术，如果术中风险判断较高或出血影响视野，提倡及时中转开腹。

第五节　开腹门体静脉分流术

门体静脉分流术是将高压的门静脉系统血液转流至低压的体循环腔静脉系统的手术。门体静脉分流术转流了受阻淤滞的门静脉血流，从而降低了门静脉系统的压力，减轻食管胃底静脉曲张的高压状态，以达到防治静脉曲张破裂出血的目的。

分流术可分为全门体分流术、部分性门体分流术和选择性门体分流术三大类。全门体分流术包括门腔、肠腔静脉大口径侧侧分流或架桥分流术等术式。部分性门体分流术的主要术式包括限制性门腔侧侧、肠腔或门腔"桥式"分流和传统脾肾静脉分流术等。由于传统的脾切除，脾肾静脉分流术既能消除脾功能亢进，又有明显的降低门静脉压力的作用。因此，在我国肝硬化门静脉高压症的治疗中具有重要地位。传统脾肾静脉分流术可能是部分性分流，也可能是完全性分流，这取决于肝内阻力和吻合口大小。如果肝内阻力高、吻合口大时，也可成为全门体分流术。选择性门体分流术通过选择性降低胃脾区门静脉压力达到控制食管胃底静脉曲张破裂出血的目的，具有对肝功能、全身血流动力学的影响较小的优点，代表术式有远端脾肾静脉分流术、远端脾腔静脉分流术和冠腔静脉分流术等。

一、适应证

1. 食管胃底静脉曲张粗大且多，估计断流等效果不佳者。
2. 门静脉入肝血流量较少者。
3. 内镜治疗无效或复发者。
4. 术中脾动脉结扎后 FPP > 20mmHg 或脾切除断流术后 FPP ≥ 22mmHg。
5. 术中发现胃壁明显水肿增厚者。
6. 血流动力学研究显示门静脉已成为流出道。

二、禁忌证

1. 肝功能 Child-Pugh 分级为 C 级患者。
2. 有肝性脑病发作史，血氨高于正常者。
3. 门静脉系统广泛血栓形成者。
4. 心、肺、肾等重要脏器功能严重障碍难以耐受全身麻醉手术者。

三、手术要点、难点及对策

（一）传统脾肾静脉分流术

体位和切口的选择同本章第三节"开腹脾切除加断流术"。

1. **游离脾静脉**　先探查左肾，确认左肾静脉无严重变异等情况后，游离脾静脉。在脾静脉下方和后方由胰腺汇入的小静脉分支需用细丝线逐一结扎，在两结扎线间切断，通常需游离 5～7cm 长的一段主干（图 9-21），静脉内用肝素生理盐水冲洗，待与肾静脉吻合。

2. **游离左肾静脉**　在横结肠系膜根部、腹主动脉左前方分离腹膜后脂肪组织，寻找左肾静脉，解剖游离左肾静脉长 4～5cm、周径 1/2 以上。在左肾静脉上缘靠近腹中线处有肾上腺静脉汇入，在肾静脉下缘近肾侧有生殖静脉（卵巢静脉或精索内静脉）汇入。肾上腺和生殖腺静脉绕以粗丝线抽紧，以免血液回流至肾静脉影响操作（图 9-22）。

3. **脾肾静脉端侧吻合**　用无损伤钳在左肾静脉后方部分阻断肾静脉。在肾静脉前上壁切除一狭条肾静脉壁，长度略大于脾静脉口径，用肝素水冲洗肾静脉开口（图 9-23）。肾静脉开口的位置偏左或偏右，视具体情况决定，主要是尽可能使脾肾静脉吻合口成直角，以使分流效果最好、血栓形成机会最少。脾静脉断端修整后，用肝素水冲洗脾静脉断端管腔。在脾肾静脉内外两角各置 5-0 Prolene 外翻缝合缝线，暂不打结。特别注意脾静脉两角缝线的位置，以免吻合后扭曲成角，影响吻合口通畅。

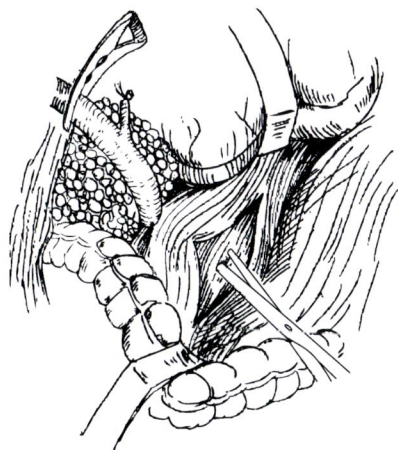

图 9-21　游离脾静脉

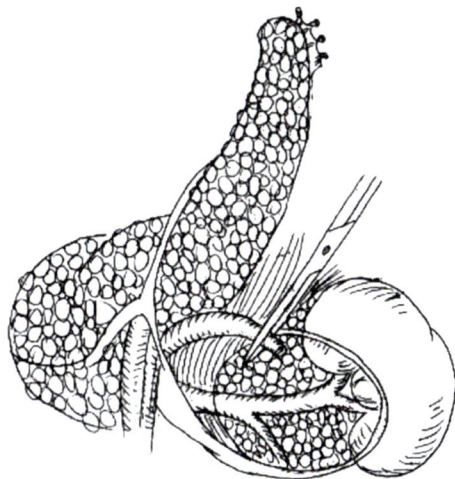

图 9-22　游离左肾静脉

4. 外翻缝合　将脾静脉向肾静脉靠拢，吻合从左侧开始，将肾静脉侧的缝针从脾静脉后壁外侧进针至腔内，然后从肾静脉腔内进针、腔外出针，再从脾静脉后壁腔外进针、腔内出针，如此连续缝合至右侧角牵引线处。缝针越过牵引线从脾静脉前壁自腔内向腔外出针，然后从肾静脉前壁腔外进针、腔内出针，再从脾静脉腔内进针、腔外出针，如此缝 3～4针。再用留置外侧角的脾静脉侧缝针从肾静脉腔外进针、腔内出针，再从脾静脉腔内进针、腔外出针，连续缝合至近右侧角前壁缝合处，然后该针从脾静脉自外而内、肾静脉自内而外出针。在打结前先用肝素水冲洗吻合口，打结时预留"生长因子"，长度约为吻合口直径的 1/2。这样吻合口开放后血流通过时可扩大吻合口避免其狭窄（图 9-24）。吻合结束后，先松开肾静脉阻断钳，再松开脾静脉阻断钳。吻合口少许渗血，以干纱布压迫，渗血能自行停止。

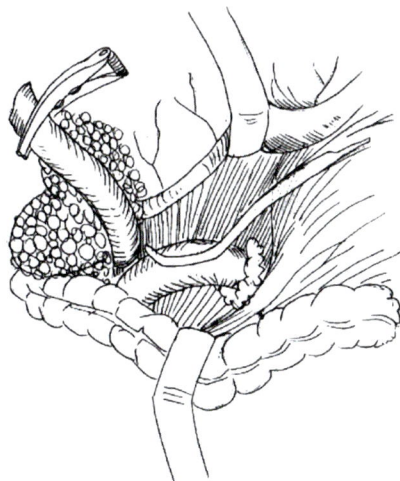

图 9-23　切除部分肾静脉壁

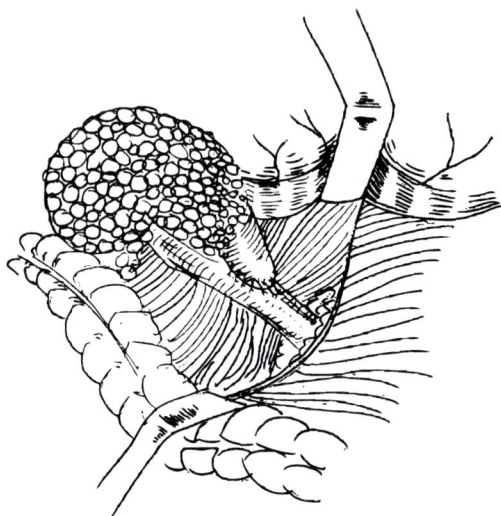

图 9-24　脾肾静脉端侧吻合

107

术中如发现胰尾过长或胰腺肥厚僵硬，可能压迫吻合口或使脾静脉成角，故需要游离较长一段脾静脉，以免吻合口受胰腺压迫成角。

（二）门腔静脉分流术

门腔静脉分流术包括侧侧分流和端侧分流，因为除门静脉已成为流出道患者外，该术式术后肝功能损害、脑病发生率高，长期生存率无显著改善，所以目前很少使用。

1. 限制性门腔静脉侧侧分流术　通过附加或不附加限制环，将吻合口直径控制在 0.8～1.2cm，在有效降低门静脉压力的同时保持一定的向肝血流，术后肝性脑病发生率明显降低。该术式也适用于脾切除或脾肾静脉分流吻合口栓塞再出血患者。

（1）体位、切口的选择：患者取仰卧位或右侧抬高 30°，上腹部正中切口，或行两侧第 11 肋软骨顶点连线的上腹部横切口，两侧达腋前线，或行右侧"L"形切口。

（2）进腹后探查、门静脉压力测定和脾切除同本章第二节"门静脉高压症围手术期处理"。

（3）游离门静脉：切开肝十二指肠韧带右后方腹膜，仔细剥离门静脉右后侧壁纤维结缔组织，结扎切断所有进入门静脉的属支，包括胆囊静脉、幽门静脉、副胰静脉、胃冠状静脉和胰十二指肠上静脉等，并结扎扩张的淋巴管，以防淋巴漏所致的顽固性腹水。游离肝门至胰腺上缘的门静脉，暴露 2/3 周径（图 9-25）。

（4）游离下腔静脉：做 Kocher 切口切开十二指肠第二段外侧的后腹膜，将十二指肠向内侧牵开，解剖游离 4～5cm 的一段下腔静脉，暴露前 1/2～2/3 周径，以保证门静脉和下腔静脉吻合时无张力（图 9-26）。偶有 1～2 支小静脉分支汇入此段下腔静脉，需仔细分离结扎，避免术中不慎撕脱引起的大出血。

（5）门腔静脉吻合：在游离好的门静脉、下腔静脉壁缝置 2 针牵引线，确定吻合口方向和门静脉走向一致。以无损伤血管钳先钳夹下腔静脉前内侧壁，再钳夹门静脉右后侧壁，然后分别纵行切开或略呈椭圆形切除部分静脉壁，长度为 0.8～1.2cm，用 5-0 Prolene 线连

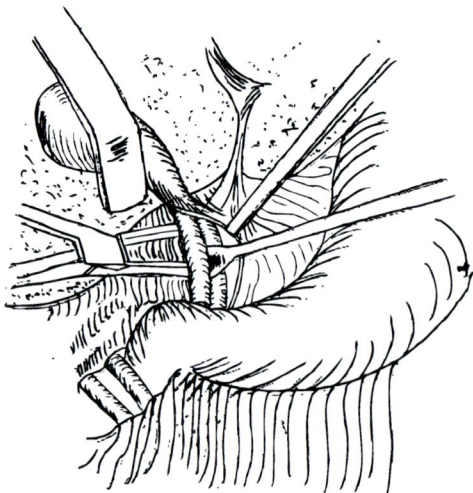

图 9-25　游离门静脉

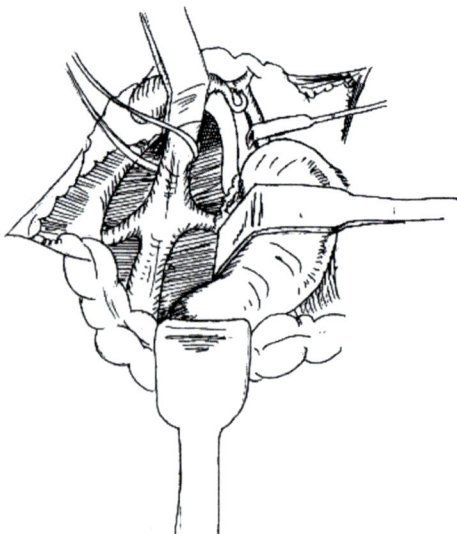

图 9-26　游离下腔静脉

续外翻缝合门静脉和下腔静脉（图 9-27、图 9-28）。完成吻合后，先放开下腔静脉侧的阻断钳，再放开门静脉侧阻断钳。吻合口或针孔有少许渗血，用干纱布压迫止血。吻合完成后测量门静脉压力以评估分流术效果。

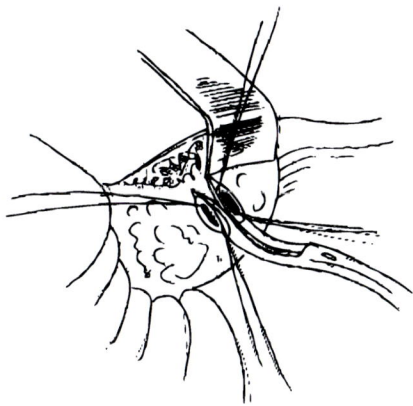

图 9-27　分别剪开门静脉和下腔静脉壁

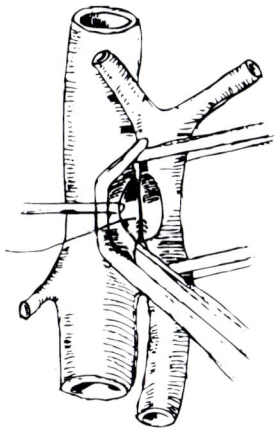

图 9-28　门腔静脉侧侧吻合

（6）限制环的制作：若用单根不吸收 5-0 Prolene 线缝合，术后吻合口不易扩大，无须放置限制环，若为间断缝合或可吸收线吻合，需放置限制环，以防止术后吻合口扩大。限制环为一长约 32mm、一侧剪有数个缺口的软硅胶管，中间穿 7 号丝线，绕过吻合口，丝线打结，即形成直径为 10mm 的限制环（图 9-29）。

2.门腔静脉架桥分流术　由 Sarfeh 在 1975 年首先提出，以人造血管作为限制分流的手段，虽然降压效果不如大口径分流手术，但能有效预防复发出血，并控制术后脑病发生率在可接受的范围（图 9-30）。

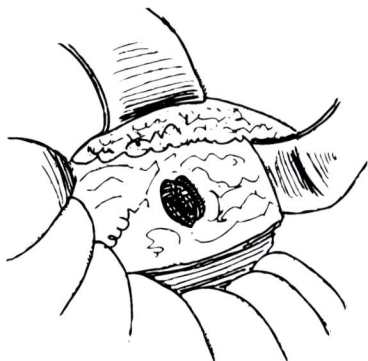

图 9-29　吻合口处放置限制环

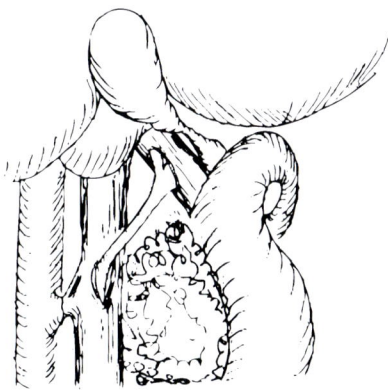

图 9-30　门腔静脉架桥分流术

门静脉和下腔静脉的游离同限制性门腔静脉侧侧分流术。根据门静脉和下腔静脉的情况，估计所需人造血管的长度，在吻合完毕、放松拉钩后，将人造血管稍有张力地置于门腔静脉间为宜。一般选用内径 8mm、有外加固环的 Gore-Tex 人造血管，两端修剪成互为

90°的斜面以备用，两端的外加固环不应全部剪除以避免人造血管受压后塌陷，影响远期通畅。准备好的人造血管浸泡在1∶1000的肝素生理盐水中，直至内壁没有气泡为止，使人造血管的管壁肝素化。

人造血管由门静脉斜向后下方偏外至下腔静脉前壁，与门静脉血流方向成一锐角。用弧度较大的Satinsky钳钳夹下腔静脉前壁，沿血管纵轴剪开，长度相当于人造血管所剪成斜面周径的1/2，检查血管壁及管腔内有无血栓。采用5-0 Prolene线从下腔静脉切口下角开始连续外翻缝合人造血管和下腔静脉（图9-31），上下两角可采用U形缝合以避免漏血。

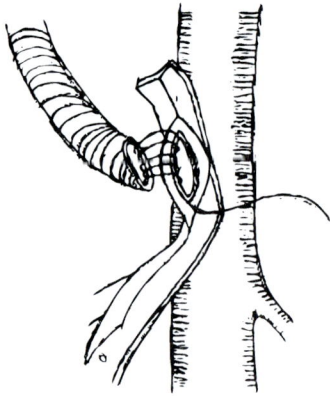

图9-31 连续外翻缝合人造血管和下腔静脉

下腔静脉和人造血管吻合完毕后，人造血管端近下腔静脉吻合处以血管钳控制，移去下腔静脉阻断钳恢复下腔静脉血流，检查吻合口是否漏血。用Satinsky钳钳夹已游离的门静脉侧壁，以部分阻断门静脉血流为佳，应快速完成吻合以减少肠道淤血和肝脏缺血时间（图9-32）。门静脉开口的长度和下腔静脉的开口等长，吻合方法相同，应先从后壁开始缝合，在完成最后1～2针前，分别松开人造血管和门静脉阻断钳，排出人造血管和门静脉内的血凝块，重新阻断人造血管和门静脉，用1∶1000肝素生理盐水冲洗，并用肝素生理盐水将人造血管注满（图9-33）。缝合人造血管和门静脉内侧壁时，应特别注意在最后一针完成前，切不可收紧拉拢缝线，必须在缝合完成后再抽紧，这是保持术野清晰、吻合安全和操作方便的关键步骤。

吻合完成后先放松门静脉的血管阻断钳，再放松人造血管的阻断钳，针眼处的漏血可给予热盐水纱布压迫止血。后续离断肝胃韧带，结扎、切断胃冠状静脉、胃网膜左右静脉和肠系膜下静脉，以预防术后早期出血，并可将内脏血流导向门静脉主干方向，增加门静脉灌注压以保证分流口通畅。

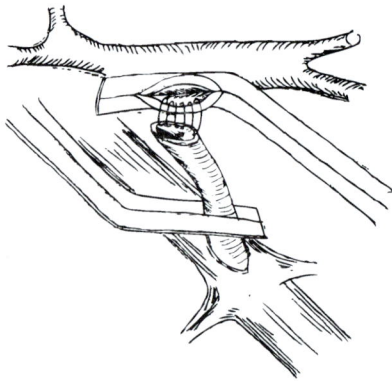

图9-32 部分阻断门静脉血流

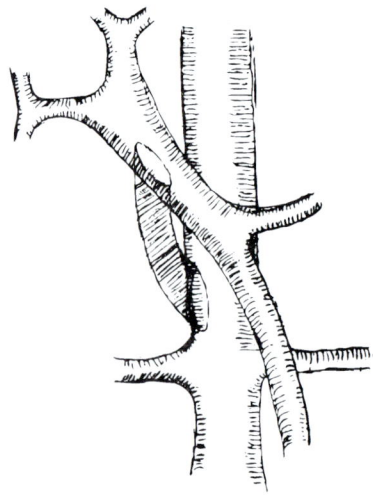

图9-33 连续外翻缝合人造血管和门静脉

（三）肠腔静脉分流术

1955年，Gliedman首先施行肠腔静脉侧侧分流术。临床实践表明，对于肝功能Child-Pugh分级为A级、B级患者行择期手术成功率高，术后脑病和再出血发生率均较低。20世纪70年代初期，我国已有进行肠腔静脉侧侧分流的报道。

1973年，我国由邝耀麟等将肠腔端侧分流术用于治疗门静脉高压症术后再出血，即切断肠系膜上静脉，并用其远心端与下腔静脉行端侧吻合，取得了较好的效果。

1975年，Drapanas首先报道了80例用Gore-Tex人造血管施行的肠系膜上静脉和下腔静脉间"H"形架桥分流术，手术死亡率仅为9%，随访5年，吻合口通畅率为95%，脑病发生率为11%，5年生存率为72%。该术式易于操作，死亡率低，长期通畅率高，能有效降低门静脉压力，并预防食管静脉再次曲张破裂出血，曾是20世纪70～80年代主要的分流术式之一。

1.肠腔静脉侧侧分流术

（1）体位、切口的选择：患者取仰卧位，上腰部可垫一个薄枕，以改善腹腔深部的暴露。切口选择上腹正中切口至脐下。

（2）进腹后探查、门静脉压力测定和脾切除同本章第二节"门静脉高压症围手术期处理"。

（3）游离肠系膜上静脉：在十二指肠横部下方肠系膜根部触到搏动的肠系膜上动脉，在其右侧纵行切开后腹膜，长4～6cm，分开两侧的脂肪结缔组织，切断其内扩张的淋巴管和小血管，并与后腹膜一起缝扎。在深部找到肠系膜上静脉并在鞘内游离，从胰腺下缘向下游离4～5cm，必要时可切断右结肠动静脉，使得游离充分以利解剖和吻合（图9-34）。

（4）游离下腔静脉：游离十二指肠横部的下缘和后部，推开深部疏松组织可显露下腔静脉，切开静脉鞘膜，充分游离下腔静脉6～8cm，上端达十二指肠横部的后方。若有腰静脉影响游离，可予以切断、结扎（图9-35）。

111

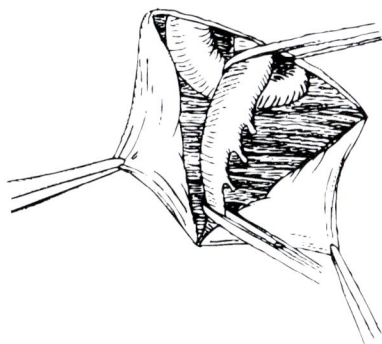

图 9-34 游离肠系膜上静脉

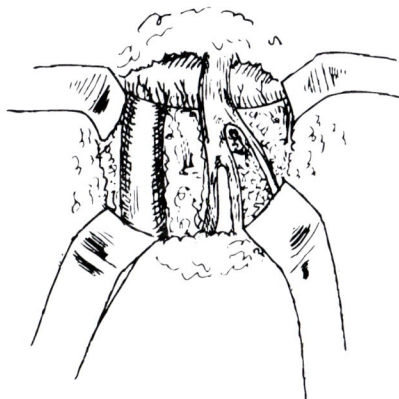

图 9-35 游离肠系膜上静脉和下腔静脉

此时需要判断肠系膜上静脉外科干的长度，肠、腔静脉间的距离和有无解剖变异，以免后续发生切开血管后无法完成分流的被动情况。必要时切断肠系膜上静脉左侧第一支空肠支才能完成分流口的吻合。

（5）缩小肠系膜上静脉和下腔静脉间距：通常两静脉间有 4～6cm 的距离。通过间断缝合两静脉的血管鞘膜使两静脉得以靠近，以便于吻合（图 9-36）。

（6）吻合：用无损伤血管钳分别夹持肠系膜上静脉的后外侧壁和下腔静脉的前内侧壁，约长 2.5cm、宽 0.8cm。剪去下腔静脉侧壁长 1.3cm、宽 0.2cm 的椭圆形一片，在相对的肠系膜上静脉剪开等长的切口（图 9-37）。用 5-0 Prolene 线先缝合吻合口的两端，然后连续外翻缝合。

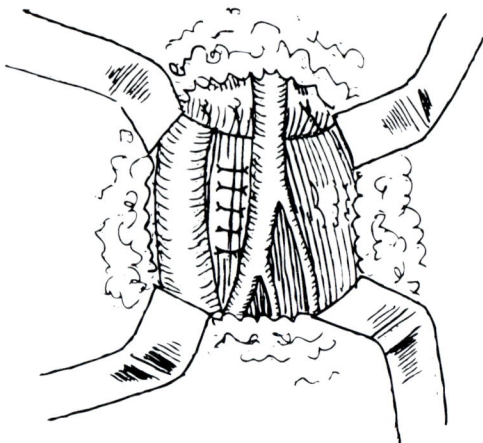

图 9-36　间断缝合两静脉的血管鞘膜使两静脉得以靠近

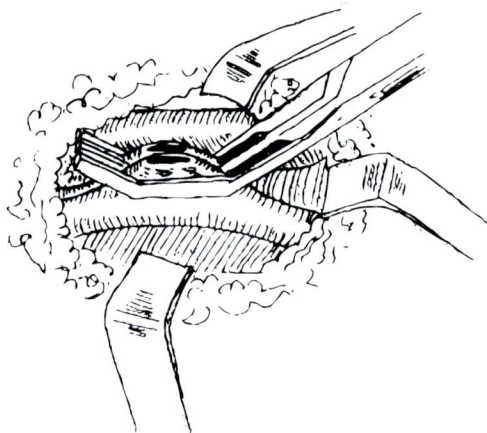

图 9-37　无损伤血管钳分别夹持肠系膜上静脉的后外侧壁和下腔静脉的前内侧壁

（7）结扎胃冠状动静脉，再测门静脉压力。

2. 肠腔静脉 "H" 形架桥分流术　该术式操作相对容易，游离肠系膜上静脉 3～4cm、周径 2/3 即可，游离下腔静脉 4～5cm、右前侧周径 1/2～2/3。然后将下腔静脉前壁用血管钳做部分阻断。选择直径 8～12mm 的 Gore-Tex 人造血管，先与下腔静脉做端侧吻合（图 9-38）。用 5-0 Prolene 线连续外翻缝合。吻合完成后移植血管近端吻合处以血管钳控制，移去下腔静脉阻断钳恢复下腔静脉血流，检查吻合口是否漏血。再用无创血管钳控制肠系膜上静脉吻合段的两端，沿纵轴顺时针旋转 20°～30°，暴露其后壁；或直接用心耳钳顺肠系膜上静脉阻断该静脉。然后将人造血管端靠近肠系膜上静脉，选择合适长度（3～5cm）剪去多余部分。切开肠系膜上静脉后壁，以 5-0 Prolene 线将人造血管断端与之做连续外翻缝合（图 9-39）。完成吻合前分别松开移植血管和肠系膜上静脉阻断钳，排出移植血管和肠系膜上静脉内的血凝块，重新阻断人造血管和肠系膜上静脉，用肝素生理盐水冲洗。完成吻合后，先松开肠系膜上静脉侧阻断钳，再松开人造血管侧恢复血流，并检查下腔静脉吻合口处有无震颤。

（四）远端脾肾静脉分流术

Warren 于 1967 年设计了远端脾肾分流术（DSRS），又称 Warren 手术（图 9-40）。其基本原理是保持肠系膜上静脉 - 门静脉高压以维持向肝性门静脉血流，同时降低食管和胃

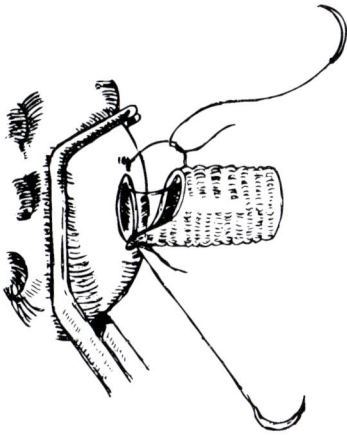

图 9-38　人造血管与下腔静脉
做端侧吻合

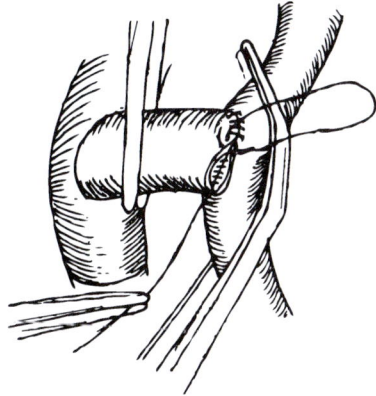

图 9-39　人造血管与肠系膜
上静脉做端侧吻合

底静脉曲张压力以治疗其破裂出血。该手术必须有向肝性门静脉血流及无腹水或仅有少量腹水，同时脾功能亢进不显著者。

1. 体位和切口选择同本章第三节"开腹脾切除加断流术"。

2. 分离脾动脉　进腹后先离断胃结肠韧带、脾结肠韧带，显露胰腺，在相当胰体尾部连接处上缘扪及或发现脾动脉后，纵行切开脾动脉鞘并分离出脾动脉，绕以血管阻断带，以防游离脾静脉出血时可暂时控制脾动脉，减少和预防大出血。

3. 游离脾静脉　脾静脉大都沿胰腺体部下缘走行，所以一般在胰腺下缘从脾静脉汇入门静脉处向远端分离。先分离后面，再分离前面，向右侧游离至和肠系膜上静脉交汇处，小心分离、切断、结扎胰腺至脾静脉的分支。为了防止脾肾静脉吻合后脾静脉的虹吸作用将胰腺分泌的肝营养因子不经肝直接分流入体循环，十分强调脾静脉与胰腺间的细小静脉支全部离断（图 9-41）。肠系膜下静脉在靠近脾静脉处切断、结扎。靠近肠系膜上静脉汇合处左侧切断脾静脉，近端用 5-0 Prolene 线连续缝合关闭，远端修剪成斜面使脾静脉和左

113

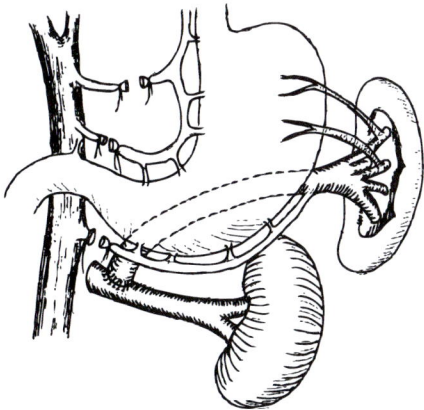

图 9-40　远端脾肾静脉分流术示意图

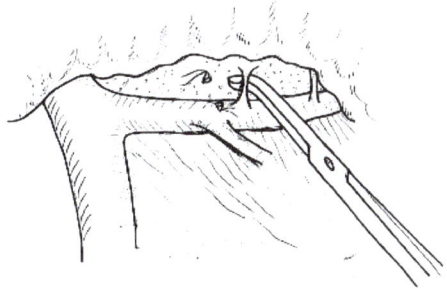

图 9-41　游离脾静脉需仔细结扎来自
胰腺的细小分支

肾静脉吻合口左侧交角成 45°（图 9-42），仔细分离出 4～5cm 长静脉待吻合用。

4. 游离左肾静脉　在左肾门处（脾静脉下方、腹主动脉左前方）分离腹膜后脂肪组织，显露左肾静脉。切开静脉鞘膜，游离一段长 3～4cm、周径 2/3 的左肾静脉备吻合用。如左肾上腺静脉和左精索内静脉妨碍吻合时，可结扎、切断。在分离肾蒂脂肪组织时应进行缝扎，以防淋巴液外漏（图 9-43）。

5. 脾肾静脉吻合　脾静脉远端与左肾静脉行端侧吻合，吻合的方法同传统脾肾静脉吻合，吻合结束后脾静脉应成 45°～60° 角入肾静脉，不要有张力和扭曲（图 9-44）。

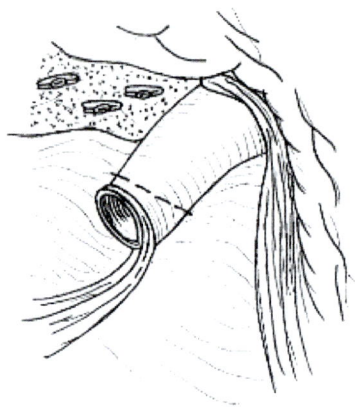

图 9-42　切断脾静脉，远端修剪成斜面

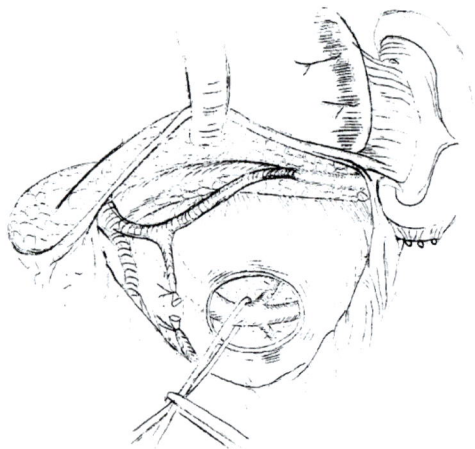

图 9-43　游离左肾静脉及肾上腺静脉、生殖静脉

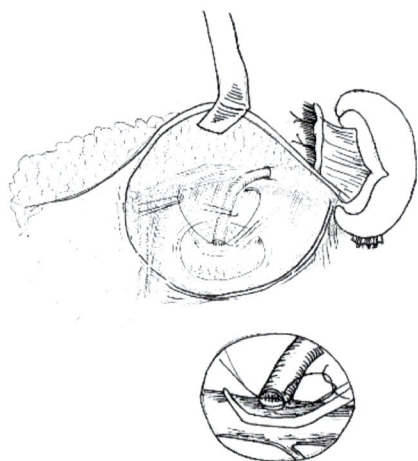

114

图 9-44　脾静脉与左肾静脉端侧吻合

6. 胃小弯侧门体静脉断流　沿胃小弯侧胃壁向上切开肝胃韧带，逐一结扎、切断胃冠状静脉和胃左动脉进入胃壁的分支，直至食管下缘右侧。将胃体向前上方牵起，切断胃后壁的胃后静脉，缝扎胃体表面曲张的静脉，并在胰腺上缘将胃冠状静脉和胃左动脉干结扎。胃小弯侧浆膜化是防止术后侧支循环形成的。

四、临床效果评价

虽然全门体分流术使门静脉血完全转流入腔静脉，其突出的优点是降低门静脉压力的作用非常明显，即时止血效果显著，术后复发出血率低。但是，由

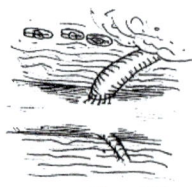

于术后肝脏血供大幅度减低，不可避免地造成肝功能的进一步恶化，术后肝衰竭和肝性脑病发生率高，脑病发生率甚至高达 50% 左右，因此该术式主要适合于门静脉成为流出道者，因为此时门静脉系统的血流非但不流入肝脏反而全部经侧支分流，且经肝动脉流入肝脏的血液经门静脉逆流入体循环，这种情况只能行全门体分流术或肝移植术。

部分门体分流术指在远离肝门处、较小口径的分流术。在充分降低门静脉压力、控制出血的同时，通过限制分流道口径（8 ～ 10mm），适当降低门静脉压的同时，仍保持一定的门静脉向肝血流，可维持肝功能和减少肝性脑病的发生率。首都医科大学附属北京友谊医院普外科 1996 年报道了 154 例附加限制环的限制性门腔静脉侧侧分流术，在平均 3.2 年的随访期间内，住院死亡率为 1.3%，总的死亡率为 2.6%，再出血率为 1.9%，术后肝性脑病和脊髓病发生率为 4.1%。

关于远端脾肾分流术，综合一些开展较广泛的医院的文献报道，远端脾肾分流术曲张静脉出血的控制率为 73% ～ 97%，一些设计较严格的前瞻性随机对照研究表明，远端脾肾分流术与非选择分流术出血控制率无显著差异，而明显优于经内镜硬化治疗。根据对这一手术研究和开展最多、最具权威性的美国佐治亚州亚特兰大市埃默里大学医学院 Henderson 等的研究，他们收集的国内外 25 所医院所实施的远端脾肾分流术 1000 例，手术死亡率为 9%，复发出血率为 7%，肝性脑病发生率为 6%，3 年生存率为 70% ～ 80%。关于对生存率的影响，对 1981 年以前施行的 348 例远端脾肾分流术进行了统计，总的 5 年生存率为 58%，其中非酒精性肝硬化患者 5 年生存率为 70%，酒精性肝硬化患者为 42%，两者之间的差异具有统计学意义。

第六节　开腹门体分流加断流的联合手术

虽然断流术和分流术各具优势和弊端，但具有明显的互补性。联合手术结合了断流术及分流术的特点，降压效果明显，止血作用确切。在各种分流加断流的联合手术中，我们认为脾切除脾肾静脉分流加贲门周围血管离断术最合理，该术式具有以下优势：①在没有全面的血流动力学资料时，脾肾静脉分流加断流的联合手术可不受门静脉血流动力学状态的限制（部分向肝、部分离肝或完全性离肝血流），手术适应证广泛；②门静脉高压症患者行脾切除后门静脉系统血栓形成的发生率很高，单纯行断流术及其他分流加断流的联合手术不能预防脾 - 门静脉血栓形成，且可能使吻合口堵塞，术后复发再出血。脾肾静脉分流加贲门周围血管断流术虽然不能防止门静脉主干及分支静脉血栓，但基本上肠系膜上静脉 - 脾静脉 - 吻合口都保持通畅，术后几无再出血。因此，凡有分流术适应证者，都可行脾切除脾肾静脉分流加贲门周围血管离断术的联合手术。

脾肾静脉分流术的操作方法同开腹门体分流术中传统脾肾静脉分流术，贲门周围血管离断术的操作则按照开腹门奇静脉断流术中贲门周围血管离断术。近年，我们在实践中发现，在联合手术中断流术的操作可以简化，在完成脾切除脾肾静脉分流术后，只要缝扎胃冠状动静脉和食管胃结合部可能来自门静脉左支的高位食管支曲张静脉即可。这既可减少手术创伤，同时又达到与彻底离断食管下段及上半胃小弯侧侧支血管一样的治疗效果。在实践中通常是先行分流术，然后加行断流术，优点是在有脾脏时游离脾静脉相对较容易，且分流降压后断流术操作也相对较容易。若反之，有时断流操作时间较长，脾静脉断端钳夹时间较长易导致脾静脉血栓形成。

1994 年 Collins 等报道用门腔静脉"H"形架桥分流加断流的联合手术治疗门静脉高压症，术后 90% 的患者保持向肝门静脉血流。随访 43 个月，术后再出血率为 3.3%，脑病发生率为 13%。我们在 2008 年报道了脾切除脾肾静脉分流加贲门周围血管离断术治疗门静脉高压症，随访 33 个月，术后再出血率为 4.5%，脑病发生率为 1.4%，显示了较好的治疗效果。脑病发生率的降低，除与手术方式改进、增加向肝血流外，还与加强抗肝炎病毒治疗有关。

（陈　炜　吴志勇）

参 考 文 献

陈炜，罗蒙，孙勇伟，等，2008. 术中门静脉压力动态测定在门静脉高压症术式选择中的作用. 中华外科杂志，46(22)：1703-1706

陈炜，吴志勇，2015. 肝硬化门静脉高压症外科干预的时机和术式选择. 中国普外基础与临床杂志，22(11)：1296-1299

高德明，马庆久，鲁建国，等，2002. 脾肾分流加门奇断流联合术治疗门静脉高压症的合理性和价值. 外科理论与实践，7(4)：268-271

洪德飞，2006. 二级脾蒂离断法在腹腔镜巨脾切除联合贲门周围血管离断术中的应用. 中华普通外科杂志，21(10)：706-710

罗蒙，2009. 何为"选择性断流术"？"选择性断流"后胸内食管静脉曲张程度是否会加重？与改良 Sugiura 及联合断流术有何区别？外科理论与实践，14(1)：86-87

王卫东，林杰，2016. 腹腔镜贲门周围血管离断术联合脾切除治疗门脉高压症在中国的现状. 世界华人消化杂志，24(23)：3461-3467

吴志勇，邱江锋，2003. 分流与断流联合手术在门静脉高压症治疗中的作用. 肝胆外科杂志，11(2)：81-82

张忠涛，王宇，2004. 门体分流手术治疗门静脉高压症. 中国医刊，39(2)：10-13

中华医学会外科学分会门静脉高压症学组，2015. 肝硬化门静脉高压症食管、胃底静脉曲张破裂出血诊治专家共识 (2015). 中华实用外科杂志，53(12)：917-921

周鸿，陈炜，蒋春晖，等，2012. 门静脉高压症巨脾切除术的技术改进和临床应用. 外科理论与实践，17(6)：639-641

Collins JC, Rypins EB, Sarfeh IJ, 1994. Narrow-diameter portacaval shunts for management of variceal bleeding. World J Surg, 18(2)：311-213

Henderson JM, Boyer TD, Kutner MH, et al, 2006. Distal splenorenal shunt versus transjugular intrahepatic portal systematic shunt for variceal bleeding：a randomized trial. Gastroenterology, 130(6)：1643-1651

Jarnagin WR, 2017. Blumgart's surgery of the liver, biliary Tract, and pancreas (6th edition). Philadelphia：Elsevier, 1207-1239

第二篇　胆道手术

Section 2

第十章 先天性胆管扩张症

第一节 先天性胆管扩张症概述

先天性胆管扩张症（congenital biliary dilatation，CBD）是一种常见的先天性胆道畸形，主要是指肝外胆管的一部分呈囊状或梭状扩张，或伴有肝内胆管扩张。本病好发于亚洲地区，男女发病率之比为 1：（3～4），约 80% 的病例在儿童期发病。成年人是先天性发病，后因胆道结石形成、感染、梗阻等并发症而出现临床症状。目前，大多数学者认为胆管壁先天性发育不良及胆管末端狭窄或闭锁是发生本病的基本因素，另外临床研究发现，胆总管囊性扩张的形成多伴有胆胰管汇合部异常，即两者汇合处在十二指肠壁外侧，因汇合处高，导致胆汁引流不畅、胰液反流，在胆管内异常激活并刺激胆管等也是导致胆总管囊肿炎性病理改变、结石形成、肝脏损害及继发癌变的重要基础。本病具有恶变倾向，恶变率为 2.5%～15.0%。成人则更高，可达 28%，而内引流术术后恶变时间明显缩短，平均为 10 年。

根据部位和形态的不同，先天性胆管扩张症可分为多种类型。

Ⅰ型：胆总管囊状扩张，最常见，占 90% 以上，80% 为女性。

Ⅱ型：胆总管憩室型，多起自胆总管的侧壁。

Ⅲ型：胆总管末端膨出，较少见。

Ⅳa 型：多发性肝内外胆管囊状扩张，为临床第二常见类型。

Ⅳb 型：多发性肝外胆管囊肿。

Ⅴ型：肝内胆管多发囊状扩张（Caroli 病）。

本病一经确诊应尽早手术，完全切除囊肿和胆肠 Roux-en-Y 吻合是目前国内外首选治疗方式。其优点在于能彻底切除囊肿，避免术后复发及癌变的可能性，同时能治疗胆道结石等相关合并症，对胆总管囊性扩张（Ⅰ型囊肿）来说是最理想的手术方式。而胆总管囊肿的外引流术只适用于合并急性化脓性胆管炎发作时的暂时减压性引流。胆总管十二指肠吻合术（内引流术）术后合并胆道癌的概率比不做手术还要高，因此该手术主要适用于婴儿中病情急而不宜做复杂手术者，作为过渡性手术，待长大后再行胆总管囊肿切除术。因此，本章主要介绍胆总管囊肿切除术。

第二节　胆总管囊肿切除术

一、适应证

1. 胆总管囊肿为 I 型、II 型、IV 型，能承受较复杂的手术者。
2. 成人或儿童胆总管囊肿。
3. 成年患者在幼年时曾行囊肿十二指肠吻合术者。
4. 曾行囊肿肠道内引流术但症状继续者。
5. 囊肿内引流术后的再次手术者。
6. 囊肿怀疑有癌变而尚能手术切除者。

二、禁忌证

1. 患者身体情况差，难以耐受复杂手术。
2. 合并肝硬化门静脉高压，囊肿周围血管众多，难于施行一期手术。
3. 由于技术原因不适宜做复杂的囊肿切除术。

三、术前准备

1. 详细询问病史，全面系统地进行体格检查。
2. 对心、肺、肝、肾等重要脏器功能进行评估，特别是对病程长、情况复杂的患者，有的患者可能合并肝硬化，有的合并肝内囊肿的患者可能有肝纤维化，应给予保肝类药物治疗。
3. 患者多有黄疸或有胆管炎反复发作史，或已做过 1 次或数次胆道手术，必须对患者全身情况做出正确的评价，老年患者更应对全身各器官功能做周密的检查，进行必要的治疗。
4. 纠正营养不良、贫血、低蛋白血症和水、电解质紊乱。血红蛋白在 100g/L 以上，血浆白蛋白 30g/L 以上时手术较为安全。
5. 影像学诊断了解囊肿的类型，特别是有无合并肝内胆管囊肿等肝内病变。术前行磁共振胰胆管造影（MRCP）或内镜逆行胰胆管造影（ERCP）以了解病变类型。
6. 应用大剂量维生素 K。
7. 术前控制感染，对曾行囊肿内引流术者，应用对需氧菌和厌氧菌（如甲硝唑）有效的抗生素，若手术时间长者，术中应追加 1 次。

四、手术要点、难点及对策

1. 切口一般选择右腹直肌切口，如有手术瘢痕，则可经原切口，进腹后小心分离粘连，注意勿损伤腹腔脏器，并保护切口。
2. 分离显露胆总管囊肿或原囊肿肠道吻合处，并注意其周围毗邻关系，尤其成人及再

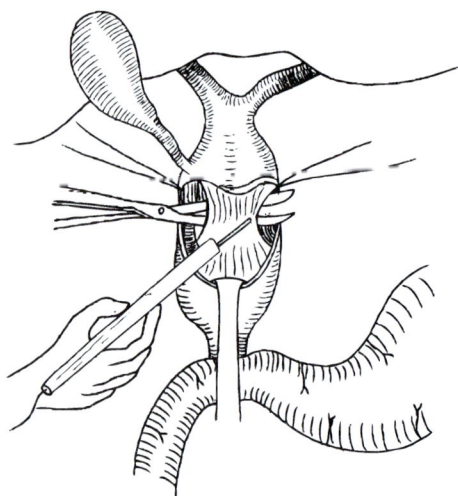

图 10-1 囊肿上端保留一圈约 0.5cm 宽的扩大部分以利于吻合

次手术者，胆管周围炎症、粘连较重，周围侧支循环较多，查明囊肿及胆管内有无结石，有无合并肝内胆管囊肿，并仔细辨别其上下端与周围肝动脉、门静脉及胰腺的关系。

3. 对于初次手术，囊壁炎症较轻且与周围界线尚清者，切开囊肿，抽空胆汁后，送细菌培养及淀粉酶测定，必要时行脱落细胞学检查。清除结石、异物等，仔细观察腔内表面有无隆起、增生，必要时送病理检查。将囊肿与肝动脉及门静脉分开，向上游离至左右肝管汇合处下 2cm 切断胆管，最好保留一圈约 0.5cm 宽的扩大部分（图 10-1），以利于胆肠吻合及术后减少吻合口狭窄的机会。同时注意检查有无胆道变异或狭窄，尤其是左右肝管的起始处，亦是本病合并胆道狭窄的多发部位，

如合并此处狭窄，应剪开左右肝管以扩大肝内胆管 - 空肠吻合口。分离囊肿时注意贴着囊肿表面血管网的外层进行分离，将血管网保留在囊肿壁上。注意囊肿表面血管网属于门静脉系统，一旦损伤，会缓慢渗血，加上周围长期炎症及粘连，使分离层面模糊，增加周围副损伤的概率，故要精细操作，将小血管逐一结扎。胆囊一般一并切除。

4. 沿着上述层面向下分离至十二指肠后胆总管的胰头部分。可以显示囊肿下端的狭窄部分，注意囊肿的狭窄部分不是在囊肿最下端，而多在囊肿的右前壁，辨清后在其左侧可找到与囊肿相接的主胰管。将囊壁剪开，从囊内观察胰管开口部位，在直视下或用手指进入囊腔内作为导向，尽量游离并剪断囊肿下缘（图 10-2）。远端用不吸收的缝线关闭，外层加缝一层胰头包膜覆盖（图 10-3）。

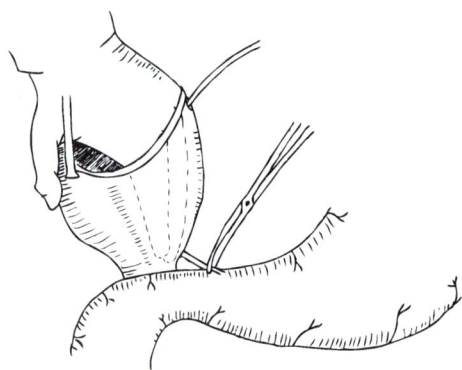

图 10-2 手指为导向游离囊肿下端

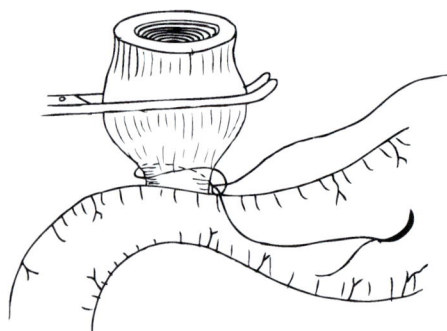

图 10-3 囊壁远端缝合切除

5. 如再次手术或炎症较重、粘连较多患者，完整切除囊肿困难较大，可能合并大出血及副损伤，尤其是肝动脉及门静脉等。此时可保留囊肿壁后内侧的纤维性囊壁，沿囊肿壁内侧进行黏膜下分离（图 10-4）。

6. 按 Roux-en-Y 胆管空肠吻合的方法游离一空肠襻，胆总管囊肿的再次手术率较高，大多因反复胆管炎导致的结石或狭窄。我们的经验是在行胆管空肠 Roux-en-Y 吻合时，Y 长臂的空肠长度预留要充分，一般留置 60cm 以预防反流性胆管炎的发生。为了引流通畅，可将空肠断端缝闭，另在缝合端的侧壁做一较大切口与肝总管行结肠前胆肠端侧吻合，以扩大吻合口。T 形管两臂分别放置左右肝管，长臂经空肠襻引出体外（图 10-5）。

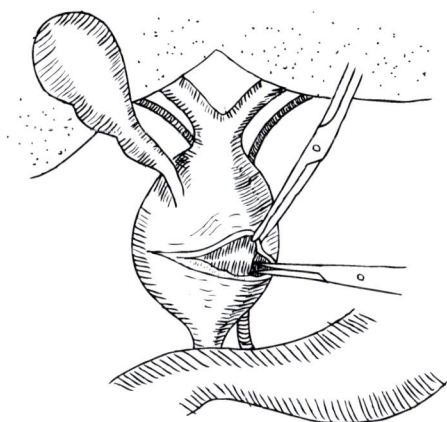

图 10-4　囊壁黏膜下分离

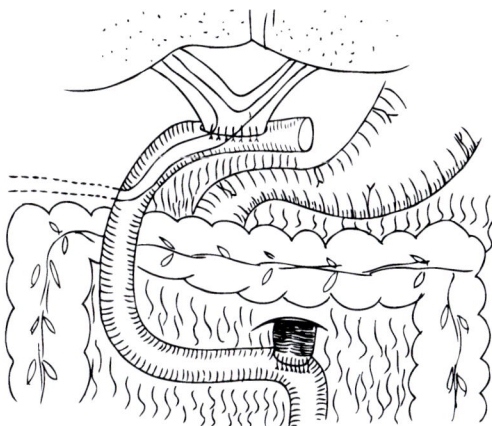

图 10-5　放置 T 形管，支撑引流，长臂从空肠襻引出

7. 缝合系膜间隙，放置腹腔引流，引流管应放置肝下区和胰头处，因为胆总管下段囊肿处理时可能出现一过性胰漏。

五、术后监测与处理

1. 密切注意生命体征，注意维持血压稳定，保持足够的 24 小时尿量。

2. 术后复查血、尿淀粉酶及肝功能、肾功能。

3. 持续胃肠减压至肠道功能恢复。

4. 全身应用抗生素，根据胆汁细菌培养结果进行调整。

5. 注意腹腔引流液的性质和引流量，有无胆汁或胰液，合并胆漏或胰漏时，应维持管道畅通，直至外漏停止。注意 T 形管不要脱漏，时间可能较长者，应行胆汁回收，无菌过滤后回输。

6. 若发现有吻合口渗漏，应立即做双套管负压吸引，同时灌洗吸引效果更好。

7. 注意内出血。

8. 预防应激性溃疡。

六、术后常见并发症的预防与处理

1. 早期术后并发症　可能有腹腔内出血、胆漏、胰漏、急性胰腺炎等。

（1）腹腔内出血：术后早期出血多为技术性因素引起，如血管结扎不牢靠或止血不彻底。对于预防术后出血，主要是术者小心操作，严格止血。术后少量出血可输注新鲜血浆、各种凝血因子，应用止血药物；如果出血量大，导致血压下降、失血性休克应积极再次手术探查止血。

（2）胆漏：为术后早期较严重的并发症，保持 T 形管引流通畅，大部分可在 2 周内自愈；胆漏量较大，形成包裹性积液或伴有腹胀、腹膜刺激征等表现明显者，可选择经皮穿刺引流。术后 1 个月胆漏仍未愈合者，应行胆道造影，确诊后行手术探查。

（3）胰瘘：较少见，可因剥离胰腺段胆管扩张或胆管扩张位于胰腺开口处引起胰瘘。如术后引流量不多或逐渐减少，多数可在 3～6 个月自愈；如系主胰管损伤，大多需要再次手术治疗。

（4）急性胰腺炎：主要是剥离囊肿壁下段损伤胰腺所致，术后给予禁食、胃肠减压、抑酸、抑制胰液分泌等保守治疗多能自愈。

2. 晚期术后并发症　主要是吻合口狭窄、肝胆管感染、结石形成、癌变等。

（1）吻合口狭窄、肝胆管感染、结石形成：较常见，多发生于内引流术后。胆管或吻合口切开、探查、取石、引流难以达到目的，关键在于对胆道原发病的彻底处理。

（2）癌变：是最严重的并发症，好发于囊肿内引流术后或囊肿切除不彻底者。若无远处转移，患者可耐受手术，建议行胰十二指肠切除术；若已有远处转移，患者症状明显者，可介入行经皮肝穿刺胆管引流术（PTCD），解除梗阻，改善患者生活质量。囊肿恶变重在预防，对确诊先天性胆总管扩张的患者，应尽早行囊肿彻底切除、胆肠 Roux-en-Y 吻合术。

七、临床效果评价

1. 影响胆总管囊肿切除术的主要因素　胆总管囊肿切除术切除囊腔，改善引流，避免黏膜的癌变发展及胆道上行性感染，是公认的较理想的手术方式。但影响该手术的主要因素如下：

（1）婴幼儿胆总管囊肿虽壁薄、粘连较少、易于分离，但考虑其手术耐受性及患者本身的病情严重程度，一般选择内引流术。

（2）成人型胆总管囊肿虽多数患者能耐受，但最主要的影响因素即是反复的炎症、严重的粘连及周围扩张迂曲的静脉网，尤其做过内引流术后的患者，局部解剖更加不清楚，但成人型胆总管囊肿具有癌变倾向，一般不宜采取内引流术，对于粘连较重者可采取黏膜下剥离，多数可以克服上述困难。

2. 手术时机选择　先天性胆管扩张症具有癌变倾向，且病程越长，风险越高，因此在明确诊断时即应手术治疗，没有必要等待临床观察和随访。但手术时机应择期手术，对于合并明显黄疸、肝功能显著异常患者多伴有胆管内结石或梗阻，可以通过 PTCD 胆道减压，调整肝功能至正常再行手术治疗。当胆总管囊肿穿孔合并腹膜炎等需要急诊手术时亦可先置入 T 形管行胆道引流即可，而不是施行囊肿切除术。

3. 囊肿的切除范围　对于囊肿的切除范围、达到何种程度，目前尚无统一意见。残留在胰腺实质内的部分囊肿可使胰液引流不畅，继发胰管结石、慢性胰腺炎，且残留的囊肿壁可能继发癌变，但过分追求完整切除又可增加主胰管损伤、胰漏的风险。目前基本认为胰腺内囊肿应完全切除，处理肝外胆管囊肿远端时，需注意胰管汇入的部位，最好在直视下看到胰管开口。对于完整切除有困难的患者可将残留的黏膜破坏后再缝合关闭，以减少癌变的机会，不能因为避免损伤胰管而残留部分囊肿壁，导致术后囊壁的癌变。对于胆总管囊肿上端合并有狭窄的患者，务必先解除狭窄，再行胆肠吻合。

4. 上端胆管狭窄的处理与预防　胆管狭窄有的是因为反复胆管炎发作引起的炎性狭窄，也有的是因为扩张的囊肿引起的相对狭窄。对于前者，我们主张去除狭窄，胆管成型后吻合；对于后者，在充分切除囊壁后扩大吻合口，可保留一圈约 0.5cm 宽的扩大部分，囊肿切除的上端需留有余地，避免张力性吻合。

5. 胆总管囊肿合并肝内胆管结石或囊性扩张时，宜一并解除，术前应行 CT 或 MRI 检查，术中进一步探查，取尽结石，切除肝内囊肿，否则可能继续反复感染，而再次手术又增加患者痛苦。

（陈　庆）

参 考 文 献

二村雄次, 2010. 要点与盲点——胆道外科 .2 版 . 董家鸿, 译 . 北京：人民卫生出版社

黄志强, 黄晓强, 宋青, 2010. 黄志强胆道外科手术学 . 北京：人民军医出版社

黎介寿, 吴孟超, 黄志强, 2011. 普通外科手术学 .2 版 . 北京：人民军医出版社

钱光相, 黄志强, 1988. 成人肝胆管囊肿的外科治疗 . 实用外科杂志, 4：209

王炳生, 孟承伟, 1988. 成人先天性胆管扩张症手术方式的探讨 . 中华外科杂志, 26(5)：287

吴学东, 胡迁泽, 冯杰雄, 等, 2002. 先天性胆总管囊性扩张症的外科治疗 (附 145 例报告). 中国普外基础与临床杂志, 9(2)：83-85

Lily JR, 1978. Total excision of choledochal cyst. Surg Gynecol Obstet, 146(2)：254-256

第十一章 胆囊结石

自 1987 年法国的外科医师 Philipe Mouret 首次完成腹腔镜胆囊切除术（laparoscopic cholecystectomy，LC）至今已有 20 余年历史。LC 具有创伤小、痛苦轻、恢复快、伤口愈合后瘢痕微小、疗效肯定等优点，是经典的微创外科技术。我国于 1992 年开始开展 LC，外科医师不断积累经验，不断提高技术，逐渐完善更新相关设备器械，其手术适应证逐步扩大，副损伤越来越少，已成为治疗胆囊良性疾病的金标准。

腹腔镜胆囊切除术

一、适应证

1. 有症状的胆囊结石。
2. 有症状的慢性胆囊炎。
3. 大于 3cm 的胆囊结石。
4. 充满型胆囊结石。
5. 有症状的和有手术指征的胆囊隆起性病变。
6. 急性胆囊炎经过治疗后症状缓解，有手术指征者。
7. 胆囊单发息肉直径大于 10mm；蒂粗大者，尤其是位于胆囊颈部，年龄大于 50 岁。
8. 胆囊多发息肉合并胆囊结石；有症状，年龄大于 50 岁。
9. 胆囊息肉伴有临床症状。
10. 胆囊单发息肉，直径小于 10mm，无症状，年龄小于 50 岁，允许观察、随访；若病变增大或形态有变化则应手术治疗。
11. 胆囊息肉样病变，有明显症状且反复发作者。
12. 胆囊息肉直径小于 5mm、无症状患者应间隔 3～5 个月随访检查。一旦病变迅速增大或症状明显亦须行手术治疗。

二、禁忌证

（一）相对禁忌证

1. 慢性萎缩性结石性胆囊炎。
2. 继发性胆总管结石。
3. 有上腹部手术史。
4. 体态肥胖。
5. 腹外疝。

（二）绝对禁忌证

1. 伴有严重并发症的急性胆囊炎，如胆囊积脓、坏疽、穿孔等。
2. 胆石性急性胰腺炎。
3. 伴有急性胆管炎。
4. 原发性胆总管结石及肝内胆管结石。
5. 梗阻性黄疸。
6. 胆囊癌（＞ⅠA期）。
7. 胆囊隆起性病变疑为癌变。
8. 肝硬化门静脉高压症。
9. 中期、后期妊娠。
10. 腹腔感染、腹膜炎。
11. 慢性萎缩性胆囊炎，胆囊大于 4.5cm×1.5cm，壁厚大于 0.5cm（B型超声测量）。
12. 伴有出血性疾病、凝血功能障碍者。
13. 重要器官功能不全、难耐受手术者。
14. 全身情况差、不宜手术或高龄、无胆囊切除的强有力指征者。
15. 膈疝。

三、术前准备

手术前必须明确诊断，科学掌握手术适应证；对病情和手术难度做出充分估计；积极改善患者的全身和局部情况，最大限度提高机体对手术的耐受力。在完成上述医疗准备的同时，医务人员还必须针对患者对手术存在的种种顾虑，做好心理准备工作，使患者很好地配合手术，顺利地接受治疗。

四、手术要点、难点及对策

（一）麻醉选择

采用气管插管全身麻醉，以保证充分的腹肌松弛，建立和维持稳定的气腹。

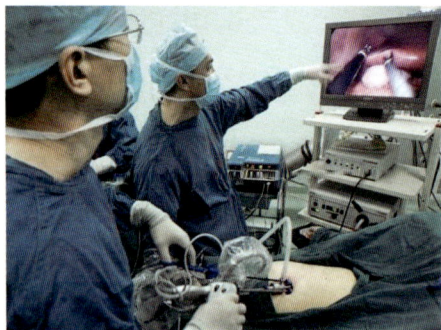

图 11-1　站位及布局

（二）患者体位及手术人员站位

患者取平卧位，置入 Trocar 后，采取头高脚低、向左倾斜 15°～30° 体位，以使内脏器官组织向卜左方倾斜，充分暴露 Calot 三角。术者及扶镜者站于患者的左侧。如果有第 4 孔，将增加 1 名助手立于患者的右侧。监视器置于患者头侧右方（图 11-1）。

（三）穿刺孔的位置

传统的腹腔镜下胆囊切除术多采用三孔法或四孔法。就传统腹腔镜而言，Trocar 的位置往往可能会决定一次手术的成败。以往描述 Trocar 的位置多以体表解剖标志为主，但手术时需要因人而异，因此以腹腔镜下腹内脏器为定点更为合适。观察孔：一般位于脐部，用 10mm Trocar 建立。采用 Veress 针建立气腹是安全标准的方法，必要时可以逐层开放建立穿刺孔。置入 Trocar 后，必要时可用巾钳夹持 Trocar 周围的皮肤，缩小切口，防止漏气。主操作孔：一般选在剑突下，用 12mm Trocar 建立。临床上选择的部位为剑突下镰状韧带右侧，平肝脏下缘水平线处（图 11-2）。注意事项如下：

（1）穿孔时不要习惯性的偏向患者足侧，以免后面操作别扭。

（2）当采用三孔法行 LC 时，该点的选址可以适当略微上移，这样可以利用右手分离钳的杆身抬起肝脏，使得在暴露前角时更为容易。

（3）注意选择的施夹钳的型号，如果选用加大型钛夹时，有时可能需要 10mm 的 Trocar 通道。辅助操作孔：以 5mm Trocar 建立，一般选在右侧肋缘下锁骨中线处，临床操作时通常选择在肋缘下正对胆囊底处。第二辅助孔：以 5mm Trocar 建立，一般选在右侧腋前线肋缘下，临床操作时通常选择气腹建立后肋缘下气体、内脏器官交界点稍上方。注意：该孔不宜离辅助操作孔太近，否则器械容易打架，辅助暴露效果不佳。

（四）手术操作主要步骤

1. 获取 "第一印象"　进入腹腔后，不要忙于其他操作，应首先明确重要解剖标志之间的关系。适当分离网膜粘连，确认肝总管、胆总管的大概走行，从开始即严密防止损伤。

2. 显露 Calot 三角　如果有第二辅助孔，在第二辅助孔用抓钳夹持胆囊底部，向上方牵引，最好能推着胆囊底越过肝缘，从而使胆囊颈部充分上抬。注意：四孔法可以辅助暴露，大大降低手术的难度。因此，初学者或是遇到复杂胆囊的时候，建议采用四孔法手术。辅助操作孔的左手钳夹持胆囊壶腹部，向肝床外左右方向牵引。注意事项如下：

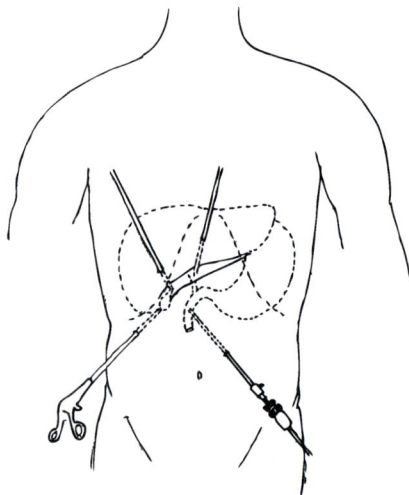

图 11-2　操作孔分布

（1）向偏右方向牵拉可显露前三角，向偏左方向牵拉可暴露后三角。切忌单纯向上拉，无法很好显露结构。

（2）注意左手钳牵引的力度，太大会撕裂胆囊床，引起出血。

（3）当仅用三孔法时，左手钳的夹持位置要在胆囊壶腹略微偏上方，并在操作时用右手分离钳的杆身架起肝脏，方能顺利暴露三角，尤其是困难的前三角。

（4）当暴露不佳时，应尝试更换左手钳夹持位置，不能因为左手不够灵活而刻意逃避减少左手钳的使用。

（5）胆囊张力极大时，可以先行减压，方便抓持和牵拉。

3. 分离 Calot 三角　从近胆囊颈部的位置开始逐步分离，宁高勿低，注意在胆囊颈下端与肝管（胆总管）之间的区域进行，尽量远离胆总管。具体操作要点及技巧如下：

（1）胆囊三角浆膜的处理。由于浆膜是表面一层最为致密的结构，先将其完全打开，可以方便后续的分离工作。先用分离钳在胆囊颈部与胆囊管交接处将浆膜最外侧中央轻轻撕开一个小口，只需一点点，够伸进分离钳尖即可，不宜暴力。第一层分离仅限于最表面的薄薄一层浆膜的打开，禁忌深入。分别用分离钳将前、后三角的浆膜都逐步分离，确认其薄膜状后，用分离钳将这些薄膜统统撕开（或小心使用电钩钩开）。

（2）分离胆囊管。用分离钳于后三角紧贴胆囊管后方、胆囊壶腹和胆囊管交界处进行分离，再于前三角对应点进行分离，将组织逐步分薄，对穿，两边汇合后即可找出"胆囊管"（是否真正胆囊管仍需等三角完全掏空后最后决断）。注意事项包括 2 项。

1）将胆囊管掏出后，可先于其下方上一个 Hemo-lock，可阻止胆囊内小石头由于手术的操作掉进胆总管引起术后黄疸。

2）有时胆囊壶腹距离胆总管很近，胆囊管看似极短。这时操作应在两者之间，谨慎沿胆囊管上下逐个分离，分细两者之间的纤维结缔组织，并予以钩断。完成后，三角松解，胆囊壶腹自然与胆总管分开，原来被牵拉卷曲的胆囊管亦被拉长还原，即可进行进一步操作。

（3）分离胆囊血管。沿胆囊颈部后壁自"胆囊管"向肝床方向钝性分离，将三角内的组织分成多束，其中较细的可以直接撕断或撑断，遇到较粗的束可能为胆囊动脉或迷走胆管，均应精细分离上夹后钩断。一定要将三角内的所有组织掏空，形成所谓"象鼻征"，方能提高安全系数。注意事项包括 7 项。

1）每于三角中分出较粗的束后，请仔细辨别其与肝管的关系。注意管状物的走行方向，是进入胆囊壁还是进入肝脏。严密防止阻断胆总管、肝总管、右肝管、右肝动脉等结构，警惕医疗事故。

2）分离出较粗的束后，可适当放松左手弹簧钳的牵引力度，使三角恢复自然形态后再做辨认，防止肝管由于过度牵拉后变形而影响判断。等辨别准确后，重新施加张力并处理该束。

3）遇到结构不明的束时，仔细观察其是否进入胆囊。如果进入胆囊，基本可以安全施夹；如果进入肝脏，请勿动。

4）为了防止处理三角时反复牵拉致胆囊动脉出血，可于分离胆囊管之前先行处理胆囊动脉。

5）约 90% 的胆囊动脉主支都位于胆囊管左侧的前三角中。当三角内结构致密，慢性炎症较重而无法直接辨别结构时，可用分离钳于此位置直视下做试探性分离。注意此操作一定要轻柔、幅度小，防止直接戳破胆囊动脉。当出现任何一点轮廓或线索后，即可继续精细分离出胆囊动脉。

6）由于淋巴结一般位于血管旁，有时明显的淋巴结也可作为寻找胆囊动脉的线索。

7）三角内尽量使用"冷分离"，不要轻易使用电钩，防止热传导损伤。

（4）离断胆囊管。当确认"象鼻征"、三角内无其他结构后，方可最终明确胆囊管。近端两枚夹子，远端一枚，于其间剪断胆囊管。注意事项包括4项。

1）当胆囊管分离后仍然较粗时，切忌盲目继续暴力强行分离，以免戳破胆囊管，尤其当其壁较薄时。

2）当尽力分离后仍然较粗，无法使用 Hemo-lock 时，可用 Endo-lock 将其双层套扎再剪断。

3）安全起见，有时需逆行剥离胆囊床后，再用 Endo-lock 直接套扎。注意套扎虽然方便，但一定要谨慎辨明肝外胆管，切勿盲目套扎。

4）胆囊管上常有细小血管紧密伴行，在裸化胆囊管时，注意不要暴力撕扯，否则易出血。

4. 胆囊床分离　胆囊床分离的目的是用任何方法将胆囊从肝床剥离。注意事项包括8项。

（1）一般情况下，钩胆囊床时宁靠胆囊，勿靠肝脏。

（2）钩胆囊时谨记：有张力方有间隙！注意左手钳时刻提供足够的张力。

（3）极少数情况下胆囊床上仍然会有较粗变异血管，钩时一定要一点一点钩，切忌放松警惕，乱钩一气。

（4）按照一条线，一个面的次序逐步处理。切不可一点过深，否则容易钩破胆囊，并可导致张力不平衡而使胆囊扭转，间隙无法暴露。

（5）千万防止跳钩损伤十二指肠、胃和结肠。

（6）尽量找准间隙，应在胆囊与肝脏实质之间的疏松组织间进行。理想状态为下钩后胆囊床上留下薄薄一层白色膜。过浅易破胆囊，过深易损伤肝脏实质致出血及胆瘘。

（7）急性胆囊炎时，由于胆囊床充血水肿，可先于胆囊边缘部分电凝打开，其余沿肝床钝性分离即可全层剥离胆囊床。

（8）当有较重的化脓坏疽性胆囊炎或肝内型、萎缩性胆囊炎时，可行胆囊大部切除术，残留的部分胆囊后壁用电灼破坏黏膜即可。

5. 胆囊床电凝　为防止胆囊床上的小血管出血及迷走胆管瘘，胆囊床的黏膜须予以电灼处理。注意事项包括6项。

（1）电凝时一处停留时间不要太长，需快速移动。

（2）不要太深入，以免"越凝越出血"，必要时夹子仍然是需要的。

（3）接近肝门处应小心电凝，以免热传导损伤。

（4）胆囊颈下端不要处理，以免重要结构损伤。

（5）当有严重渗血时，可试用半块纱布压迫5分钟。

（6）不要"烧"得太过，否则患者术后胆囊床水肿严重，引起其他不适。

6. 冲洗　当有胆囊破裂，胆汁、石头漏入腹腔，或是出血后血块残留较多时可冲洗2～3遍。

7. 置管

（1）胆囊动脉或胆囊管处理不理想，术后需进一步观察有无出血及胆漏。

（2）胆囊炎症重，充血明显，分离创面大或术中腹腔污染可能出现较多渗液渗血等情况，可置入引流管。

8. 取标本　主操作孔为 5mm 时，用左手钳夹持胆囊袋顶边，在镜子的引导下由观察孔取出。当主操作孔为 10mm 时，可在镜子的监视下直接从主操作孔取出。如胆囊石头较多、较大，或胆囊壁较肥厚时，为保安全，必要时可用血管钳扩大 10mm 切口，有时甚至可延长皮肤的切口，防止胆囊袋破裂结石散入腹腔。

9. 切口关闭　10mm 切口一定要缝合筋膜层，防止疝的发生。

五、术后监测与处理

腹腔镜胆囊切除的术后处理较简单，急性胆囊炎也不例外。小肠功能及全身的恢复很快。多数患者在术后 1～3 天离开医院。如果有持续腹痛，引流管引流出血液或胆汁，要警惕发生并发症，应进行生化和影像学检查（通常是 B 超检查），有时可以出现一过性肝功能紊乱，如果有胆汁淤积，应该考虑有并发症发生。B 超如发现在胆囊床区域有积液，积液增加或呈弥漫性腹腔积液，应该考虑有并发症发生。

六、术后常见并发症的预防与处理

1. 胆总管损伤　遵照以下原则，损伤是可以避免的。解剖胆囊三角的关键是明确胆囊和胆管的连接。在胆囊管和胆囊床之间分离出清晰的手术视野，明确胆管结构后再使用钛夹。解剖困难时立即转为开腹手术。损伤胆总管时，即时处理是最容易的。避免胆管端端吻合术。如果不能实施胆肠吻合术，则行胆汁引流。如果术中未发现胆管损伤，术后紧接着出现败血症症状，则应该立即引流胆汁并控制败血症，制订随后的治疗方案，而不是马上行胆道重建术。

2. 肝动脉损伤　胆囊血管的变异是很常见的。肝右动脉也是如此。胆囊血管要一直分离到胆囊前壁，然后再使用钛夹。如果肝动脉损伤，必须马上转到开腹手术。

3. 穿刺损伤内脏　第一次穿刺制造气腹时为盲穿，要严格按照程序操作。穿好以后置入腹腔镜，就可以检查其他穿刺区域，在直视下做其他穿刺，避免损伤。

4. 脏器电灼伤　必须在直视下完成电凝，防止电灼伤。一旦灼伤胃肠壁，可能引起术后胃肠穿孔，必要时应在灼伤处行浆肌层缝合。

5. 胆囊破裂和胆石散落　找到所有的结石，连同胆囊一起放入取物袋取出，同时冲洗上腹腔，必要时置腹腔引流。

6. 术后胆漏　术后胆漏需要在 B 超或 CT 引导下，或者是腹腔镜下行胆汁引流。胆汁充分引流后，小的漏能自动愈合。如果引流出来的胆汁量很多，表明这有可能是较严重的损伤。ERCP 术有助于明确损伤的部位，早期可行 T 形管引流，后期可以在内镜下放支架，降低 Oddi 括约肌的阻力，建立旁道，加速漏的愈合。

7. 术后阻塞性黄疸　多由胆管被钛夹夹闭或引起狭窄所致。早期应解除狭窄和梗阻，行 T 形管引流，后期可行胆肠内引流术。

8. 邻近器官损伤　术中分离胆囊时应将胆囊提起，远离胃、十二指肠、结肠等脏器进行电凝，一般可以避免损伤。一旦损伤应及时修补，必要时开腹修补。术后发现者根据情况行引流或手术修补。

七、临床效果评价

Muhe 对 93 例行 LC 和同期行开腹胆囊切除（OC）的 130 例患者进行了 5 年随访，对比分析发现，其远期不良反应及并发症发生率分别为 27% 和 25%，大多数症状轻微。而 LC 的平均住院日和手术瘢痕问题明显少于 OC。说明 LC 术后远期效果良好。目前，LC 的手术适应证已扩展到一些比较困难的病例，如急性胆囊炎、坏疽性胆囊炎、萎缩性胆囊炎、结石嵌顿、胆囊动脉或胆囊管解剖变异等。与 OC 相比，LC 虽然存在各种并发症，但这绝对不是 LC 技术本身的问题，而术者未遵循 LC 操作原则，操作中粗暴、莽撞或对肝外胆管解剖不够熟悉，对器械性能不够了解，技术不熟练、心理素质欠缺是主要原因。总之，LC 较 OC 有无可比拟的优势，是替代 OC 成为治疗胆囊良性疾病的首选方法；但是其所引起的技术并发症亦应引起 LC 医师的高度重视，术者要经过正规培训，了解腹腔镜外科的特点，掌握腹腔镜外科技术，开展手术的初期请有经验的医师指导，术者对胆道系统解剖和病理改变有较清楚的了解，一切操作做到细心、准确，避免暴力，根据病理改变的特点和术者的技术水平，准确掌握适应证，遇有困难病例及时转为开腹手术是避免或减少 LC 并发症的重要措施。

（柯文波）

参 考 文 献

津纳 , 2010. Maingot 腹部手术学 . 万远廉，刘采村，吴涛，译 . 北京：科学出版社

黎介寿，吴孟超，黄志强，2011. 普通外科手术学 .2 版 . 北京：人民军医出版社

李荣祥，张志伟，2015. 腹部外科手术技巧 . 北京：人民卫生出版社

上西纪夫 , 2011. 肝脾外科常规手术操作要领与技巧 . 戴朝六，译 . 北京：人民卫生出版社

徐国成，韩秋生，王新文，2003. 普通外科手术图谱 . 沈阳：辽宁科学技术出版社

张启瑜 , 2017. 钱礼腹部外科学 .2 版 . 北京：人民卫生出版社

第十二章　肝外胆管结石

肝外胆管结石即使无胆道感染、黄疸发生，也可导致胆汁性肝硬化，或待出现胆道感染、休克时再急诊手术，危险性增大，并发症多，增加手术死亡率。因此，肝外胆管结石应积极行外科手术治疗。治疗原则：①解除胆道梗阻；②取净结石；③通畅引流胆道，预防结石复发；④合理应用抗生素。

第一节　胆总管探查术

一、适应证

1. 单纯性胆总管结石，胆管上下端通畅，无狭窄或其他病变者；若伴有胆囊结石和胆囊炎，可同时行胆囊切除术。

2. 有黄疸、发热等化脓性胆管炎症状，或术中胆管抽出感染胆汁者。
3. 胆道蛔虫症。
4. 胆管明显增粗或疑有胆管结石者。
5. 术中胆管扪及异物或结石者。
6. 有复发性胰腺炎病史，临床有胰腺炎症状，术中见胰头肿大者。

二、禁忌证

严重心、肺、肝、肾功能不全或有其他严重内科疾病不能耐受手术者。

三、术前准备

1. 术前检测心、肺、肝、肾功能，查血电解质、血糖、血脂等。
2. 对有黄疸患者，须检测出血、凝血时间和凝血酶原等有关凝血因子，术前肌内注射维生素 K_1，对有出血倾向的黄疸患者，术前应积极行全身支持疗法、护肝及纠正凝血功能异常的治疗。

3. 术前合理选用影像学诊断检查，包括 B 超、CT、MRI、MRCP 等非侵入性检查，以确定胆总管乃至肝内胆管的病变性质、部位及范围，从而设计合理的手术方案。

4. 对再次或多次胆道手术患者，对每次手术的详细情况、手术中的探查发现、所施手术方式、术后诊断及病理诊断，以及近期的 B 超、CT、MRI、MRCP 及相关的影像学资料，进行认真分析、综合判断，制订手术方案。

5. 术前置胃肠减压管、导尿管。

6. 并发急性梗阻性化脓性胆管炎（acute obstructive suppurative cholangitis，AOSC），可先行经皮肝穿刺胆管引流术（PTCD）、内镜鼻胆管引流术（endoscopic nasobiliary drainage，ENBD），待患者一般情况改善后，再行手术治疗。

四、手术要点、难点及对策

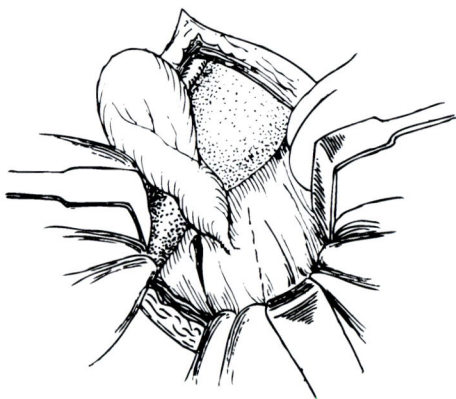

图 12-1　显露肝十二指肠韧带

胆总管切开取石、T 形管引流术为首选方法，因为该方法可保留正常的 Oddi 括约肌功能，手术入路可采用开腹或腹腔镜手术。多选择择期手术，一旦确诊肝外胆管结石就应积极准备手术。对于反复发作或术后残余结石或复发结石也应积极手术。对胆道梗阻，出现黄疸或合并感染者应实施急诊手术。

1. 仔细显露肝十二指肠韧带，于其右缘前方显露，确认胆总管（图 12-1）。难点及对策：再次手术患者的肝十二指肠韧带周围粘连严重，有时显露困难，应从右外侧开始，紧贴肝下缘或肝脏脏面向中线锐性分离，解剖出肝十二指肠韧带的后缘，分离肝床部的粘连，显露出肝十二指肠韧带。因炎症或纤维化胆管壁肥厚辨认困难时，可以用手指插入小网膜孔触摸肝动脉搏动，在其右以细针穿刺，吸出胆汁即可确认胆总管的位置。

2. 切开胆总管的要点　在十二指肠上缘胆总管前壁先用注射器试穿抽得胆汁后，在预定切开的两侧小针细线各缝一针做牵引线，提起牵引线，使前壁浮起，尖刀纵行切开两牵引线之间的前壁，用剪刀向十二指肠侧扩大切口至结石大小；此时尽量注意不要损伤从十二指肠壁发向胆总管的小血管（图 12-2、图 12-3）。

3. 胆总管取石的方法　简单的方法是生理盐水冲洗除去结石，用比胆管内径稍细的橡胶导尿管插入肝侧，后插入十二指肠侧，快速注入生理盐水，边推生理盐水边反复小幅度抽插导尿管，推完盐水后立即拔出导尿管，使结石从胆总管切开处随生理盐水流出，重复操作 2～3 次；或用取石钳或刮匙取石，手法要轻柔；必要时采术中胆道镜探查，用取石网套住结石后取出结石，防止结石残留（图 12-4）。

难点及对策：遇到嵌顿结石，有条件的医院可用液电碎石或钬激光碎石后，生理盐水冲洗取出；如无碎石设备，可行 Kocher 切口，将十二指肠降部游离，用拇指和示指捏住结石，轻轻向上挤压，松动结石，用胆道镜取石网套住结石取出；胆总管下端探查最好使用导尿管，

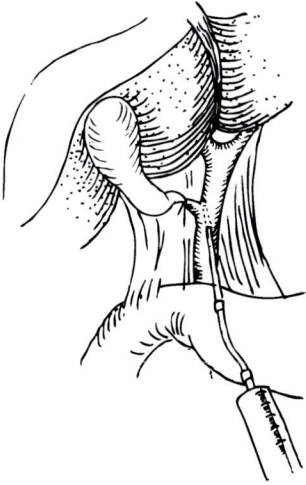

图 12-2　胆总管穿刺

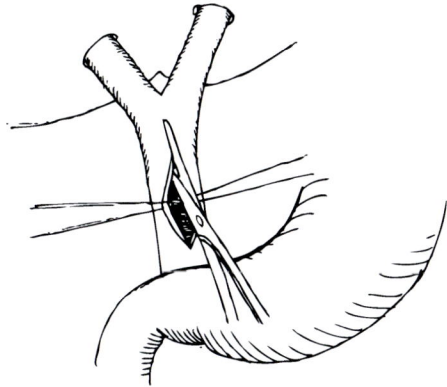

图 12-3　胆总管切开

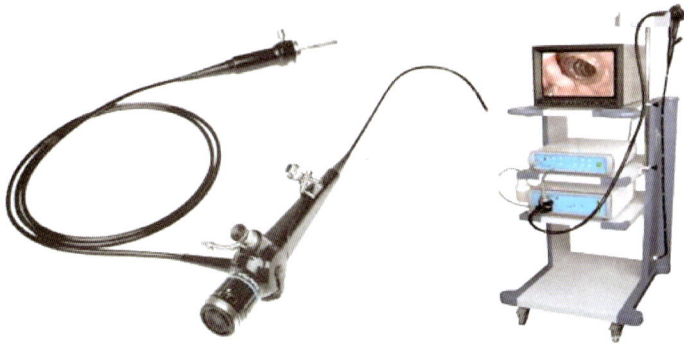

图 12-4　胆道镜

133

尽量避免使用金属胆道探子，防止造成胆管下端或十二指肠后壁损伤。

4. 放置 T 形管引流　常规放置 T 形管，保留术后非手术取石的通道；胆总管下端通畅者，取石后选择合适口径的乳胶 T 形管引流，裁剪其横臂后置入胆总管；用 4-0 可吸收线或细无损伤线缝合胆总管切开处，确保不漏；T 形管经右侧腹壁引出，避免迂曲（图 12-5）。

五、术后监测与处理

1. 观察胆汁引流的量和性状，术后 T 形管引流胆汁 200 ～ 300ml/d，较澄清。如 T 形管无胆汁引出，应检查 T

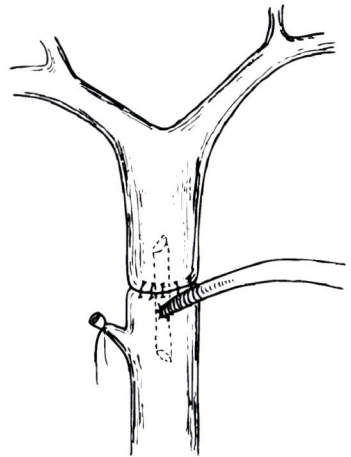

图 12-5　放置 T 形管

形管有无脱出或扭曲；如胆汁过多，应检查胆管下端有无梗阻；如胆汁混浊，应注意结石遗留或胆管炎症未控制。

2. 术后 10～14 天可行 T 形管造影，造影后应继续引流 24 小时以上。

3. 如造影发现有结石遗留，应在术后 8 周待纤维窦道形成后行纤维胆道镜检查和取石，或行内镜下十二指肠乳头切开取石等。

4. 如胆道通畅无结石和其他病变，应夹闭 T 形管 24～48 小时，无腹痛、黄疸、发热等症状可予以拔除腹腔引流管。

第二节　胆总管空肠吻合术

胆总管空肠吻合术又称胆汁内引流术，近年已认识到内引流术废弃了 Oddi 括约肌的功能，因此使用逐渐减少。

一、适应证

1. 良性肝外胆管狭窄　肝总管以下的良性胆管狭窄造成的梗阻无法解除，胆总管扩张。
2. 胆总管末端狭窄　胆总管末端结石引起的炎性瘢痕狭窄，多伴括约肌功能不全。
3. 胆总管结石伴有十二指肠乳头旁憩室，由此引起反复胰腺炎和胆管炎发作。
4. 胆道消化道吻合口狭窄。
5. 反复发作的胆总管结石。

二、禁忌证

1. 胆总管以上的肝内狭窄或结石未能处理者，不应施行胆总管空肠吻合术，否则术后加重肝内胆管感染，使病情进一步恶化。
2. 有严重心、肺、肝、肾功能不全或有其他严重内科疾病不能耐受手术者。

三、术前准备

术前准备同本章第一节"胆总管探查术"。

四、手术要点、难点及对策

胆管空肠 Roux-en-Y 吻合术是现在最为广泛应用的胆肠吻合术式，为防止胆道逆行感染，Y 形吻合的引流襻应超过 40cm，并可采用如人工乳头、人工瓣膜等各种抗反流措施，但效果仍不确定。胆肠吻合术后，胆囊的功能已消失，故应同时切除胆囊。

1. 胆囊切除要点　以 Rouviere 沟为目标，确定胆囊管的位置；将 Hartmann 囊牵向右下方，确定胆囊动脉，处理胆囊动脉，减少出血。

难点及对策：胆囊炎症重的患者分离胆囊床时，不能搞错分离的层面，要有意识地尽量靠近胆囊进行分离，决不能切入肝脏。

2. 显露肝十二指肠韧带，显露及确认胆总管的要点。具体内容同本章第一节"胆总管探查术"。

3. 胆管的切断要点　分离胆管周围粘连时必须彻底止血，视野清楚，如有出血，切忌盲目钳夹，以免损伤门静脉、十二指肠和结肠；通常在肝总管水平切断，采用锐性切断胆管，不用电刀，因电刀传导的热损伤会使胆道术后瘢痕收缩，导致吻合口狭窄，此时一定要注意胆管残端（多于 3∶00、9∶00 处）有无动脉出血和脓性胆汁；没有动脉出血时要向肝门部胆管追加切除直至出血，用电凝或缝合进行止血；若有脓性胆汁要冲洗胆管。由于肝右动脉横穿胆管后方入右肝，游离胆总管后方时，注意保护肝右动脉，防止与胆管一同被游离切断。胆管周围不做过多分离，避免影响胆总管血供。胆管离断后用无损伤血管钳（哈巴狗钳等）夹住断端，防止胆汁污染视野，间断加以开放，防止术后肝功能障碍。

4. 准备 Roux-en-Y 空肠襻的要点　距离十二指肠空肠区 15cm 左右，选空肠系膜血管弓供应良好的部位，切断空肠，空肠远端断端封闭，保留端与远端 40cm 处空肠行端侧吻合；将空肠断端从结肠后方上提（图 12-6），注意不能有张力，吻合操作术中，空肠的口径经常会扩大，因此空肠的开口应比胆管口径要小。

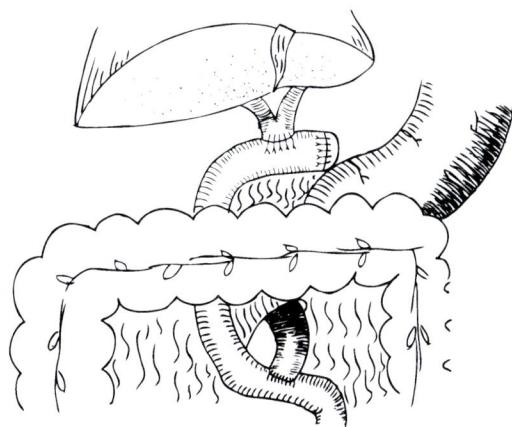

图 12-6　胆总管空肠 Roux-en-Y 吻合

5. 胆管空肠吻合要点　要充分保证胆管血供，尽量外翻缝合，保证管腔的光整平滑，尽量将线结置于管腔外，保证管腔内无异物。胆总管空肠吻合时单层缝合即可，后壁采用连续缝合，前壁视胆总管是否扩张情况，决定是连续缝合还是间断缝合，如胆总管不扩张，选用间断缝合，以保证吻合口够大，且不形成内翻阻隔；如胆总管扩张，选用连续缝合。缝线选用 3-0 至 5-0 的可吸收缝线，连续缝合则多选用单股缝线，如 Prolene 线或 PDS Ⅱ 线，主要理由是缝线光滑，对组织的拖拽损伤小，同时连续缝合抽线方便。

6. 胆肠吻合后是否安置支撑管，应视病变情况而定　一般可不放支撑管，除非胆管内腔细，管壁炎症重，术后存在吻合口狭窄可能，则需置管支撑。胆肠吻合口后方应常规放置引流管，注意引流管不能压迫吻合口。

五、术后常见并发症的预防与处理

1. 胆漏　胆漏发生率为 10%～20%。发生的原因：吻合口缝合不严密、张力过高，吻合口端胆管血运不良、吻合口缝合太密血供不佳等均可引起胆漏。早期胆漏的发生主要是技术原因，晚期胆漏主要是吻合口愈合不良。一旦发生胆漏，易引起吻合失败和远期吻合口狭窄，如合并感染，则后果更严重。

规范的吻合技术是预防胆漏的关键，正确放置腹腔引流管是预防胆漏后引起严重后果的重要手段。大部分胆漏可以通过充分有效的腹腔引流、内镜鼻胆管引流术（ENBD）或经皮肝穿刺胆管引流术（PTCD）等非手术方式治愈。再次手术是治疗严重胆漏最安全的处理方式。

2. 狭窄　发生率为 2%～14%，80% 是吻合口狭窄。吻合口局部血供不良、炎症或感染、吻合时缝针边距过远和支撑管拔除过早都可能引起吻合口狭窄。术后早期狭窄主要是技术问题，包括吻合技术欠佳及手术方式不当。晚期的狭窄主要与吻合口胆管血运不良、胆肠反流、细菌易位和反复结石刺激有关。选择合理的吻合方式、适合的缝合材料和正确的手术方式是避免术后狭窄的主要措施。

此外，胆管内支撑管应支撑至少半年，如术中或术后存在可能引起吻合口狭窄的危险因素，应延长拔管时间至术后 9～12 个月，可有效防止吻合口狭窄。一旦发生吻合口狭窄，会发生反复的梗阻性胆管炎，后期可发生胆管结石和胆汁性肝硬化。狭窄的治疗可以通过内镜直视下或介入穿刺造影下，应用球囊扩张狭窄处。支架置入支撑是治疗狭窄最有效的非手术方式。严重狭窄则需要再次手术治疗。

3. 反流性胆管炎　反流性胆管炎是胆肠吻合后期的主要并发症，发生率为 5%～20%，与 Oddi 括约肌生理功能缺失、胆支肠襻生理功能紊乱和肠道菌群易位有关。反流性胆管炎是经验诊断，目前尚无公认有效的检测和诊断方法。因此，诊断反流性胆管炎必须排除吻合口或其以上胆管狭窄、并存肝内结石等情况。采用联合的抗反流装置效果优于单一的抗反流装置。胆管空肠襻式吻合术从理论上讲可以降低反流性胆管炎的发生率。

六、临床效果评价

胆肠吻合主要方法包括胆总管十二指肠吻合术、胆管间置空肠十二指肠吻合术、胆管空肠 Roux-en-Y 吻合术、胆管空肠 Roux-en-Y 吻合术为基础的各种抗反流术式及胆管空肠襻式吻合术等。由于胆总管十二指肠吻合术后反流性胆管炎发生率高，目前已被主流观点所摒弃。胆管空肠 Roux-en-Y 吻合术最突出的优势就是可以通过充分游离胆支肠襻减少胆肠吻合口的张力，同时利用胆支肠襻的顺行蠕动避免肠内容物的反流。胆管空肠 Roux-en-Y 吻合术是目前胆道重建时采用最多、相对疗效最确定的术式。

（郭兴军）

参考文献

董家鸿，2003.肝胆管结石的临床病理类型与手术方式的选择.外科理论与实践，8(2)：99-100

窦科峰，刘正才，2007.肝胆管结石术后残留结石的原因及其对策.腹部外科，20(6)：338-339

裘文刚，徐江，2014.胆囊结石合并胆总管结石术后复发的危险因素分析.中国普通外科杂志，23(2)：170-173

吴金术，2000.肝胆管结石的诊断与外科手术技术.肝胆外科杂志，8(4)：241-242

吴孟超，吴在德，2008.黄家驷外科学.北京：人民卫生出版社

中华医学会外科学分会胆道外科学组，2007.肝胆管结石病诊断治疗指南.中华消化外科杂志，6(2)：156-160

Kenny R, Richardson J, McGlone ER, et al, 2014. Laparoscopic common bile duct exploration versus pre or post-operative ERCP for common bile duct stones in patients undergoing cholecystectomy：is there any difference? Int J Surg, 12(9)：989-993

Lu J, Cheng Y, Xiong XZ, et al, 2012. Two-stage vs single-stage management for concomitant gallstones and common bile duct stones. World J Gastroenterol, 18(24)：3156-3166

Nuzzo G, Clemente G, Giovannini I, et al, 2008. Liver resection for primary intrahepatic stones：a single-center experience. Arch Surg, 143(6)：570-573

Tsui WM, Lam PW, Lee WK, et al, 2011. Primary hepatolithiasis, recurrent pyogenic cholangitis, and oriental cholangiohepatitis：a tale of 3 countries. Adv Anat Pathol, 18(4)：318-328

Zhu HY, Xu M, Shen HJ, et al, 2015. A meta-analysis of single-stage versus two-stage management for concomitant gallstones and common bile duct stones. Clin Res Hepatol Gastroenterol, 39(5):584-593

第十三章　肝内胆管结石

肝内胆管结石是指原发于肝管汇合部以上胆管内的结石，与肝胆管结石病代表相同的含义，不包括胆囊内排降并上行至肝内胆管的结石，也不包括继发于损伤性胆管狭窄、胆管囊肿、胆管解剖变异等其他胆道疾病所致胆汁淤滞和胆道炎症后形成的肝胆管结石。肝内胆管结石多为胆色素结石，但近年来原发于肝内胆管的胆固醇结石有增多的趋势，这类结石与胆色素结石相比感染症状较轻，肝实质破坏程度亦较轻，但在外科处理原则上是一致的。在我国的华南、西南、长江流域及香港和台湾地区尤为多见，但少见于欧美国家。肝胆管结石的病因目前尚不完全清楚，病理变化复杂且相关并发症多。虽然肝胆管结石病属于良性疾病，但其病情复杂、残石率和复发率较高，常引起严重的并发症如胆汁性肝硬化、胆管癌、感染性休克等，是我国良性胆道疾病死亡的重要原因。由于肝胆管结石病因未清，术后复发率高，远期疗效至今还远不令人满意，其治疗仍是目前胆道外科的难点。

一、肝内胆管结石分型

根据结石在肝内的分布、相应的肝管及肝脏的病变程度及合并肝外胆管结石的情况，2007 年 4 月中华医学会外科学分会胆道外科学组在制定的"肝内胆管结石病诊断治疗指南"中提出以下分型方法：

1. Ⅰ型　区域型，结石沿肝内胆管树局限性分布于一个或数个肝段内，常合并病变区段肝管的狭窄及受累肝段的萎缩。临床表现可分为静止型、梗阻型或胆管炎型。

2. Ⅱ型　弥漫型，结石遍布双侧肝叶胆管内，根据肝实质病变情况，又分为 3 种亚型。

（1）Ⅱa 型：弥漫型不伴有明显的肝实质纤维化和萎缩。

（2）Ⅱb 型：弥漫型伴有区域性肝实质纤维化和萎缩，通常合并萎缩肝区段主肝管的狭窄。

（3）Ⅱc 型：弥漫型伴有肝实质广泛性纤维化而形成继发性胆汁性肝硬化和门静脉高压症，通常伴有左右肝管或汇合部以下胆管的严重狭窄。

（4）E 型：附加型，指合并肝外胆管结石。根据 Oddi 括约肌功能状态，又分为 3 种亚型：① Ea 型，Oddi 括约肌正常；② Eb 型，Oddi 括约肌松弛；③ Ec 型，Oddi 括约肌狭窄。

二、治疗原则

对于有症状的肝内胆管结石需要治疗已无争议，而对于无症状的静止型肝内胆管结石是否需要治疗意见尚未统一，还存在争议。目前多数学者认为，随着病程的发展和演变，多数病例将出现明显症状且有受累肝管恶变的可能，因而主张对于静止型结石也采取积极的手术治疗或经皮行胆道镜取石。目前认为手术治疗仍是治疗肝内胆管结石最有效、最彻底的方法，其治疗原则是去除病灶、取尽结石、矫正胆道狭窄、解除胆道梗阻、通畅引流、防止复发。选择手术治疗肝内胆管结石应遵循以下原则：①肝内胆管结石的外科治疗应以根治性清除病灶为主要目标。②对于Ⅰ型肝内胆管结石，应首选病变肝段规则性切除；对于Ⅱa型和Ⅱb型结石常需联合多种术式和辅助方法进行治疗。③主要肝胆管的狭窄必须修复矫正。④对于结石残留或有复发可能的病例，可在术中设置连通胆道的空肠皮下盲襻，作为术后胆道镜取石的通路。⑤术中充分利用超声、术中胆道造影、术中胆道镜等辅助手段，准确判断病变及切除范围，提高取石效率，降低结石残留率，尽量避免经肝外胆管途径进行盲目的器械取石。

目前手术治疗方法主要有以下 4 种：①肝部分切除术；②肝胆管切开取石术；③肝门部胆管狭窄修复重建术；④肝移植。本章重点阐述肝门部胆管狭窄修复重建术和肝部分切除术。

第一节　肝门部胆管狭窄修复重建术

肝门部胆管狭窄修复重建术常用的手术方法有以下两种：①胆管狭窄成形、空肠 Roux-en-Y 吻合术；②胆管狭窄成形，游离带蒂组织吻合术。

一、胆管狭窄成形、空肠 Roux-en-Y 吻合术

高位肝胆管空肠吻合术用于肝胆管结石合并肝胆管狭窄的治疗。肝胆管狭窄常与肝胆管结石合并存在，并相互加重。这种狭窄常是环形的，并在胆管周围形成增厚的瘢痕，狭窄长短不一。肝胆管狭窄可以是单发的，它以左肝管一、二级分支开口为最常见；也可以是多发的，以肝门部大胆管即左右肝管、肝总管开口为最多见。由于狭窄导致相应肝组织的纤维化、萎缩和健侧肝组织的代偿性增生而呈不规则的肝大，称为萎缩增生复合征（图 13-1）。主要的肝胆管狭窄与肝胆管结石一起常是导致严重胆道化脓性感染、造成患者死亡和患者再次或多次手术的最主要的原因。

（一）适应证

1. 适用于右肝管狭窄、左肝管狭窄、肝总管狭窄、左右肝管狭窄和肝门部胆管狭窄，肝内病灶和上游肝管狭窄已去除的肝门部胆管狭窄病例。在切开肝门部狭窄胆管并进行原位整形的基础上，从 Roux-en-Y 空肠襻与胆管切口侧侧吻合以修复胆管缺损。

2. 弥漫性肝内胆管结石，胆总管上端明显扩张，下端炎性狭窄及畸形，必要时需联合行肝门胆管狭窄成形术。

3. 肝内胆管结石合并胆管狭窄，无法完全切除病肝的患者，在切除部分病肝取尽结石后，

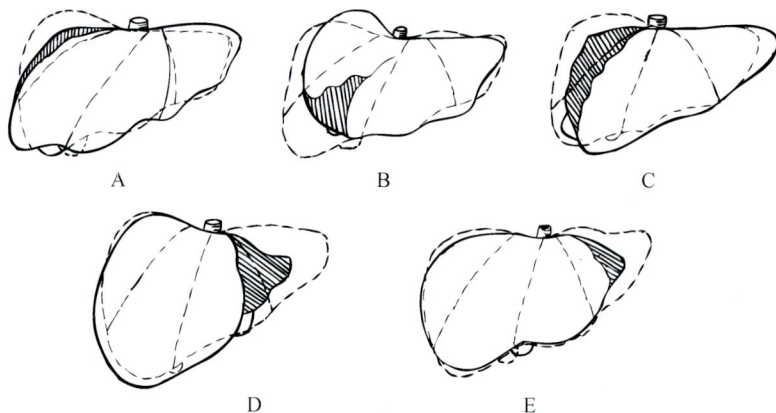

图 13-1 肝胆管阻塞的萎缩增生复合征

A. 右后叶萎缩；B. 右前叶萎缩；C. 右半肝萎缩；D. 左半肝萎缩；E. 左外叶萎缩

行肝断面胆管 – 空肠的 Roux-en-Y 内引流术，以通畅引流。

4. Oddi 括约肌功能丧失是胆肠内引流术的绝对适应证，因为长期胆肠反流会引起反复的胆管炎、吻合口狭窄和结石的复发。

（二）禁忌证

1. 肝功能失代偿，有明显黄疸、腹水、恶病质者。
2. 严重心、肺、肾功能障碍，不能耐受手术者。
3. 肝门部有门静脉海绵状血管瘤，第一肝门无法解剖者。
4. 肝内胆道系统广泛结石，肝内二、三级肝内胆管存在狭窄无法处理者。

（三）术前准备

1. 补充血容量，保持水、电解质代谢和酸碱平衡，尤其要注意对慢性失水和低钾血症的纠正。
2. 加强和改善患者的全身营养状态。给予高蛋白、低脂肪的饮食，并补充足够的热量、多种维生素。梗阻性黄疸患者要注射维生素 K_1。有的患者还需要补液、输血。
3. 检查凝血机制并纠正可能出现的异常。与肝功能检查的结果一并进行综合分析，对肝的储备与代谢功能进行评价。注意保护肝功能，并积极地进行护肝治疗。
4. 进行胆汁细菌学和抗菌药物敏感性试验的调查，以便更合理地使用抗生素。一些复杂病例，常需在术前 2 ～ 3 天开始全身应用抗生素。
5. 控制高血压、血糖等。
6. 术前应行肝脏彩超、上腹部 CT 或磁共振（MRI+MRCP）检查以了解胆道结石情况。

（四）手术要点、难点及对策

1. 手术步骤
（1）右上腹肋缘下做斜行切口。
（2）分离粘连，显露肝十二指肠韧带。

（3）向上分离并牵开肝方叶（Ⅳ段）。若方叶增生、肿大，使肝横裂变深，肝门难以显露，则应先施行肝方叶切除术或肝中裂分离，使肝门部胆管的前方完全暴露。

（4）纵行切开胆总管与肝总管，以直角钳引导，切开狭窄的肝总管上端开口（图13-2）。

（5）再向左切开左肝管狭窄的开口，并将切口向上方扩张的左肝管前壁延长。

（6）剪开右肝管开口处狭窄和狭窄以上扩张的胆管，以细线牵引，逐一探查各肝内胆管开口（图13-3）。

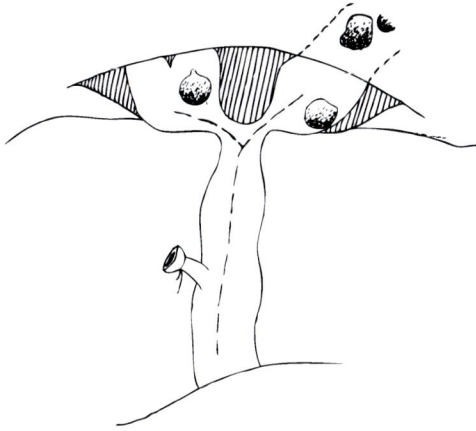

图 13-2　纵行切开狭窄段胆管

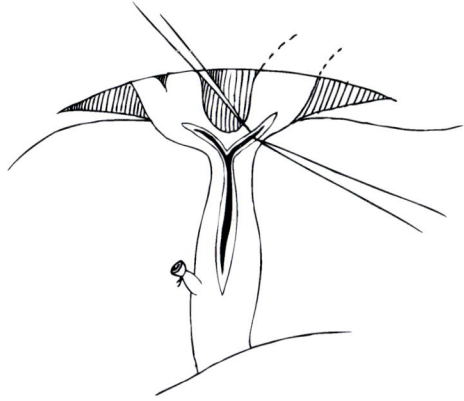

图 13-3　探查肝内胆管

（7）若为肝门部胆管的多个开口狭窄，常需应用成形缝合技术将已切开的各肝管相邻近的侧壁做成形缝合，使各狭窄肝管开口连为一体，敞开作为排胆通道的后壁，完成狭窄肝管的成形缝合（图13-4），而后与一空肠襻做侧侧吻合，以通畅引流。

2. 术中注意要点

（1）为完成肝胆管的显露，常须充分分离肝十二指肠韧带与肝门间的粘连，因反复发作炎症与瘢痕粘连，使得这种分离十分困难，应熟知肝门部解剖，并应注意肝右动脉的走行变异（如在肝总管前面横过），应注意保护。

图 13-4　狭窄段胆管成形

（2）有时肝方叶肿大，使肝门加深，为了有效地显露肝门胆管，须将肿大的肝方叶切除。此时应首先尽可能向上分离肝十二指肠韧带与肝方叶的粘连，用钳夹止血法或用微波手术刀将其切除，注意充分止血。

（3）切开狭窄的肝胆管开口及其上方的扩张肝胆管时，应逐一充分地以细丝线缝扎止血，缝线暂不剪断，留作牵引。

（4）成形缝合应以3-0可吸收线将两肝管侧壁对齐缝合，线结尽量置于管壁外。

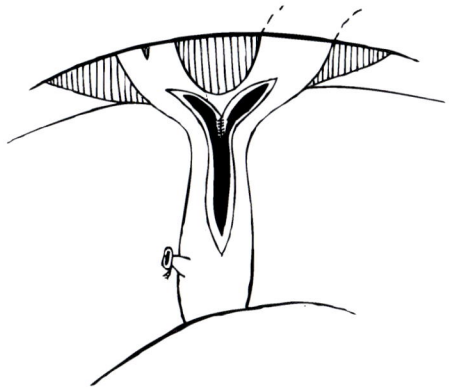

（5）肝管空肠吻合术是在清除结石、去除肝内病灶后，保持胆液畅流的积极措施，其要求：①肝管壁切口与空肠襻切口都有良好的血运，吻合时以一层间断缝合为佳。②吻合口要大，并以侧侧吻合为佳，因其切断了肠壁环肌纤维。尤其忌用空肠端同肝管做吻合，否则极易发生吻合口狭窄。③吻合口应没有张力。④完善黏膜与黏膜的对合。

（6）肝胆管结石合并肝胆管狭窄手术时必须放置某种类型的胆管引流，作为短期的控制感染或作为长时间的支撑引流（图 13-5）。

（7）急性胆管炎期施行手术时，应该做到将 T 形管的一臂放至狭窄处以上的肝胆管。

（8）择期性手术时，亦常用肝胆管 U 形管支撑引流。在肝胆管开口狭窄矫正后：①先以引导器经肝胆管近端穿入肝组织并在肝的膈面（或脏面）穿出；②以双粗丝线牵引一有韧性的硅管（长 50 ～ 60cm）由引导器拽入肝胆管并通过狭窄，一端经空肠引出；③ U 形管带有侧孔，两端均经戳口引出至腹壁外；④ U 形管的放置可以是单侧的，也可以是双侧的（图 13-6）。

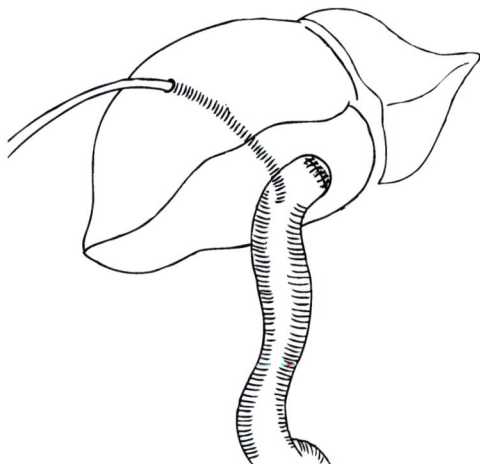

图 13-5　经肝胆管支撑引流　　　　图 13-6　经肝胆管 U 形管支撑引流

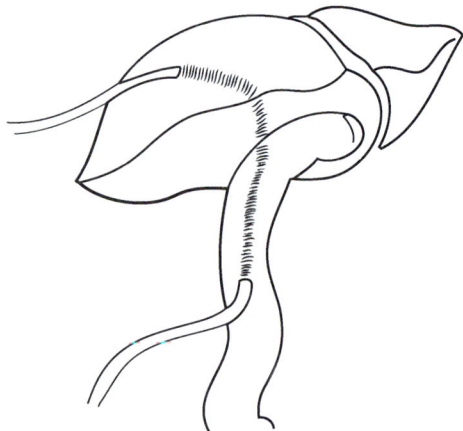

二、胆管狭窄成形、游离带蒂组织修复术

胆管狭窄成形、游离带蒂组织修复术用于胆总管狭窄的修复治疗。对狭窄部位广泛切开整形后选择性地采用带蒂的组织（如胆囊壁、胃壁、空肠壁、圆韧带等）修复胆道，修复狭窄部切开后胆管壁上的缺损，重建肝外胆道。也可截取长度适当的游离空肠段，输出端与胆管缺损进行端侧吻合，输入端关闭并顺位埋置于皮下，作为日后胆道镜清除残留或复发结石的通路。

胆管狭窄的修复手术是指仍然保持胆汁流通的天然通路，以恢复生理功能。该手术的优势：①胆汁经天然通路进入十二指肠；②保持和发挥胆胰管末端括约肌的功能，除生理性调节外，尤其可以避免肠液向胆道内反流所引起的种种危害。胆管狭窄的修复手术主要用在病变范围较局限、远近端胆管改变不重、与周围组织无甚粘连的病例。而远端胆管及括约肌结构与功能正常，是另一个基本要素。

胆管修复手术受到外科界的重视，并进行了大量的研究，积累了丰富的诊疗经验。修复术成功的关键因素：①治疗要早，力争在并发症发生之前进行；②胆管与胆管的吻合应做到黏膜对黏膜；③吻合口要够大并没有张力；④用以完成吻合的组织必须血供良好；⑤必要的吻合口支撑与引流；⑥引流肝下区，避免可能的渗漏与感染。历年来，为有效完成可靠的修复与重建手术，国内外学者从多方面开发可供实际应用的各种材料，实践证明金属代用品、塑料类制品及纺织品均不能达到满意的效果，往往导致修复失败，并进一步增加再修复的困难。而应用患者自体组织的研究报道正在不断积累，值得进一步总结和研究。本文介绍胆管狭窄成形、游离带蒂空肠瓣和胃壁瓣修复术。

（一）适应证

1. 左右肝管汇合部之下的良性肝外胆管狭窄。
2. 肝外胆管狭窄段较短，狭窄部上下方胆管无须施行复杂的手术处理。
3. 损伤性胆管狭窄，特别是部分性狭窄及施行初次修复手术者。
4. 适用于肝内病灶和上游肝管狭窄已去除、尚有结石残留或有复发可能而胆管下端通畅的病例。

（二）禁忌证

1. 胆总管下端狭窄。
2. 肝内外胆管广泛病变须行胆肠吻合术。
3. 不能排除狭窄处有肿瘤的可能，如局部黏膜上皮有非典型增生或尚难排除高分化的硬化性胆管癌者。

（三）术前准备

详细了解病史：胆道疾病患者多有长期反复发作的病史，对每一次发作情况应详细询问诱因，发作有无绞痛、发热、发冷、黄疸及持续时间、治疗情况等；对曾经施行过胆道手术的患者，每次手术的详细情况包括手术中的探查发现、所施手术方式、术后诊断和病理诊断及术前术后的影像诊断资料，特别是手术后经 T 形管胆道造影对提供疾病诊断是可贵的；对患者近期的包括 B 超、CT、MRI、MRCP 及有关胆道影像资料进行认真分析研究，从而得出胆道疾病的初步诊断、进一步的诊断措施及估计所施行的手术方案。

手术前应有 PTC 和（或）ERCP、MRCP 的胆道系统造影检查，以充分了解狭窄的部位、程度、范围，以及上下端胆管的状况。

手术前预防应用抗生素。

术前检测心、肺、肝及肾功能，查血电解质、血糖、血脂、血胆固醇等。

对黄疸患者，须检测出、凝血时间和凝血酶原时间及纤维蛋白原等有关凝血因子，术前肌内注射维生素 K_1；对有出血倾向的黄疸患者，术前应积极进行全身支持疗法、保肝疗法及纠正出血倾向的治疗。

（四）手术要点、难点及对策

1. 胆管狭窄成形、游离带蒂空肠瓣手术步骤

（1）手术切口应避开腹壁上原有的引流管窦道、感染区，若首次手术切口愈合良好，并为时已在 6 个月以上，一般可通过原切口瘢痕（右肋缘下或右腹直肌切口）切开，否则应另设切口。

肝外胆管狭窄有长时间梗阻性黄疸的患者，有可能合并胆汁性肝硬化及门静脉高压症，往往通过原切口的粘连，大网膜与腹前壁间建立丰富的侧支循环，此时可见原腹壁切口周围腹壁静脉明显或怒张，血流方向向上。遇有此种情况，切口应避免经原切口瘢痕或与其平行，而是采用与原切口交叉的新切口，以减少腹壁切开和分离粘连时的大量失血。

腹壁切口两缘分别以消毒巾缝合固定于腹膜缘上，以减少手术中内源性污染的机会。此类患者，因常有胆道感染或局部的慢性感染，手术时间较长，往往容易发生切口感染。

（2）分离肝外胆管的前面及外侧缘，向上达肝门处肝管的分叉部；向下至狭窄部以下正常的胆管，有时需要分开胆总管前壁与十二指肠的黏着，显露十二指肠后胆总管段。

损伤性胆管狭窄特别是以往曾做过狭窄修复但失败的患者，胆总管周围的粘连较多而紧，在辨认和游离胆管时可能有困难，克服的办法是注意肝固有动脉和胆总管下端胆总管旁淋巴结的位置（图 13-7）。肝固有动脉在肝十二指肠韧带上可摸到其搏动，而胆总管旁淋巴结此时往往增大，易于发现。

（3）并不需要游离胆总管的周径，以避免损伤胆管壁的血液供应；在狭窄部，胆管的内侧与后侧常有较多的纤维瘢痕组织，一般不做分离，以保护肝动脉和门静脉分支免受损伤。

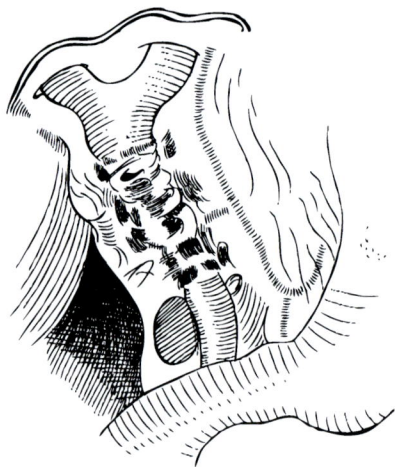

图 13-7　困难胆总管的辨认

144

（4）首先从狭窄部以上扩张的胆管处且在 2 根缝线牵引间切开，探查肝内胆管系统，清除其内的胆泥或结石，留胆汁样品做细菌培养（需氧菌及厌氧菌）及药物敏感试验。然后以直角血管钳向下方探查，逐步切开狭窄处并达到狭窄以下正常胆总管的适当距离，以 3-0 线缝扎胆管壁切开缘上的活动出血点以达到彻底止血。

（5）向下探查胆总管末端开口是否通畅。一般宜首先以 F8 或 F10 的橡皮导尿管探查，若 F10 导尿管能通过，则表明无开口狭窄；如果不能通过，则有狭窄，可换以 Bakes 胆道探子，从 3 号开始。如果狭窄是由十二指肠乳头黏膜炎性粘连所致，金属探子可以将其扩开并逐次扩大而无阻力，也不必再做进一步处理；如果狭窄是由 Oddi 括约肌炎症纤维化所致，则金属探子探查会遇到较大的阻力，此时不能强行扩张，否则创伤会加重括约肌纤维增生甚至发生意外。如果遇到此种情况，术者应重新考虑，是否仍然按原定方案或改做 Roux-en-Y 胆管空肠吻合术；如果按原计划手术，则有必要同时做经十二指肠括约肌成形术，以保证胆汁引流畅通。

（6）以无菌纱布块填塞胆管上切口以减少胆汁污染腹腔，然后转向横结肠以下的腹腔内手术。提起横结肠，找出上段空肠，一般选择空肠的第 3 支血管弓作为空肠瓣的血管蒂，根据胆管上缺损需要修复的长度，切取一段空肠，注意保存其血管蒂动静脉的完整并且系膜应有足够的长度，将上下两端空肠对端吻合并缝合关闭肠系膜上裂隙（图 13-8）。

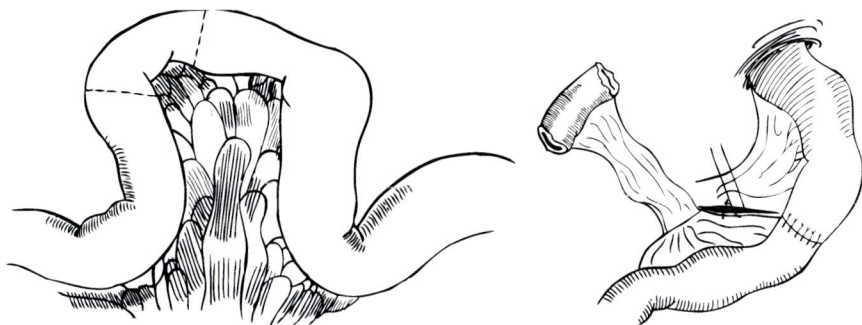

图 13-8　带蒂空肠的准备

（7）切开结肠中动脉左方横结肠系肠上的无血管区，经钝性分离，将已准备好的带蒂空肠段经结肠后向上提至十二指肠的前方肝门处，准备做修复之用（图 13-9）。关闭横结肠系膜上的裂隙和空肠系膜蒂与横结肠系膜根部所形成的空隙，以防术后发生内疝。

（8）胆道的支撑引流管多采用经肝脏途径放置。以 3 号 Bakes 胆道探子经左肝管或右肝管向上在适当的位置穿出肝脏表面，引进一粗丝线，然后将一外径为 3～5mm 的硅橡胶管从里向外牵出，作为经肝脏的胆管内支撑引流；如果修复的范围波及左右肝管时，则需要两侧同时放入引流管（图 13-10）。

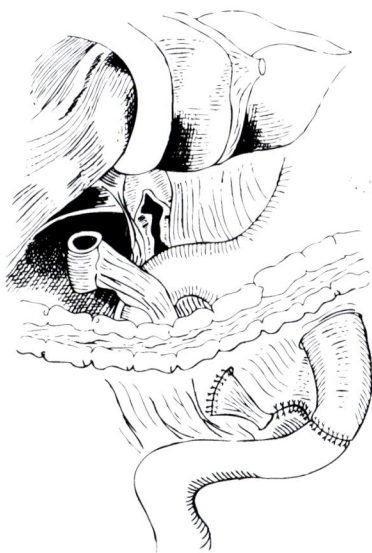

图 13-9　结肠后上提带蒂空肠

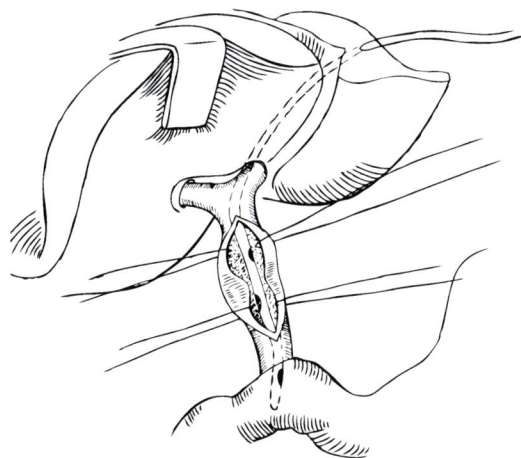

图 13-10　胆道支撑引流管的放置

（9）在游离空肠段的肠系膜对侧缘纵行剪开空肠段，之后再根据胆管上缺损的大小，修剪过多的肠壁组织。

将空肠瓣缝合于胆管缺损上作为胆管的前壁，必须将其血管蒂理顺，防止发生扭结或张力过大影响血液循环。

首先以 4-0 至 3-0 可吸收合成缝线间断单层缝合胆管的外侧壁，缝线结打在腔内；然后，单层间断缝合胆管的内侧壁（图 13-11），使重建的胆管外形整齐，不能参差不齐或有较大的瘘口，然而常达不到不漏水的要求。缝合完毕后，可从内置引流管注入 20ml 的无菌生理盐水，如发现有较大漏口，可用细丝线缝合加固数针。

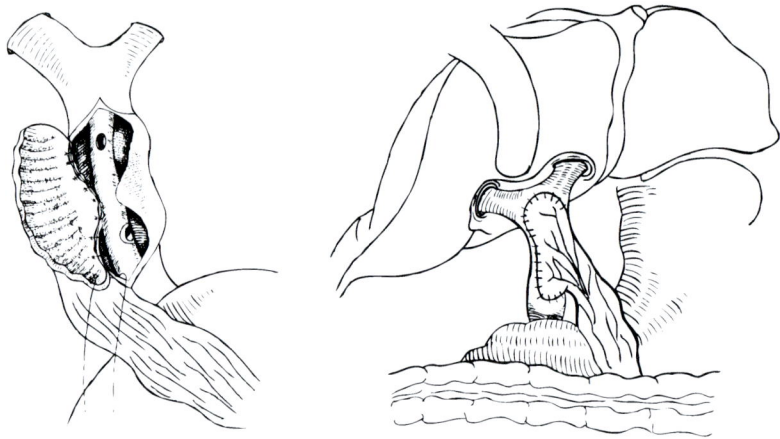

图 13-11　胆管修补

在肝下区、胆管修补的后侧和经肝引流管出肝处，均需放置引流，一般使用橡胶管和潘氏引流，引流物均应在腹壁另做戳口引出，经肝的支撑引流管应在皮肤出口处用线缝好并妥为固定。

2. 胆管狭窄成形、游离带蒂胃壁瓣修复术手术步骤

（1）腹部手术切口选择同胆管狭窄带蒂空肠瓣修复术。

（2）胆管的显露、探查、切开、置管同带蒂空肠瓣修复术。

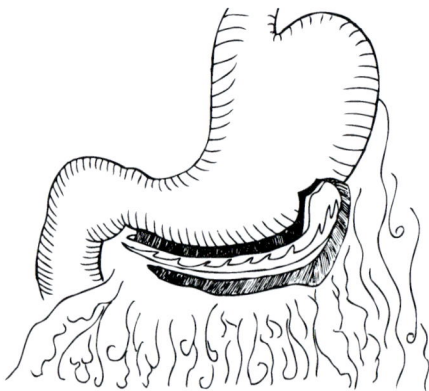

图 13-12　带蒂胃壁瓣准备

（3）将大网膜及胃大弯充分游离，提起胃大弯，一般选择胃右网膜动静脉终点处的胃壁作为胃壁瓣，妥为保存其血供联系；向幽门方向逐步结扎、切断胃网膜血管通向胃壁的各分支以达到足够长度为止（图 13-12）。

（4）根据胆管壁缺损的大小及形状，切取一块全层的胃壁组织，注意保存胃壁瓣有充足的血液循环，妥善结扎胃壁切开处的出血血管，依胃大弯的方向缝合修复胃壁（图 13-13）。

（5）根据胆管缺损大小，修剪胃瓣。由于胃壁较厚，与胆管缝合时较臃肿，最好能将肌层多剪除

2～3mm，显露一圈黏膜及黏膜下层以便于缝合。

（6）用 4-0 或 3-0 可吸收合成缝线间断缝合胆管后侧壁与胃瓣的黏膜层，缝合之后，缝线逐一打结，注意胃瓣血管蒂不要扭结；以相同的方法缝合胃瓣与胆管切口的前侧壁（图 13-14）。之后，再将胃瓣的浆肌层用细线间断缝合固定于胆管外围的结缔组织上，形成缝合线上的一层覆盖组织，有利于减少手术后的胆汁渗漏。

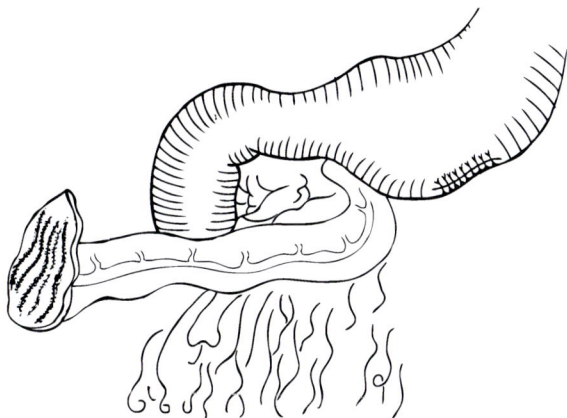

图 13-13　修复胃壁

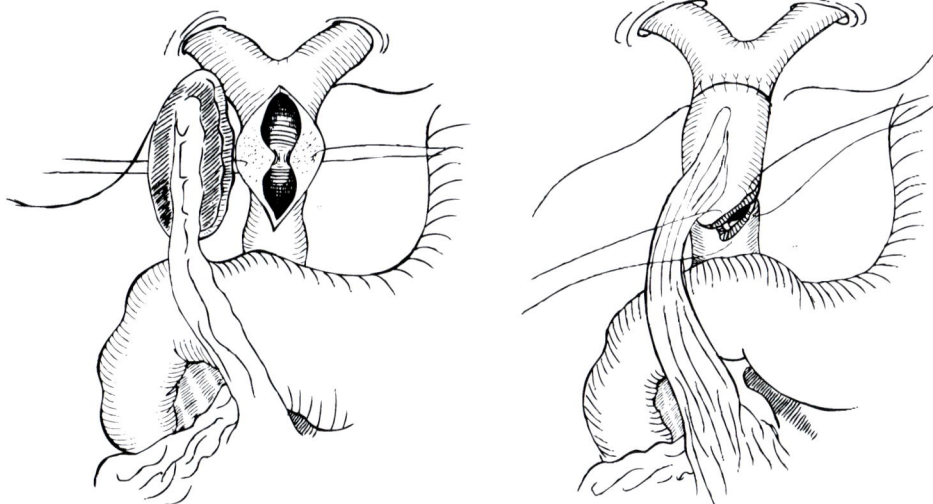

图 13-14　胆管修补

（7）修复完成后，从引流管内注入生理盐水 20ml，若仍有明显的漏出，可再加缝合进行封闭。腹腔内放置引流管。

（8）对于胆总管中段的局限性狭窄，其位置与胃小弯很接近，故亦可以利用胃小弯前壁做一带血管蒂的转移胃壁瓣以修复胆管缺损：①将胃大弯向下方牵拉，根据胆管缺损的大小，在胃小弯前壁上用电凝器划出拟定的切取范围；②选定需要保存的胃右动静脉向小弯前壁的分支（图 13-15）；③全层切取胃小弯前壁瓣，仍与血管蒂相连；④将胃瓣向右侧转移，一般约旋转 90° 便可；⑤先间断缝合胃瓣与胆管切开的内侧缘，然后再缝合其外侧缘；⑥从内置管注入生理盐水以观察有无漏液处（图 13-16）。

（9）其他处理与用大弯侧胃壁瓣者相同。

3. 术中注意要点　带血管蒂空肠补片修复肝外胆管狭窄的目的在于保存正常的 Oddi 括约肌功能。此手术最适宜用于修复部分性胆管狭窄，狭窄下端的胆总管仍保留其正常的宽度，因而最常用于治疗胆囊切除术时的损伤性胆管狭窄。当有长范围的胆管狭窄，特别是当下

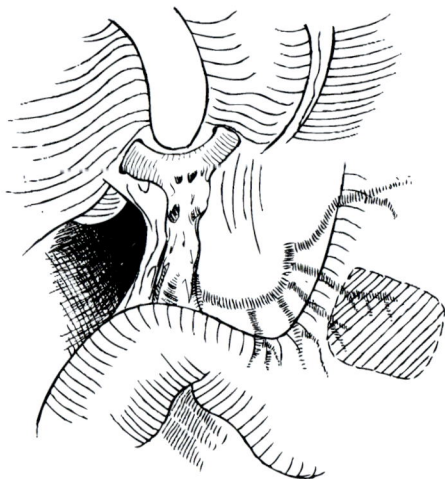

图 13-15　含胃右动静脉的带蒂胃壁瓣　　　图 13-16　胃小弯带蒂胃壁瓣修复完成后

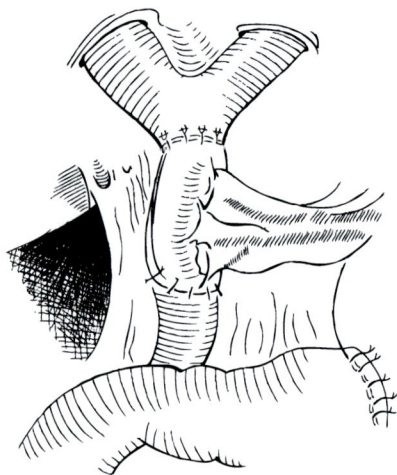

端未能分离出正常的胆管或下端已经发生纤维化及萎缩时则不宜用此手术方法。

手术中胆管内支撑引流管和腹腔内引流管放置在合适的位置甚为重要，因为手术后胆汁渗漏是最常见的并发症，一般持续 2 周左右，若腹腔内引流放置不当，可使胆汁积存甚至发生胆汁性腹膜炎并导致感染。

修复胆管缺损时，胃与肝外胆管同处于一个平面，所以在切取、转移、保存血液供应等方面均比较方便，且胃的容量大，手术并不影响胃的功能。胃壁较厚，血循环丰富，移植的胃瓣仍然保存一定的泌酸功能，所以在切取胃瓣时应注意胃壁上的止血，防止发生继发性出血；同时胃壁切取要准确，避免过大，使缝合不便；胃黏膜仍保留一定的泌酸功能，若胃瓣过大时，可使胆汁的 pH 降低，虽然临床上并未见有何不良后果。

（五）术后监测与处理

胆管狭窄带蒂空肠瓣修复术后做如下处理：

除与一般胆道手术后相同的处理之外，应密切注意腹腔引流液的性质，若为胆汁性液体且量较多时，可通过引流管的内腔放入一细胶管持续吸引，避免胆汁积存，一般在 2 周左右待缝合部粘连形成及愈合后，胆汁渗漏便可自行停止。

经肝硅橡胶管支撑引流可放置 6 ～ 12 个月，平时可将引流管夹闭，若引流管内为胆色素沉渣堵塞，可每隔 3 ～ 4 个月更换新管，换管时先放入一导芯，然后拔管，再沿导芯套入另一新管放至合适的部位。

拔除胆道引流管之前，须做胆道造影检查，需要时亦可通过引流管窦道做纤维胆道镜检查。

胃壁瓣修复后需要禁食、持续胃减压至胃肠功能恢复。

用胃壁瓣修复胆管缺损后，胆汁的 pH 可因进食和胃酸分泌呈一定的周期性改变，当所用补片较大时较为明显。例如，1 例损伤性胆管狭窄胃壁瓣修复患者手术 3 周后，从引流管收集胆汁测定 pH，每小时 1 次，可见早晨自进早餐之后，pH 便有下降，至晚上 8：00 停止进食后，pH 又回升至基础值。1 例所用胃壁补片较小者，胆汁 pH 未见下降，一般行

Roux-en-Y 胆管空肠吻合术者，胆汁 pH 亦未见降低。胃瓣修复术后胆总管内胆汁 pH 虽有降低，但多在生理范围，故临床上并无症状，不需特殊处理，随访的结果亦良好。

第二节　肝部分切除术

胆管梗阻、胆管感染及肝实质损害为肝内胆管结石的基本病理变化，而这些特殊的病理变化导致肝内胆管结石治疗难度高，尤其合并胆管异常（狭窄或扩张）。由于肝内胆管结石沿胆管树呈严格的节段性和区域性分布，肝部分切除术有效地去除了结石，同时也将病变的胆管和萎缩、纤维化的肝实质病灶一并切除，预防了术后结石的复发和肝内胆管的癌变，肝部分切除术成为公认的治疗肝内胆管结石的最佳手术方法。肝叶切除术治疗肝胆管结石病起源于 20 世纪 50 年代，应用日益广泛，逐渐被外科医师所接受，已经成为目前治疗肝胆管结石病最有效的手段之一。

肝叶切除术分为传统的开腹手术和腹腔镜肝叶切除术，主要适用于肝内胆管结石沿肝内胆管树局限性分布于 1 个或数个肝段内，常合并病变区段肝管狭窄及受累肝段萎缩的患者。优点：兼顾肝胆管结石病外科治疗的各项原则。去除结石及感染病灶，同时切除了病变肝组织及相对应的狭窄胆管引流的区域，避免病变的胆管癌变风险，可以联合纤维胆道镜从肝脏断面胆管取石，结石残留率较低。缺点：手术较大、操作复杂、术后出血及胆瘘的风险较胆道探查术高。左肝外叶切除术、左半肝切除术和右肝段切除术是目前实施例数较多的手术方式。其他手术方式如右半肝切除术、双侧肝段联合切除术、肝方叶切除术、保留尾状叶的全肝切除术等，亦逐渐被应用及推广。目前，随着肝脏外科技术的发展，肝叶切除术因为治疗肝内胆管结石的效果显著而越来越被广大患者接受，正成为治疗肝内胆管结石最常用的手术方式之一。

一、适应证

1. 结石局限于肝脏的一段、一叶或一侧的病变，由于肝胆管的长期梗阻及感染，肝组织呈明显纤维化、萎缩或合并肝脓肿，致该部分肝脏丧失功能，并引起较严重的临床症状。

2. 虽属于广泛性的肝胆管结石，但其某一区域（常是左侧）内的结石难以除尽，且已发生该部分肝脏的萎缩、纤维化，有可能影响手术的治疗效果者。

3. 肝叶内广泛的肝内胆管结石，难以用其他方法清除，虽然肝实质损伤尚不严重。

4. 肝胆管狭窄、反复感染不能用其他方法纠正者。

5. 合并有肝胆管外瘘，局部有多发性脓肿者。

二、禁忌证

1. 肝功能失代偿，有明显黄疸、腹水、恶病质者。

149

2. 严重心、肺、肾功能障碍，不能耐受手术者。

3. 切除范围过大，剩余肝组织不能代偿正常生理功能者。

4. 全胆系统充满结石，手术无法根治清除肝内结石者。

三、术前准备

除一般手术的常规准备外，手术前 1 周停用抗血小板凝集药物，以减少术中出血。

控制高血压、血糖等。

术前应行肝脏彩超、上腹部 CT 或磁共振（MRI+MRCP）检查，以了解胆道结石情况。

若患者合并严重胆道感染、梗阻性黄疸，应行 PTCD 外引流术，控制感染，改善肝脏功能后择期行手术治疗。

若残留肝脏体积较小，可先行病变侧肝脏门静脉血流阻断，待肝脏代偿性增大后择期手术。

若患者合并有肝硬化疾病肝功能失代偿，需行吲哚菁绿排泄试验以了解肝脏能否耐受手术。

四、手术要点、难点及对策

手术要点、难点及对策同第六章"肝癌"、第七章"腹腔镜肝切除术"。

五、术后监测与处理

1. 必要的实验室检查　包括血常规，血生化（肝胆系酶），血气、血糖，尿比重、尿渗透压等。

2. 影像学检查　若发热立即行超声检查。肝切除术后发热的三大原因是胸腔积液、肝断面引流不畅、引流管引起。超声检查是发热时应首选的检查，以肝的离断面为重点，检查有无胸腔积液、腹水、腹腔内脓肿等。少量的胸腔积液、腹水和腹腔内脓肿时，超声比胸片、增强 CT 检查更易发现。确认之后，可在超声引导下穿刺引流。超声没能发现发热部位而发热持续时，可行增强 CT 检查，对超声难以观察的部位进行检查。

3. 引流管的管理　在术后最应引起注意的是来自离断面的出血，返回监护室后要注意观察。若出血量达 100ml/h，需再次手术止血。另外，为保持良好的引流，术后第 2～3 天去除纤维块、坏死组织以保持引流管内腔通畅。具体操作时由于用线固定的部位容易堵塞，更换敷料时要从该部位开始充分挤压引流管以避免堵塞。引流量开始减少时，用较细导管置入引流管内，吸除纤维素块及坏死组织。术后第 5 天引流液较混浊时，充分吸除脓液后，用含抗生素的生理盐水缓慢洗净引流管。若无感染及胆漏，从第 7 天开始，每天将引流管拔出 2～3cm，在第 14 天便可以全部拔出。若引流性状没有问题，即使排液量多也不要犹豫，开始往外拔管。腹水流出量较多时，引流管拔除后缝合引流管口。对引流部位的皮肤消毒要超过覆盖伤口且被流出腹水浸透的纱布。

六、术后常见并发症的预防与处理

1.肝切除术后出血　包括肝断面和其他部位的出血,可以发生在术后数小时或数天后。常由术中止血不彻底,血管结扎线脱落,肝断面部分肝组织坏死,继发感染,引流不畅使创面积液感染,凝血功能障碍等引起。预防方法:肝周围韧带往往有许多小血管,尤其是左三角韧带上有比较粗的血管与横膈相通,若合并门静脉高压或粘连时,往往还有扩张的静脉,故在分离韧带或膈肌粘连时应仔细止血,尽量缝合肝裸区的后腹壁粗糙面;肝断面出血点应仔细止血;确定无明显出血点后,用生理盐水冲洗肝断面,以去除凝血块,再对拢缝合;肝断面的部分组织坏死可造成局部感染,缝线随坏死组织脱落而引起严重出血,故对拢缝合时注意供血血管走行和缝合张力;肝切除后引流不畅,可造成创腔积液、感染而导致出血,若考虑有肝内胆管结石合并感染发生可能,则术后充分引流创腔渗出液和应用抗生素;对有出血倾向者,术前必须详细检查凝血功能,并做好充分的术前准备。若术后出血量少,可输注新鲜血和止血药、凝血因子,严密观察出血量。若引流出的新鲜血逐渐减少,生命体征平稳,排除出血积于腹腔后,可不必再手术。若出血量仍较大,不易自行止血时,应手术止血。术后大出血合并感染时,则预后较差。因此,预防是关键。

2.上消化道出血　肝切除术后发生上消化道出血常见于两种情况。一种情况是食管胃底曲张静脉破裂出血。肝切除术时破坏了门静脉的部分属支,加之肝细胞肿胀,导致术后门静脉压力进一步升高,极易造成曲张静脉破裂出血。食管胃底静脉曲张破裂出血,来势多凶猛,若处理不当,易造成死亡。故应积极抢救。措施包括应用药物止血和降低门静脉压力;内镜下注射硬化剂或行三腔管压迫止血;若患者情况允许,可考虑急诊手术行脾切除加贲门周围血管离断术,但再次手术多会进一步加重肝脏损害,应慎重进行。预防方法:在术前常规行胃镜检查,对有重度食管胃底静脉曲张者,在切除肝癌的同时,常规行脾切除加贲门周围血管离断术,可有效防止术后曲张静脉破裂出血。另一种情况是术后应激性溃疡出血。患者多表现为解柏油样便,严重时亦有呕血。此时应与食管胃底曲张静脉破裂出血相鉴别。术前胃镜检查有助于两者鉴别。禁食、口服胃黏膜保护剂及静脉注射制酸剂,常能收到很好的止血效果。预防方法是术后常规经静脉给予制酸剂 3～5 天。

3.肝衰竭　是肝切除术后常见且严重的并发症,也是导致术后死亡的主要原因。肝衰竭的发生与肝硬化程度和肝切除量关系密切。此外,在术中出血量多、麻醉和阻断第一肝门时间长等因素的作用下,可出现急性或慢性肝衰竭。急性肝衰竭往往在术后立即出现,临床表现为脉搏快、呼吸急促、白球比迅速倒置、凝血酶原时间延长、总胆红素急速上升,同时伴有精神症状直至昏迷。慢性肝衰竭的临床表现与急性肝衰竭相似,但发展较为缓慢,经及时治疗多能恢复。

肝衰竭重在预防。一旦发生,则预后不良。对严重肝硬化的患者,术前应行保肝治疗,待肝功能正常后再行手术;术中应尽可能地减少肝门阻断时间;术后保证供氧,静脉滴注极化液、谷胱甘肽、甘利欣和维生素。

对肝衰竭患者,应积极治疗,每天输入大量葡萄糖,可减少蛋白分解和降低血氨,同时给予适量的胰岛素,以促进肝细胞的合成代谢,给予足量维生素 K_1、维生素 B 和维生素 C 等。维持水与电解质平衡。补充谷氨酸钠、谷氨酸钾、精氨酸和门冬酸钾镁。静脉滴注适量甲泼尼龙。同时口服乳果糖，以减少氨的吸收。

4. **胆漏**　肝切除术后会有少量胆汁渗出，但多能很快自愈。若引流出的胆汁样腹水日渐增多，则说明有较大的胆管漏存在。此时应保护引流管，防止脱落，同时应注意保持引流管通畅。一般在1个月内多能自愈。对1个月后仍不能自愈者，可行引流管造影或行ERCP检查，以明确胆漏部位，判断有无自愈可能。对较大胆管的断裂（如左右肝管），多无自愈可能，可试行内镜下鼻胆管引流或内置管支撑术，多能收到较好效果。经上述措施仍不能愈合者，若患者情况允许，应再次剖腹手术。

胆漏的预防主要是在肝切除时仔细结扎肝断面的胆管。笔者的经验是，在肝脏缝合前用干净盐水纱布轻压肝创面数秒，取出纱布后观察有无胆汁染色。有染色部位应仔细检查以便发现漏扎的胆管，直至创面无胆汁染色后再缝合肝脏，这样可有效预防胆漏的发生。

5. **膈下感染**　是一种严重的并发症。肝切除术后混有胆汁的积血，若引流不畅或过早拔除引流管，就可能使液体积于膈下，继发感染，甚至形成膈下脓肿，导致败血症。患者表现为高热不退，上腹部或季肋部疼痛，同时出现全身中毒症状，或伴有呃逆、上腹部压痛、腹肌紧张。怀疑有膈下积液时，即行B超检查，若发现膈下积液，行诊断性穿刺抽液即可确诊。一旦确定膈下积液或感染，应在B超引导下抽出脓液，并注入抗生素或置入PTC引流管持续引流，多可治愈。术后充分引流是预防膈下积液的唯一方法。

6. **胸腔积液**　是肝切除术后较为常见的并发症，尤其是右侧肝切除术后更为常见。右侧胸腔积液远多于左侧，但均为反应性积液。其原因尚不十分清楚，可能是肝切除术后，肝功能不良，出现低白蛋白血症、血浆胶体渗透压下降所致；因离断肝周围韧带，尤其是右肝膈面裸区，使右侧膈肌缺少一层浆膜，在胸腔负压下，液体进入胸腔；肝周围广泛分离导致淋巴管损伤，引起淋巴引流不畅，亦可能是原因之一。本病主要是针对上述原因进行预防。

少量胸腔积液可自行吸收，对积液量较多，特别是影响呼吸者，应在B超引导下行穿刺抽液。对反复抽液效果不佳者，可行胸腔闭式引流术，效果较好。在抽液的同时给予利尿剂和白蛋白等，能促进胸腔积液的吸收。另外，若患者伴有呛咳，胸腔穿刺有危险时，笔者的经验是置入穿刺引流导管于胸膜腔，定期抽或放胸腔积液。

七、临床效果评价

肝内胆管结石的手术治疗是胆道外科的一个难题，是良性疾病中再手术率极高的疾病。自1958年黄志强院士实施世界上首例肝叶切除治疗肝内胆管结石病以来，因该手术结石清除率高、复发率低等优点，目前已成为肝内胆管结石治疗最有效的方法之一。肝内胆管结石是沿着肝内胆管呈节段性分布，因此以肝段为单位行肝部分切除术方能完整切除病变胆管及其引流的肝区，确保手术的彻底性，防止术后复发。肝内胆管结石引发的胆管梗阻、感染及肝细胞损害是其最主要并发的病理改变。而在众多的病理因素中，胆管感染、梗阻是病情反复发作的主要原因，对治疗效果起决定性作用，也是胆道出血、胆管溃疡、胆源性肝脓肿乃至胆管癌等并发症的始动因素。

选择肝部分切除术治疗肝内胆管结石主要根据影像学、开腹探查及术中胆道镜的检查结果。特别当结石集中存在于半肝、肝叶、某肝段中，致使对应肝实质萎缩和纤维化，肝功能尚可代偿，行半肝、肝叶、肝段切除手术无疑是彻底的治疗手段，特别是左肝叶、肝段切除操作更简便快捷。

由于肝内胆管结石患者病情反复发作，常合并梗阻性黄疸、低蛋白血症、肝功能不全、凝血功能障碍，许多患者历经多次手术打击，手术耐受力低下。前次手术粘连使肝部分切除变得更为复杂，侵袭大，会有相应的并发症。本组资料表明，较为严重的并发症有 9 例（14.1%），相比之前国内的 18.6% 已经有所降低。对某些复杂肝内胆管结石患者做好充分的术前准备，根据术前影像学资料，对患者胆道系统解剖结石位置、分布、数量及胆管狭窄的部位和形态要有完整的认识，注意肝内胆管的变异，特别是右后叶胆管的变异。右肝管畸形临床较常见，特别是右后叶胆管直接汇入左肝管，这样的变异使汇入的角度成锐角，术中结石钳取石无法完全取净，此成为结石残留的解剖基础。根据结石分布，有无胆管狭窄及狭窄部位，有无肝萎缩及萎缩范围，肝功能状态选择合理的手术方式，左肝结石首选左半肝切除，右肝结石可采用联合肝段切除或左右半肝两侧肝段联合切除术，虽然技术难度大，但由于切除了结石所在部位，切除了狭窄胆管，特别是不易取石的二级以上胆管，消除了胆道出血、细菌性肝脓肿的发生。胆总管下段通畅，无须行内引流术，T 形管引流可以避免括约肌功能的丧失，避免胆管狭窄未纠正及胆肠吻合继发胆道感染。

在防止并发症方面笔者体会如下：①术前积极护肝治疗，改善肝功能，补充维生素 K，凝血酶原活动度＞60%，纠正低蛋白血症，保护肝肾功能。②手术时机的选择和手术适应证的严格掌握是减少并发症的关键所在。急重症患者可行简单引流术，二期行彻底手术治疗。术前术中应用广谱抗生素，特别是二次胆道手术患者实属必要。③胆漏是肝部分切除术常见的并发症，良好的暴露，彻底术中止血，仔细结扎断缘小胆管，通畅引流腹腔是预防胆漏的主要手段。④术前完全胃肠外营养支持（TPN）治疗能改善患者营养状态，对营养不良患者可以酌情选择使用。⑤重视每一次术前讨论，有针对性地对以往影像资料进行综合分析，充分了解以往的手术情况、手术原因、每次手术方法，明确本次手术需要解决的问题，以确定手术入路，对术中可能出现的问题要有清醒的认识和良好的应对方案，匆忙地决定手术可能会导致患者进行反复多次的胆道手术，从而危及患者的生命。

（秦　涛）

参 考 文 献

程南生, 2006. 肝胆管结石并发症的防治. 中国普外基础与临床杂志, 13(4)：380-381

程南生, 彭其芳, 2005. 肝内胆管结石合并胆管炎和肝脓肿的治疗. 临床外科杂志, 13(7)：408-409

中华医学会外科学分会胆道外科学组, 2007. 肝胆管结石病诊断治疗指南. 中华消化外科杂志, 6(2)：156-161

Chen DW, Tung-Ping Poon R, Liu CL, et al, 2004. Immediate and long-term outcomes of hepatectomy for hepatolithiasis. Surgery, 135(4)：386-393

Chen MF, Jan YY, Wang CS, et al, 1997. Role of hepatic resection in surgery for bilateral intrahepatic stones. Br J Surg, 84(9)：1229-1232

Cheung MT, Kwok PC, 2013. Liver resection for intrahepatic patients. Surg Today, 43(12)：1371-1381

Dong J, Lau WY, Lu W, et al, 2012. Caudate lobe-sparing subtotal hepatectomy for primary hepatolithiasis. Br J

Surg, 99(10): 1423-1428

Fu YL, Nan SC, Hui M, et al, 2009. Significance of controlling chronic proliferative cholangitis in the treatment of hepatolithiasis. World J Surg, 33(10): 2155-2160

Lin CC, Lin PY, Ko CJ, et al, 2013. Hepatic resection for bilateral hepatolithiasis: a 20-year experience. ANZ J Surg, 83(12): 978-984

Shah OJ, Robbani I, Shah P, et al, 2012. Left-sided hepatic resection for hepatolithiasis: a longitudinal study of 110 patients. HPB (Oxford), 14(11): 764-771

Uenishi T, Hamba H, Takemura S, et al, 2009. Outcomes of hepatic resection for hepatolithiasis. Am J Surg, 198(2): 199-202

Yang T, Lau WY, Lai EC, et al, 2010. Hepatectomy for bilateral primary hepatolithiasis: a cohort study. Ann Surg, 251(1): 84-90

第十四章 胆 囊 癌

第一节 胆囊癌概述

原发性胆囊癌（primary carcinoma of the gallbladder）在消化道恶性肿瘤的发病率中居第 5 位，是最常见且最具有侵袭性的胆道肿瘤，其发病率的高低可能与原发于胆囊疾病的发病率相关。发病率随年龄增长而增加，平均年龄为 57 岁，我国胆囊癌的发病率占同期胆囊疾病手术的 1%～2%（黄志强等，2010），女性发病率高于男性，约为 3∶1，80% 合并胆囊结石，手术前诊断符合率低，晚期手术者居多数，故手术切除的远期效果很不满意。胆囊结石并慢性胆囊炎是胆囊癌的危险因素，且危险性随着结石的增大而增高。胆囊癌多见于胆囊底部、胆囊壶腹部和胆囊颈部，为肿块型（80%～90%）和浸润型，组织学类型大多为腺癌（85%），少见的有鳞状细胞癌、腺鳞癌或未分化癌等。胆囊癌易局部侵犯和侵袭血管，易出现局部或广泛淋巴结转移和远处转移，临床表现与胆绞痛或慢性胆石症相似，因而一般被确诊时常常已是晚期，随着腹腔镜胆囊切除术的广泛开展，术后病理意外发现的胆囊癌明显增加。与肝门胆管癌相比，胆囊癌患者中位生存时间较短，易复发，复发后生存时间较短。手术切除并阴性切缘（R_0 切除）是唯一可能治愈胆囊癌的方式。

根据胆囊癌侵犯的深度及淋巴结转移（图 14-1）、远处转移进行分期，用以指导治疗。

155

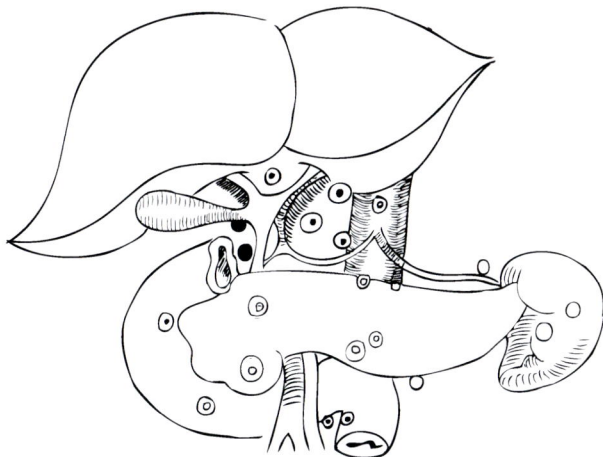

图 14-1 胆囊淋巴结分站

⊙1站　◎2站　○3站

以下为美国癌症联合委员会（American Joint Committee on Cancer，AJCC）对胆囊癌的分期（表 14-1），依据肿瘤分期选择不同的手术方式，以较小的创伤获得阴性切缘。

表 14-1　胆囊癌的 TNM 分期（AJCC，第 7 版，2010）

原发肿瘤			
T_X	原发肿瘤无法判断		
T_0	无原发肿瘤证据		
T_{is}	原位癌		
T_1	肿瘤侵及固有膜或肌层		
T_{1a}	肿瘤侵及固有膜		
T_{1b}	肿瘤侵及肌层		
T_2	肿瘤侵及肌层周围结缔组织，但未突破浆膜或侵及肝脏		
T_3	肿瘤侵透浆膜（脏腹膜）和（或）直接侵犯肝脏，和（或）一个其他的邻近器官或结构，如胃、十二指肠、结肠、胰腺、卵巢或肝外胆管		
T_4	肿瘤侵犯门静脉主干或肝动脉或两个及以上的肝外器官和结构		
局部淋巴结			
N_X	局部淋巴结无法判断		
N_0	没有局部淋巴结转移		
N_1	胆囊管、胆总管周围、肝动脉和（或）门静脉旁淋巴结转移		
N_2	腹主动脉旁、下腔静脉、肠系膜上动脉和（或）腹腔动脉淋巴结转移		
远处转移			
M_0	无远处转移		
M_1	存在远处转移		
分期	肿瘤	淋巴结	远处转移
0 期	T_{is}	N_0	M_0
Ⅰ期	T_1	N_0	M_0
Ⅱ期	T_2	N_0	M_0
ⅢA 期	T_3	N_0	M_0
ⅢB 期	$T_1 \sim T_3$	N_1	M_0
ⅣA 期	T_4	$N_0 \sim N_1$	M_0
ⅣB 期	任何 T	N_2	M_0
	任何 T	任何 N	M_1

第二节　胆囊癌根治性切除术

一、适应证

1. 行开腹 / 腹腔镜胆囊切除术，术中发现为胆囊癌。

2. 术后病理意外提示胆囊癌，肿瘤 T_{1b} 以上。

3. 术中未发现明显的广泛转移。

二、禁忌证

1. 已有腹腔内及远处广泛转移。

2. 肝十二指肠韧带浸润，呈"冷冻"状。

3. 肝脏广泛转移。

4. 高龄、重要器官严重疾病不适合行手术者。

三、术前准备

同一般胆囊切除术前准备。

肝脏 CT 平扫及增强，如有黄疸时行肝胆 MR 平扫加增强及 MRCP。

术前检查提示胆囊占位时，行肠道准备。

预防性使用抗生素，术前放置胃肠减压管，留置导尿管。

老年患者完善心脏彩超、肺功能、血气分析，合并高血压、糖尿病时，需控制血压及血糖后方可进行手术。

四、手术要点、难点及对策

患者取仰卧位，选择右肋缘下斜行切口，向左侧达左上腹部剑肋角，向右侧达第 11 肋骨端，逐层切开，使用大棉垫保护切口，用自动牵开器暴露术野。

探查有无转移，按照壁腹膜→盆腔→肠系膜→胰十二指肠后→肝十二指肠韧带→肝脏→胆囊颈，决定根治性切除的范围和步骤。

取 Kocher 切口，游离十二指肠及胰头，向内侧翻转，至腹主动脉正上方，切除胰头后方、胰十二指肠后上方的淋巴结（13a 组淋巴结），送术中病理检查。游离并保护胰十二指肠后上动静脉，廓清淋巴结时就不容易损伤血管及胰腺，小静脉必须牢靠结扎（图 14-2）。

行下腔静脉和腹主动脉间淋巴结活检（16 组淋巴结），予牵引带悬吊左肾静脉，廓清此区域淋巴结，注意勿损伤右肾动脉（图 14-3）。13a 组淋巴结是胆囊癌淋巴结转移第一站淋巴结和第二站淋巴结的分界点，16 组淋巴结是胆囊癌淋巴结远处转移的分界点。

触摸肝十二指肠韧带左侧搏动感最明显处，切开表面结缔组织，并用牵引带悬吊肝固有动脉，廓清肝固有动脉周围淋巴结。

于胰腺上方离断胆总管，牵引并悬吊门静脉，廓清门静脉旁淋巴结，在肝十二指肠韧带内向上达门静脉左右支，于左右肝管分叉处下游离断肝总管。若无须离断胆管，则予以牵引带悬吊胆总管，廓清胆总管旁淋巴结，与胆囊管与胆总管汇合处离断胆囊管。胆总管的血供来源于 3:00 和 9:00 方向的动脉，注意避免损伤，否则将引起术后胆管狭窄（图 14-4）。

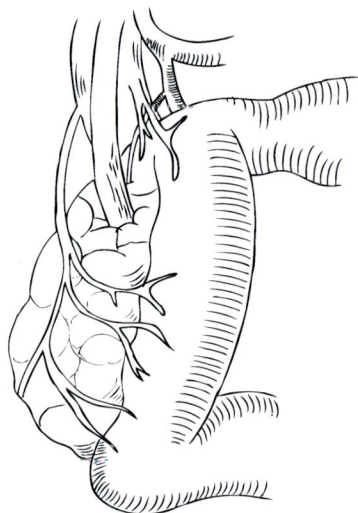

图 14-2　游离十二指肠及胰头

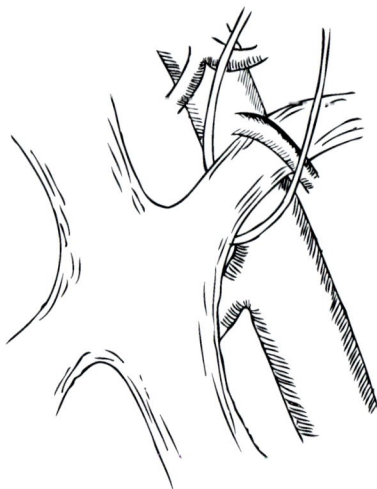

图 14-3　悬吊左肾静脉

T_{1b} 期胆囊癌沿胆囊床 2cm 处标记切肝的离断线，对于胆囊床肝侧的胆囊体部，T_{1b} 期胆囊癌或 T_2 期胆囊癌，或 T_3N_0 且肝床受累 < 2cm 的胆囊癌，需行肝脏Ⅳ b 段 + Ⅴ 段切除；T_3N_1 胆囊癌、肿瘤位于胆囊颈部、侵犯胆囊三角、肝床受累 > 2cm、$T_4N_{0\sim1}M_0$，需行右半肝或右三叶切除。阻断第一肝门后钝性分离肝实质，钳夹肝内的管道，钳夹后切断，最后将肝组织胆囊连同肝十二指肠韧带内的淋巴组织整块切除（图 14-5）。肝创面各管道结扎后，褥式缝合肝断面。胆囊床附近常有较粗大的肝中静脉分支，切除时注意妥善止血。因胆囊床向肝内凹陷，离断肝时需注意勿偏离切除线使得切除范围不够。

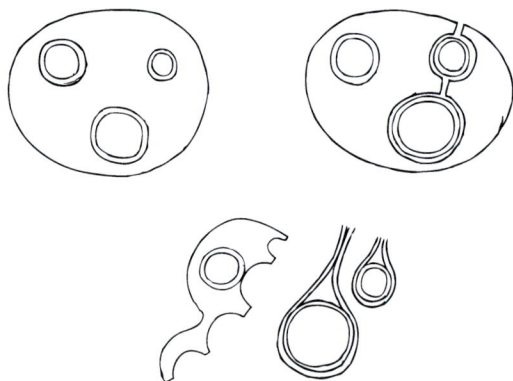

图 14-4　悬吊肝动脉、门静脉

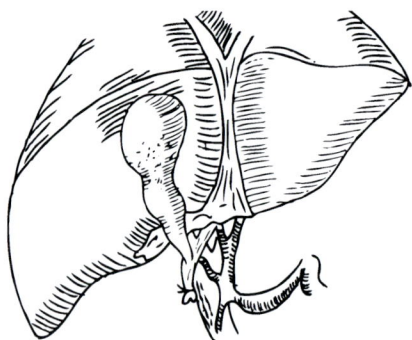

图 14-5　将肝组织胆囊连同肝十二指肠韧带内的淋巴组织整块切除

提起上段空肠，辨认 Treitz 韧带，距 Treitz 韧带下游 20cm 处离断系膜血管弓及肠管，依 Roux-en-Y 胆管空肠吻合术处理空肠，旷置空肠襻约 50cm，近端肠管与远端肠管行端侧吻合（图 14-6）。断端缝合关闭，经结肠后拉至肝门处与肝总管行端侧吻合，距断端 5cm 处切开肠管，大小与肝总管相当，全层间断缝合。若肝总管较细，则略向上剪开以扩大吻合口径，减少术后胆管狭窄，并将吻合口附近肠壁浆肌层与肝包膜固定数针，减少吻合口张力。使用 4-0 或 5-0 可吸收线缝合，当胆管较粗时可以考虑全层连续缝合或者后壁连续缝合、前壁间断缝合，助手需适当拉紧缝线，避免缝合不全。

置腹腔引流管一根于网膜孔，若行胆肠吻合，则吻合口上方、下方各置引流管一根，逐层关腹。

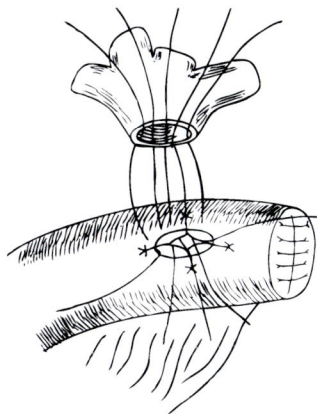

图 14-6　Roux-en-Y 胆管空肠吻合

五、术后监测与处理

1. 术后监测患者的生命体征变化，观察腹腔引流物、胃管引流物、尿液的性质和量，保持引流通畅，观察切口情况。

2. 老年人常合并慢性咳嗽、高血压、糖尿病，需进行相应的监测和对症处理。

3. 每 3 天检测 1 次血常规、肝肾功能、电解质、血糖，若无明显异常，患者无明显不适，3 次后可停止检测。

4. 术后早期鼓励患者床上活动，并采用半坐卧位，鼓励患者早下地活动，促进肠道功能恢复，改善食欲，促进肺功能恢复，采取多种措施防止下肢深静脉血栓形成。

5. 若行胆肠吻合，注意肠外营养支持，引流管于术后 2 周拔除。

六、术后常见并发症的预防与处理

若行胆肠吻合后出现胆漏，无明显腹膜炎体征时，保持引流通畅，给予营养支持，一般能自行愈合。若引流不畅出现腹膜炎体征时考虑 B 超定位下穿刺置管引流。胆漏常在 7～13 天发生，由吻合口水肿消退后愈合欠佳引起，患者常伴低白蛋白血症，给予补充人血白蛋白，并给予充足的肠外营养支持促进吻合口愈合。

术后早期出现腹腔引流管大量血性引流物，伴心率增快、血压降低，血红蛋白下降时，考虑失血性休克，积极输血补液后行手术探查止血。胆囊癌根治术创伤大，术中需注意充分止血。

术前肝功能正常者，术后出现肝功能不良常为一过性，经积极的护肝治疗后好转。若术前黄疸明显，术后黄疸不降或先降后升，考虑肝衰竭可能，寻找可能引起肝功能不良的可纠正原因，如感染、肝肾综合征、肝动脉或门静脉及其分支血栓形成等，如黄疸持续升高则预后不良。

七、临床效果评价

胆囊癌的预后和分期相关，高的 T 和 N 分期、低分化程度、胆总管受侵是疾病特异性生存率不良的独立预测因素。有报道称 I A～Ⅲ和Ⅳ期胆囊癌的中位生存时间分别为 12.9 个月和 5.8 个月。

T_{1a} 胆囊癌常为术后病理报告意外诊断，行单纯性胆囊切除术后，长期生存率接近 100%，除非胆囊管断端提示有癌细胞，否则行根治术不能提高患者的生存率。T_{1a} 胆囊癌的复发率约为 1.1%，复发部位最常见的部位为胆总管（＞50%），如果病理报告示胆囊管断端有癌细胞，则需要行肝外胆管切除术。对 T_{1a} 胆囊癌来说，腹腔镜胆囊切除术和开腹胆囊切除术都是可以的，但要注意如果胆囊不慎破口，胆汁污染腹腔，可能会造成腹膜转移和 Trocar 孔的肿瘤复发，需要注意避免，尽可能通过取物袋将胆囊取出。T_{1a} 胆囊癌发生淋巴结转移的比例＜2.5%，不推荐行淋巴结清扫。

行单纯胆囊切除术后，病理报告示 T_{1b} 分期以上，需要再次手术行根治术。T_{1b} 胆囊癌的手术方式尚有争议，研究表明 T_{1b} 胆囊癌发生淋巴结转移的比例约为 11%，复发率约为 9.3%，但目前还没有明确的证据表明扩大清扫比单纯胆囊切除术可以提高患者的生存率，所以对于此期的肿瘤行扩大清扫和单纯胆囊切除术都可以，在不增加术中术后风险的情况下，必要时（如胆囊管断端示癌细胞，可疑淋巴结转移）有经验的医师可以实施扩大清扫。也有研究指出，T_{1b} 胆囊癌行扩大清扫是获益的，并推荐此术式，在 2015 年 NCCN 的肝胆肿瘤指南上对 T_{1b} 胆囊癌也推荐行扩大清扫术。

对于 T_2 分期以上的胆囊癌，行胆囊切除联合肝切除、淋巴结清扫伴或不伴胆管切除可以提高生存率，淋巴结转移是一个预后指标，它和肿瘤侵犯的深度相关，pT_{1a}，0～2.5%；pT_{1b}，5%～16%；pT_2，9%～30%；T_3，39%～72%；T_4，67%～80%。N_2 淋巴结转移是远处转移，属于ⅣB 期胆囊癌，极少数ⅣB 期胆囊癌患者能够从 N_2 淋巴结清扫中获益。N_2 淋巴结清扫不作为常规进行，局域淋巴结清扫范围为胆囊管淋巴结、胆总管旁淋巴结、肝十二指肠韧带内淋巴结、胰十二指肠后上淋巴结。肝切除的范围目前并无一致意见，有距胆囊床 1cm、2cm、3cm，也有行Ⅳb/Ⅴ段切除的，须注意的是位于胆囊体部的胆囊癌易侵犯肝脏，为保证足够的阴性切缘，也有行肝中叶切除的。在 1990 年，常规切除肝外胆管，认为可以更彻底地清扫肝十二指肠韧带淋巴结及进展期肿瘤的根治性切除，但研究发现肝外胆管切除和生存率无关，肝外胆管切除被选择性实施于肝外胆管受侵犯的患者。腹主动脉旁淋巴结清扫目前尚有争议，有研究指出切除含胆囊癌转移的腹主动脉旁淋巴结后生存率比远处转移及进展至无法行切除术的胆囊癌患者显著提高了生存时间，有研究指出Ⅲ期和Ⅳ期胆囊癌的淋巴结清扫应包含腹主动脉旁淋巴结。

胆囊癌侵犯肝脏和肝癌侵犯胆囊经影像学鉴别有时比较困难，需对患者的既往史、肿瘤标志物、有无合并结石等进行综合分析。当肿瘤侵犯肝动脉和门静脉后，预后极差，很少有患者实施手术切除，对能够完全达到 R_0 切除的患者可以尝试联合肝动脉和门静脉切除。胆囊癌进展时可侵犯结肠或十二指肠，可以联合这些脏器切除以获得阴性切缘，但病例需经慎重选择。

患者出现黄疸时，肿瘤常已侵犯胆总管，是外科手术的相对禁忌证，这类患者往往预后很差，只有极少数淋巴结阴性的患者能够获得 R_0 切除。

为了追求 R_0 切除而扩大胆囊癌的手术范围，扩大肝叶切除的范围行肝中叶切除，扩大右半肝切除、胰十二指肠切除或肝胰十二指肠切除，需要进行这样手术的患者肿瘤分期往往很晚，预后极差，加上手术创伤大，围手术期风险高，需慎重选择病例。

胆囊癌恶性程度高，术中发现与术前检查可能并不一致，常较影像学检查晚，失去根治性手术机会。术前疑诊为胆囊癌的患者，先行腹腔镜探查分期，可以减少 55.9% 不能切除的胆囊癌患者的开腹手术。

对于不能手术切除的胆囊癌患者，中位生存时间为 2～4 个月，一年生存率＜5%，减瘤手术对于胆囊癌来说是无用的，对于不能切除的胆囊癌患者来说，姑息性手术以延长生存时间，改善生活质量，如存在胆道梗阻，不能行胆肠吻合内引流，则行 PTCD、ENBD 减黄，如胃肠道梗阻，则行旁路手术。

外科切除是目前胆囊癌获得治愈的唯一方式，但切除率在 25%～30%，虽然进行了根治术，但仍有约 50% 的患者存在复发的风险，除了 T_1 期胆囊癌外，其余的各期胆囊癌建议行辅助化疗和（或）放疗，以改善生存率、减轻症状，化疗方案可以选择 5-Fu 或希罗达或吉西他滨或铂类或替吉奥。腹腔转移灶热灌注化疗对控制肿瘤广泛转移及恶性腹水具有效果。

在胆囊切除术中，常可见慢性胆囊炎致胆囊壁显著增厚，甚至达 1cm 以上，在标本切下后需仔细检查，寻找可疑病变，必要时行术中冷冻病理切片检查。在术前影像学疑诊为胆囊癌的患者中，如 CT 示胆囊壁呈团块状，动脉期强化，术中发现为慢性胆囊炎伴胆囊积脓。少见特殊类型如黄色肉芽肿性胆囊炎，在胆囊壁内形成黄色斑块或蜡样质性的肉芽肿，为胆囊壁间质组织对胆汁外渗的反应，CT 可见胆囊壁局限性或弥漫性不规则增厚，有时可见胆囊床有浸润性肿块，易疑诊为胆囊癌。

行根治术后半年内应每个月进行 1 次复查，半年后应每 3 个月进行 1 次复查，再根据患者的情况决定以后复查时间。

（胡少勃　郑启昌）

161

参 考 文 献

黄志强，黄晓强，宋青，2010. 黄志强胆道外科手术学. 北京：人民军医出版社

上西纪夫，2011. 胆胰外科复杂手术操作要领与技巧. 谭晓冬，译. 北京：人民卫生出版社

中华医学会外科学分会胆道外科学组，2015. 胆囊癌诊断和治疗指南 (2015 版). 中华消化外科杂志，14(11):881-890

中国抗癌协会，2016. 胆囊癌规范化诊治专家共识 (2016). 中华肝胆外科杂志，22(11):721-728

Agarwal AK, Kalayarasan R, Javed A, et al, 2012. Role of staging laparoscopy in primary gall bladder cancer-an analysis of 409 patients：A Prospective Study to Evaluate the Role of Staging Laparoscopy in the Management of Gallbladder Cancer. Ann Surg, 258(2)：318-323

Batra Y, Pal S, Dutta U, et al, 2005. Gallbladder cancer in India：a dismal picture. J Gastroenterol Hepatol, 20(2)：309-314

Chijiiwa K, Nakano K, Ueda J, et al, 2001. Surgical treatment of patients with T2 gallbladder carcinoma invading the subserosal layer. J Am Coll Surg, 192(5)：600-607

Coburn NG, Cleary SP, Tan JC, et al, 2008. Surgery for gallbladder cancer：a population-based analysis. J Am Coll Surg, 207(3)：371-382

Dai M, Fong Y, Lowy A, 2009. Treatment of T3 gallbladder cancer. J Gastrointest Surg, 13(11)：2040-2042

D'Angelica M, Dalal KM, Dematteo RP, et al, 2009. Analysis of the extent of resection for adenocarcinoma of the gallbladder. Ann Surg Oncol, 16(4)：806-816

Dixon E, Jr VC, Sahajpal A, et al, 2005. An aggressive surgical approach leads to improved survival in patients with gallbladder cancer：a 12 year study at a North American Center. Ann Surg, 241(3)：385-394

Duffy A, Capanu M, Abou-Alfa GK, et al, 2008. Gallbladder cancer(GBC)：10-year experience at Memorial Sloan-Kettering Cancer Centre(MSKCC). J Surg Oncol, 98(7)：485-489

Hardiman KM, Sheppard BC, 2009. What to do when the pathology from last week's laparoscopic cholecys-tectomy is malignant and T1 or T2. J Gastrointest Surg, 13(11)：2037-2039

Hawkins WG, DeMatteo RP, Jarnagin WR, et al, 2004. Jaundice predicts advanced disease and early mortality in patients with gallbladder cancer. Ann Surg Oncol, 11(3)：310-315

Isambert M, Leux C, Métairie S, et al, 2011. Incidentally-discovered gallbladder cancer：When, why and which reoperation? J Visc Surg, 148(2)：77-84

Ito H, Matros E, Brooks DC, et al, 2004. Treatment outcomes associated with surgery for gallbladder cancer：a 20-year experience. J Gastrointest Surg, 8(2)：183-190

Jarnagin WR, Ruo L, Little SA, et al, 2003. Patterns of initial disease recurrence after resection of gallbladder carcinoma and hilar cholangiocarcinoma：implications for adjuvant therapeutic strategies. Cancer, 98(8)：1689-1700

Jensen EH, Abraham A, Habermann EB, et al, 2009. A critical analysis of the surgical management of early-stage gallbladder cancer in the United States. J Gastrointest Surg, 13(4)：722-727

Kai M, Chijiiwa K, Ohuchida J, et al, 2007. A curative resection improves the postoperative survival rate even in patients with advanced gallbladder carcinoma. J Gastrointest Surg, 11(8)：1025-1032

Kohya N, Miyazaki K, 2008. Hepatectomy of segment 4a and 5 combined with extra-hepatic bile duct resection for T2 and T3 gallbladder carcinoma. J Surg Oncol, 97(6)：498-502

Kiran RP, Pokala N, Dudrick SJ, 2007. Incidence pattern and survival for gallbladder cancer over three decades--an analysis of 10301 patients. Ann Surg Oncol, 14(2)：827-832

Kim WS, Choi DW, You DD, et al, 2010. Risk factors influencing recurrence, patterns of recurrence, and the efficacy of adjuvant therapy after radical resection for gallbladder carcinoma. J Gastrointest Surg, 14(4)：679-687

Lee SE, Jang JY, Lim CS, et al, 2011. Systematic review on the surgical treatment for T1 gallbladder cancer. World J Gastroenterol, 17(2)：174-180

Macdonald OK, Crane CH, 2002. Palliative and postoperative radiotherapy in biliary tract cancer. Surg Oncol Clin N Am, 11(4)：941-954

Miyakawa S, Ishihara S, Horiguchi A, et al, 2009. Biliary tract cancer treatment：5584 results from the Biliary Tract Cancer Statistics Registry from 1998 to 2004 in Japan. J Hepatobiliary Pancreat Surg, 16(1)：1-7

Nakamura S, Sakaguchi S, Suzuki S, et al, 1989. Aggressive surgery for carcinoma of the gallbladder. Surgery, 106(3)：467-473

Nishio H, Nagino M, Ebata T, et al, 2007. Aggressive surgery for stage IV gallbladder carcinoma; what are the contraindications? J Hepatobiliary Pancreat Surg, 14(4)：351-357

Oertli D, Herzog U, Tondelli P, 1993. Primary carcinoma of the gallbladder：operative experience during a 16 year period. Eur J Surg, 159(8)：415-420

Ouchi K, Mikuni J, Kakugawa Y, 2002. Laparoscopic cholecystectomy for gallbladder carcinoma：results of a Japanese survey of 498 patients. J Hepatobiliary Pancreat Surg, 9(2)：256-260

Pilgrim C, Usatoff V, Evans PM, 2009. A review of the surgical strategies for the management of gallbladder carcinoma based on T stage and growth type of the tumour. Eur J Surg Oncol, 35(9)：903-907

Regimbeau JM, Fuks D, Bachellier P, et al, 2011. Prognostic value of jaundice in patients with gallbladder cancer by the AFC-GBC-2009 study group. Eur J Surg Oncol, 37(6)：505-512

Reid KM, Medina RDL, Donohue JH, 2007. Diagnosis and surgical management of gallbladder cancer：a review. J Gastrointest Surg, 11(5)：671-681

Sheth S, Bedford A, Chopra S, 2000. Primary gallbladder cancer：recognition of risk factors and the role of prophylactic cholecystectomy. Am J Gastroenterol, 95(6)：1402-1410

Shih SP, Schulick RD, Cameron JL, et al, 2007. Gallbladder cancer：the role of laparoscopy and radical resection. Ann Surg, 245(6)：893-901

Shimada H, Endo I, Togo S, et al, 1997. The role of lymph node dissection in the treatment of gallbladder carcinoma. Cancer, 79(5)：892-899

Shukla PJ, Barreto SG, 2010. Systematic review：should routine resection of the extra-hepatic bile duct be performed in gallbladder cancer? Saudi J Gastroenterol, 16(3)：161-167

Shi YY, Wise PE, Washington MK, et al, 2001. Radical resection improves survival for patients with pT2, and pT3, gallbladder carcinoma. Gastroenterology, 120(5)：472

Suzuki S, Yokoi Y, Kurachi K, et al, 2004. Appraisal of surgical treatment for pT2 gallbladder carcinomas. World J Surg, 28(2)：160-165

Tazuma S, Kajiyama G, 2001. Carcinogenesis of malignant lesions of the gall bladder. The impact of chronic inflammation and gallstones. Langenbecks Arch Surg, 386(3)：224-229

Wakai T, Shirai Y, Yokoyama N, et al, 2001. Early gallbladder carcinoma does not warrant radical resection. Br J Surg, 88(5)：675-678

Wanebo HJ, Castle WN, Fechner RE, 1982. Is carcinoma of the gallbladder a curable lesion? Ann Surg, 195(5)：624-631

第十五章　肝门部胆管癌

肝门部胆管癌是指原发于肝外胆管上段,即左右肝管,肝管汇合部和肝总管的恶性肿瘤,是肝外胆管癌最常见的肿瘤,占肝外胆管癌的 50% ~ 75%。虽然 1508 年就有肝外胆管癌的报道,直到 1957 年 Altemeier 才首次报道 3 例原发性肝门部胆管癌。1965 年 Klatskin 对 13 例肝门部胆管癌进行了较为详细、系统的描述,故后来又被称为 Klatskin 瘤。肝门部胆管癌因其发生部位特殊、呈浸润性生长及与肝门部血管关系密切等特点给手术切除造成极大的困难。长期以来,肝门部胆管癌被认为是无法手术根治性切除的癌肿。近 20 年来,随着影像学和手术技术的进步,肝门部胆管癌的诊断和治疗取得重大进步,手术切除率逐步提高,生存率得到明显改善。但是,对于是否应行扩大根治术、血管切除重建及放化疗等疗效问题依然是肝胆外科及肿瘤科医师所面临的严峻挑战。

肝门部胆管癌根治性切除术

一、适应证

除明确有不能切除征象等手术禁忌证的患者外,均应考虑手术治疗。

二、禁忌证

1. 远处转移　腹膜、肺、远处淋巴结(腹腔动脉、肠系膜上动脉、胰十二指肠淋巴结)等的远处转移。
2. 局部情况　门静脉主干完全为肿瘤包绕或有癌栓;对侧门静脉分支受侵犯并肝萎缩;对侧二级胆管受侵犯。
3. 全身情况　不能耐受手术。

三、术前准备

1. 按黄疸患者的准备要求进行术前准备　应特别注意肝功能(包括胆红素)、凝血功能、血清白蛋白、肾功能。

2. 术前减黄治疗　主要通过经皮肝穿刺胆管引流术（PTCD）进行，评价不一，意见不一。

有学者认为，对肝门部胆管癌的术前减黄处理不能与胰头癌等同对待，后者不需肝脏手术。术前减黄处理可减轻内毒素血症，改善患者一般情况和肝、肾等重要脏器功能，可降低术后并发症的发生率和病死率。Otto 等报道，血总胆红素＞ 115.7μmol/L 者，19 例中 3 例死亡（15.8%）；而低于比值者，40 例中仅 1 例（2.5%）死亡。另有前瞻性研究显示，术前胆管减压治疗并不能降低本病的手术并发症发生率和病死率。并且，PTCD 有固有的并发症，严重者可使手术变为不可能。胆管置管后胆汁含菌率可由 30% 增至 100%，可使围手术期的感染性并发症发生率明显增高。再者，术前胆管减压治疗后，肝功能恢复需 6 周以上，这不符合恶性肿瘤应尽早进行手术治疗的原则，且术前短期减黄可能达不到改善肝功能的要求。而我们的病例数据显示，术前总胆红素 ≤ 171μmol/L 时，术后恢复较快，并发症较少。

3. 术前确定肿瘤范围　术前借助现代影像学检查方法了解肿瘤的范围、局部浸润和远处转移情况，有助于治疗方法和手术方式的选择。Lilkmoe 和 Cameion 认为，联合应用胆道造影和血管造影可以对 86% 患者的治疗方法选择进行预测，应常规进行。术前行 CT 或 MRI 检查的患者，术中发现仍有 1/4 的患者有术前未能显示的隐匿性远处转移灶，即使 PET 对隐匿性转移灶的发现率亦仅 70%；术前影像学检查不能判断切除是根治性或姑息性。Otto 等报道的 59 例中，术前分期判断准确的为 31 例（52.5%），分期过高的为 19 例（32.2%），过低的为 9 例（15.3%）。

4. 关于肝切除与否　大多数专家主张切除患侧肝叶可减少复发机会，也有报道仅行局部肝切除也可取得良好的远期疗效。

四、手术要点、难点及对策

（一）肝门部胆管癌：肝右叶 + 全尾状叶切除

1. 患者取仰卧位，行上腹正中切口加右肋缘下切口开腹（图 15-1）。

2. 开腹后首先进行腹腔内探查，注意判断有无腹水、腹膜表面及网膜上有无种植转移、肝脏有无转移等，接下来确定肝总动脉、门静脉及胆管侵犯情况，判断能否切除。并行 Kocher 切口游离胰头和十二指肠，以探查有无肿瘤侵犯浆膜和淋巴结转移（图 15-2）。

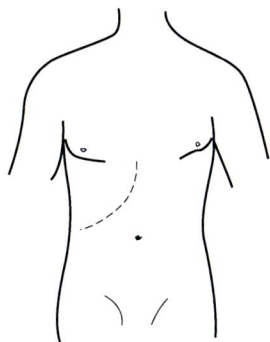

图 15-1　右肋缘下切口　　　　图 15-2　Kocher 游离

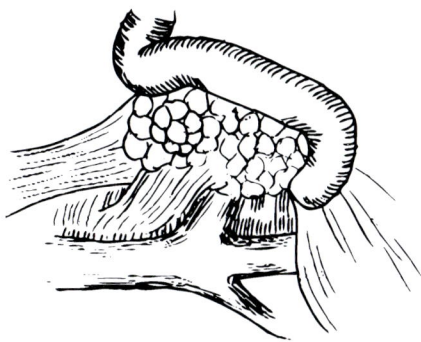

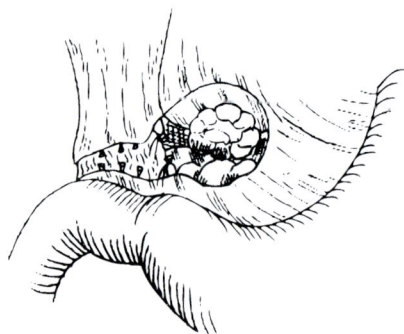

图 15-3 廓清肝动脉周围淋巴结

3. 探查确定可以施行根治性切除时，在十二指肠上缘切开肝十二指肠韧带，依据动脉搏动位置确定并分离肝总动脉和肝固有动脉，用橡皮筋牵拉肝动脉，廓清肝动脉周围淋巴结、神经丛、脂肪组织等（图 15-3～图 15-5）。分离胆总管，在胰腺上缘水平离断胆总管，远端缝合关闭。

4. 牵开肝动脉，分离并清除门静脉周围的淋巴和结缔组织，显露门静脉主干，从鞘内游离门静脉，在橡皮筋牵拉下廓清肝十二指肠韧带（图 15-6），将肝十二指肠韧带内的重要结构达到"骨骼化"。

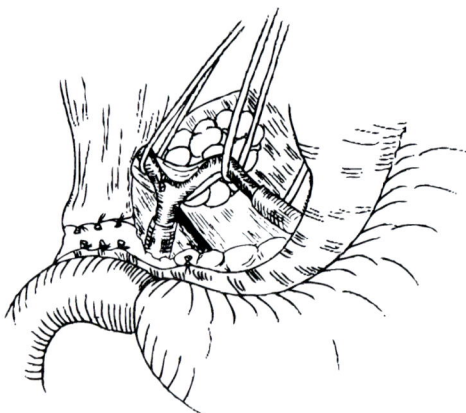

图 15-4 肝动脉的牵拉

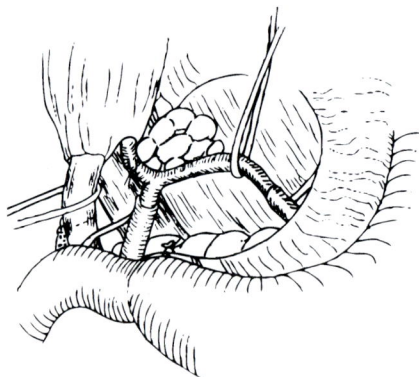

图 15-5 清除肝动脉周围神经丛及脂肪组织

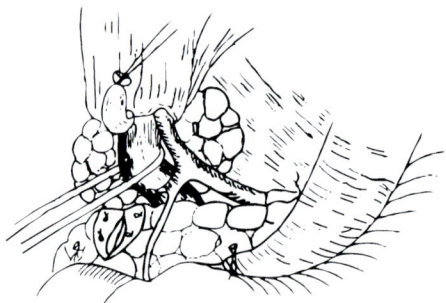

图 15-6 廓清肝十二指肠韧带

5. 游离胆囊，将游离的胆囊和胆总管的断端向上翻起并牵拉，逐步将胆管上段与需保留的肝动脉和门静脉分离。肝右动脉游离后切断（图 15-7）。随后，显露门静脉右支，离断后缝扎门静脉断端（图 15-8）。若肿瘤侵犯需保留的门静脉管壁，则需对门静脉进行局部切除并吻合重建（图 15-9），进一步完成肝门部的廓清（图 15-10）。

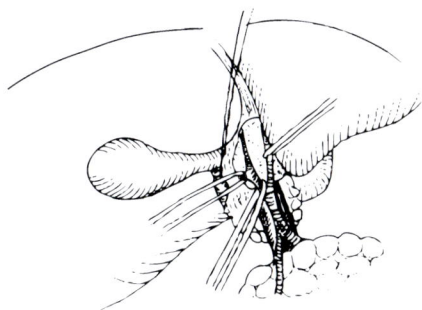

图 15-7　肝左动脉、肝中动脉"骨骼化"
　　　　及肝右动脉的离断

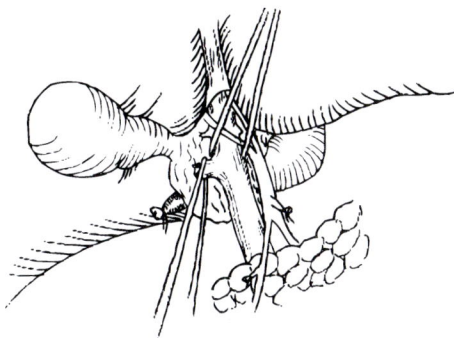

图 15-8　处理门静脉

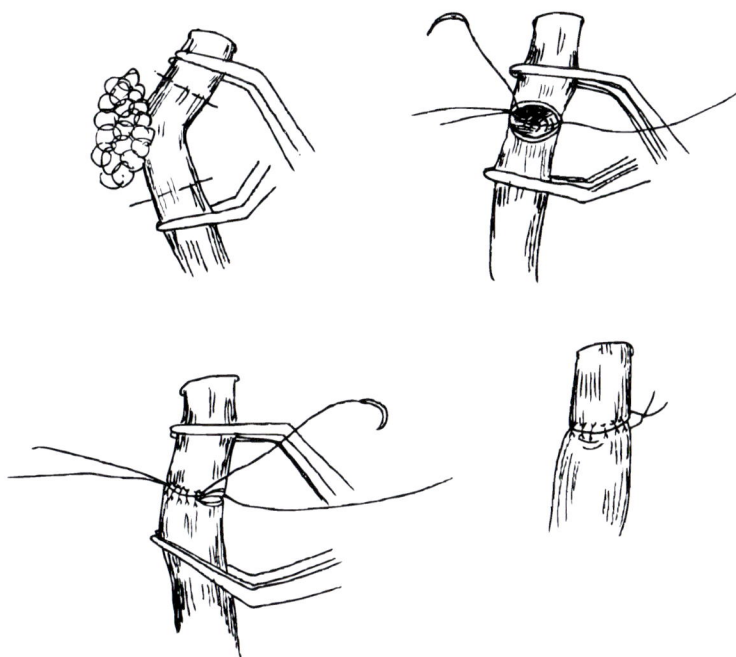

图 15-9　门静脉切除重建

167

6. 用拉钩将肝左外叶向前上方牵拉翻起，显露肝静脉韧带（Arantius 管），在其上端邻近下腔静脉左侧壁处结扎切断，游离肝左尾状叶（图 15-11）。

7. 离断右冠状韧带和右三角韧带，分离第二肝门。离断肝肾韧带，游离肝裸区，显露下腔静脉右侧壁，自下而上依次结扎离断肝短静脉。显露肝右静脉根部，钳夹后切断，断端用 4-0 Prolene 缝线缝闭，并显露肝尾状叶（图 15-12、图 15-13）。

8. 确定肝切断线和肝切除（图 15-14、图 15-15）。

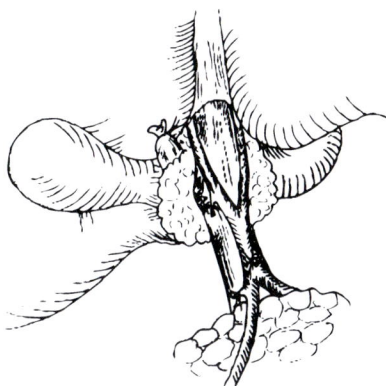

图 15-10　肝门部廓清完成

9. 切断胆管，移除标本（图 15-16）。

10. 胆道重建　必要时先行肝胆管成形，然后行胆肠 Roux-en-Y 吻合（图 15-17）。

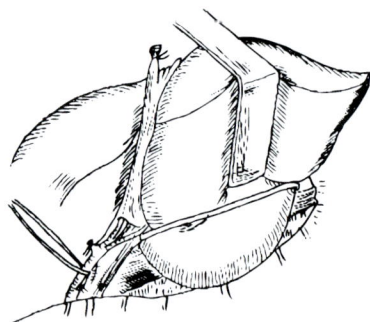

图 15-11　切断肝静脉韧带

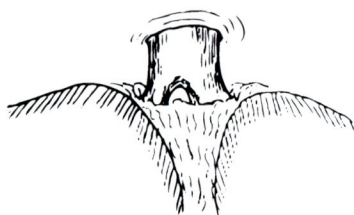

图 15-12　肝右静脉根部的暴露

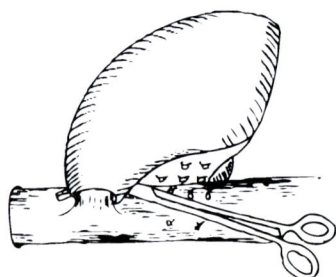

图 15-13　处理肝短静脉和肝右静脉

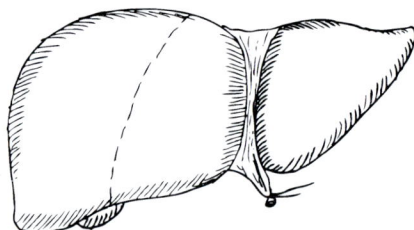

图 15-14　确定肝切断线

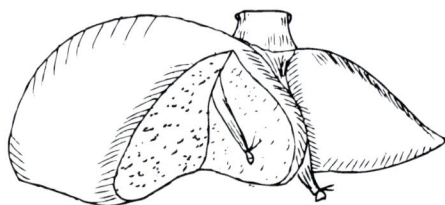

图 15-15　离断肝实质

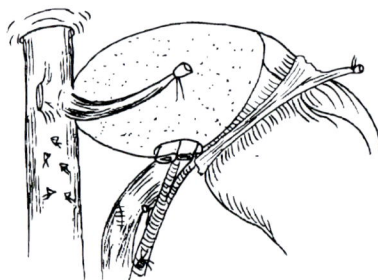

图 15-16　移除标本后

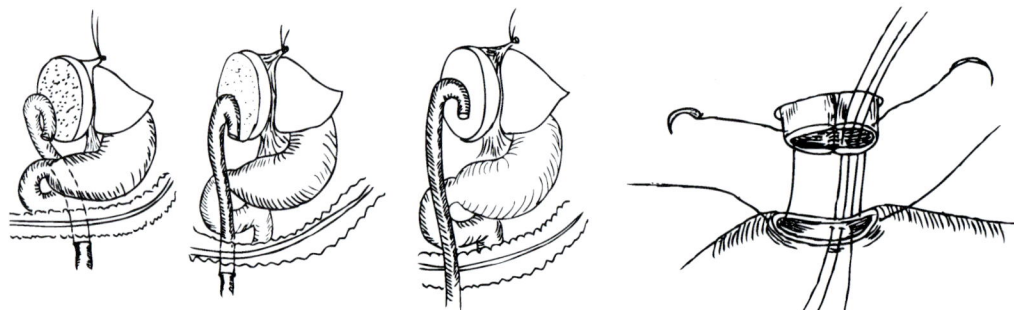

图 15-17　胆肠 Roux-en-Y 吻合

11. 检查肝断面，确切止血后，留置引流管，逐层关腹。

12. 对于切除困难的肝门部胆管癌，行扩大根治性切除可以考虑肝脏入路，先行切开肝实质，找到保留的远端正常胆管，切断后再行处理肝门。如若保留侧门静脉受侵犯，5cm内可行切断端端吻合，如果超出，考虑用人造血管或自体大隐静脉替代。如果保留侧肝动脉受侵犯，可以考虑一并切除后行端端吻合，若缺损较长，可考虑行胃十二指肠动脉翻转与残留动脉端端吻合。

（二）肝门部胆管癌：左肝切除

1. 患者取仰卧位，行右侧肋弓下横切口，开腹后首先判断有无腹膜种植转移和肝转移，然后需探查肝十二指肠韧带，特别是其近端和右侧，以评价癌肿向右浸润的程度。

2. 肝十二指肠韧带的廓清和远端胆管的切断。

3. 处理肝门时，切断门静脉左支并剥离肝门部右侧脉管（图15-18）。

4. 左外叶的游离及尾状叶的分离（图15-19）。

5. 左肝切除及静脉的处理（图15-20）。

6. 右侧胆管的游离和切断（图15-21）。

7. 重建胆道（图15-22）。

169

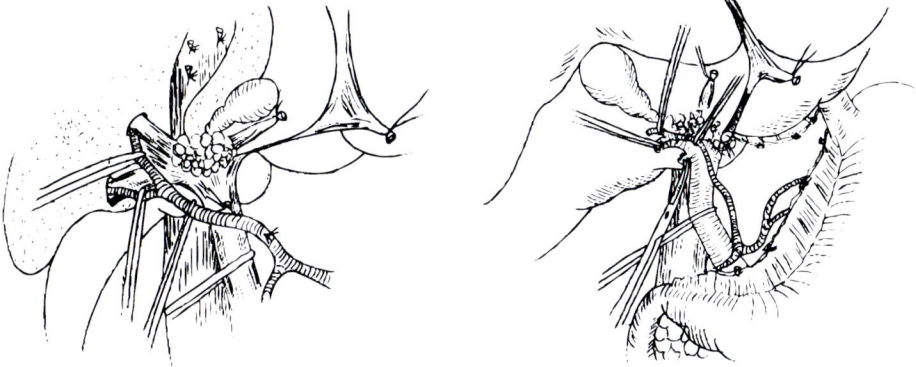

图 15-18　肝门处理

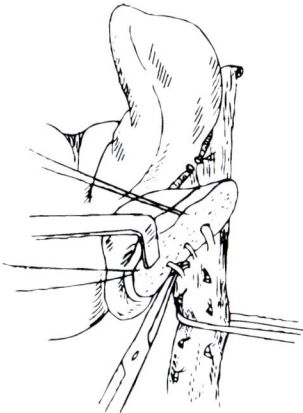

图 15-19　尾状叶的游离翻转

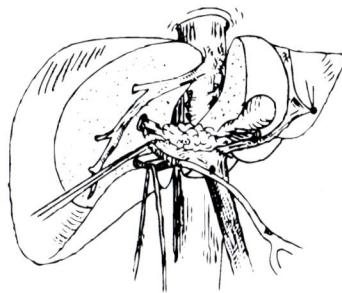

图 15-20　肝切除和静脉处理

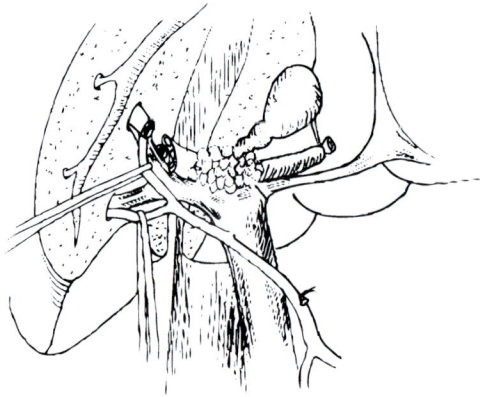

图 15-21 右侧胆管的切断

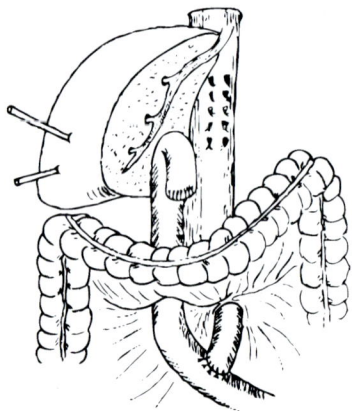

图 15-22 重建胆道

8. 留置引流管，于右膈下、网膜孔、吻合口旁各放置引流管后关腹。

五、术后监测与处理

1. 患者术前多有重度黄疸等表现，术后严密观察患者生命体征及肝肾功能等指标。
2. 保持引流管通畅，注意观察引流液量、颜色及性质。
3. 术后给予胃肠减压 3 天。
4. 术后继续使用抗生素，并根据培养结果调整抗生素使用。
5. 预防应激性溃疡发生。

六、术后常见并发症的预防与处理

1. 腹腔感染　术后腹腔感染危险因素较多，包括术前患者本身因素、围手术期患者的一般状况及手术本身原因，因此腹腔感染预防要注意改善患者围手术期的营养状况、纠正低蛋白血症、保持术后引流通畅、合理使用各种抗生素、术中减少出血、良好的吻合技术等。

2. 吻合口狭窄　多由吻合口张力大、血运差，吻合口内翻过多，术后反复逆行感染或肿瘤浸润所致。因此，术中吻合时应注意避免胆管残端分离过多，保持吻合口无张力。对于胆管炎发作次数较少、症状轻、无黄疸者可行抗感染治疗；若症状较重，可放置支架或手术引流。

3. 腹腔大出血　术后早期出血多为结扎不牢靠或止血不彻底，后期出血也可能由吻合口漏、溃疡导致。腹腔引流鲜血量 > 200ml/h，提示腹腔内有活动性出血，应急诊手术止血。预防以术中确切缝合止血为主。

4. 胆瘘　是最常见并发症。多发生于肝叶切除时肝创面胆管处理不当或由缝合不严密，胆管残端游离过多、血供不佳，吻合口张力过大等导致；亦可发生于经肝引流管穿出肝表面处。近年来研究发现，胆管血供不良是胆瘘发生的重要因素。术中游离胆管时，注意保存胆管两侧和后方的血供，胆管上端断端吻合前应有活跃的动脉性出血。胆漏发生后要注意保持引流通畅，加强营养支持及合理应用抗生素，一般可以通过保守治疗而愈合；对于引流不通畅而导致局限性积液者可采用B超引导下穿刺引流；对于保守治疗无效，形成局限性或弥漫性腹膜炎、腹痛、发热加重或出现中毒性休克时，应积极采取手术引流。

5. 肝衰竭 是围手术期死亡常见原因，多见于肝脏储备功能差的患者。

预防包括结合术前肝功能评测，正确判定手术切除范围，积极进行围手术期保肝治疗，尽可能避免使用对肝肾功能损害大的药物。定期复查肝功能，观察患者有无黄疸加重、烦躁不安、嗜睡等肝衰竭表现。

6. 急性肾衰竭 多继发于老年患者及重度黄疸、高血压、贫血、手术较大者。特征为自发性少尿或无尿、氮质血症、稀释性低钠血症和低尿钠。为减少急性肾衰竭，可于术前纠正患者贫血，改善患者围手术期的营养状况；术中减少出血，合理输液，维持尿量；术后关注患者出入量，维持每天至少1500ml尿量。

7. 应激性溃疡出血 是重症梗阻性黄疸患者术后严重并发症。术前纠正贫血，术中术后补充血容量，抗感染治疗，术后给予患者禁食3天，若患者有应激性溃疡高风险可术后运用质子泵抑制剂，有消化道出血时急检纤维胃镜，确诊的同时局部止血。同时改用质子泵抑制剂，一般保守治疗多能治愈。如出血量大，需行手术治疗。

七、临床效果评价

影响手术切除预后的因素主要包括切缘状态、区域性淋巴结转移和神经侵犯，神经受侵犯者明显影响预后，其他感染及低蛋白血症对预后也有明显影响等。

1. 切缘状态 分为切缘阴性（R_0），切缘镜下癌残留（R_1），大体观癌残留（R_2）。切缘状态是决定预后的关键因素，切缘阴性是能获得长期生存的唯一希望。

2. 区域性淋巴结转移 Silva等认为，淋巴结转移（N_1）与否并不影响手术效果。Otto等报道，淋巴结（－）者的3年生存率为64%，淋巴结（＋）者的为0。

3. 神经侵犯 神经受侵犯者明显影响预后。

4. 其他 感染、低蛋白血症对预后有明显影响。

（程　翔　郑启昌）

参 考 文 献

二村雄次, 2010. 要点与盲点——胆道外科. 2版. 董家鸿, 译. 北京：人民卫生出版社

黄志强，周宁新，黄晓强，2003. 肝门部胆管癌的外科治疗. 中华消化外科杂志，28(4)：229-238

吕新生, 2007. 肝门部胆管癌的诊断和治疗. 中华普通外科杂志，16(2)：161-166

上西纪夫, 2011. 肝脾外科常规手术操作要领与技巧. 戴朝六, 译. 北京：人民卫生出版社

汪谢丹，郑启昌，尚丹，等, 2010. 肝门胆管癌根治术中用胃十二指肠动脉行肝动脉重建. 中华普通外科杂志，25(1)：31-33

第十六章 中段胆管癌

第一节 中段胆管癌概述

胆管癌分为上段胆管癌、中段胆管癌和下段胆管癌。中段胆管癌指发生于胆囊管开口至十二指肠上缘间的胆管癌。它的发生率低，占肝外胆管癌的 10% ～ 25%。由于中段胆管癌与下段胆管癌临床表现类似且常难以鉴别，目前国内外学者多将中段胆管癌与下段胆管癌一并叙述。但中段胆管癌由于病灶局限性，其手术范围多较下段胆管癌小，且其愈后也往往较好，故本章将中段胆管癌单独提出，以强调其治疗的特殊性。

中段胆管癌的诱因与其他肝外胆管癌一致，文献报道其危险因素包括高龄、胆管结石、胆管腺瘤、胆管乳头状瘤病毒、Caroli 病、胆总管囊肿、原发性硬化性胆管炎、溃疡性结肠炎、化学毒物、吸烟、肝吸虫等。胆管癌的发生常伴随胆道慢性炎症，胆管上皮细胞可发生增生 - 非典型增生 - 化生 - 原位癌的阶梯过程。

中段胆管癌的病理分型同其他类型肝外胆管癌，其大体分型包括息肉型、结节型、硬化缩窄型和弥漫浸润型；其组织学分型包括腺癌、腺鳞癌、未分化癌和神经内分泌癌等，其中以腺癌最为常见。

中段胆管癌主要临床表现为无痛性进行性黄疸，若继发胆道感染可出现腹痛及发热，肿瘤坏死、溃疡形成可引起胆道出血。此外，患者还可出现厌食、贫血、体重下降等全身症状。

常规影像学检查（MRI、CT 等）多可对胆管癌做出初步临床诊断，诊断不清可行超声内镜或 ERCP 及活组织检查。对于可行根治性切除术的患者应尽量避免活组织检查，因其可增加肿瘤转移风险。

中段胆管癌的治疗方式依其分期而定，目前多采用 TNM 分期（AJCC 2010）（表 16-1）。0 ～ⅠB 期可行单纯胆管切除术；ⅡA 期行胆管癌联合邻近受累脏器切除术；ⅡB 期行胆管癌切除 + 淋巴结清扫术；Ⅲ～Ⅳ期行非手术治疗。此外，即使 TNM 分期没超过ⅡA 期，对怀疑有淋巴结转移者均应行淋巴结清扫。

临床上可行手术切除的中段胆管癌以ⅡB 期多见，需切除肿瘤及受累组织并进行肝十二指肠韧带"骨骼化"。本章将介绍该术式的基本步骤并探讨肝十二指肠韧带"骨骼化"的要点与难点。

表 16-1　中段胆管癌 TNM 分期（AJCC 2010）

原发肿瘤（T）			
T_X	原发肿瘤无法评估		
T_0	无原发肿瘤证据		
T_{is}	原位癌		
T_1	肿瘤局限于胆管		
T_2	肿瘤超出胆管壁		
T_3	肿瘤侵及胆囊、胰腺、十二指肠或其他邻近器官，但未侵及腹腔干或肠系膜上动脉		
T_4	肿瘤侵及腹腔干或肠系膜上动脉		
局部淋巴结（N）			
N_X	区域淋巴结无法评估		
N_0	无区域淋巴结转移		
N_1	区域淋巴结转移		
远处转移（M）			
M_0	无远处转移		
M_1	存在远处转移		
分期	T	N	M
0 期	T_{is}	N_0	M_0
I A 期	T_1	N_0	M_0
I B 期	T_2	N_0	M_0
II A 期	T_3	N_0	M_0
II B 期	T_1	N_1	M_0
	T_2	N_1	M_0
	T_3	N_1	M_0
III 期	T_4	任何 N	M_0
IV 期	任何 T	任何 N	M_1

第二节　胆管癌根治性切除术

一、适应证

1. II B 期胆管癌；0 ～ II A 期，怀疑有淋巴结转移。

2. 肝功能代偿。

3. 全身情况可。

二、禁忌证

1. Ⅲ～Ⅳ期胆管癌；远处淋巴结转移（超出肝门及胰头周围淋巴结）。

2. 肝功能失代偿。

3. 其他重要脏器功能不全。

三、术前准备

1. 除一般术前准备外，对伴有营养不良，胆管炎或术前胆红素 $> 200\mu mol/L$ 且需行多脏器联合切除者可考虑术前减黄。

2. 凝血功能障碍者应输注维生素 K 或新鲜血浆以改善凝血功能。

3. 所有患者术前应行肠道准备。

四、手术要点、难点及对策

1. 探查腹腔，了解肿瘤有无腹膜及远处转移。

2. 游离胰头和十二指肠，实施肝十二指肠韧带廓清前，必须充分游离胰头和十二指肠。Kocher 手法钝性分离胰头后面，显露下腔静脉、左肾静脉至腹主动脉左缘。从右后面切断 Treitz 韧带，显露肠系膜下静脉（图 16-1）。

3. 廓清胆管周围淋巴结（12b2 组），胰头后方淋巴结（13a 组）及下腔静脉与腹主动脉间淋巴结（16b2 组）（图 16-2、图 16-3）。

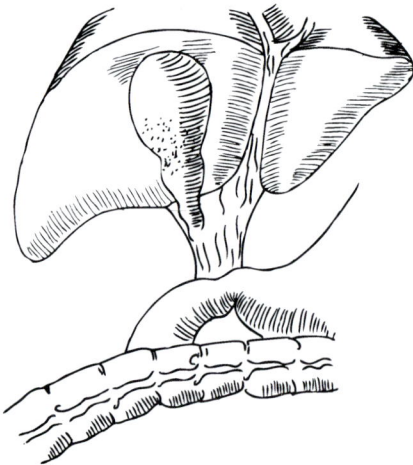

图 16-1 游离胰头和十二指肠

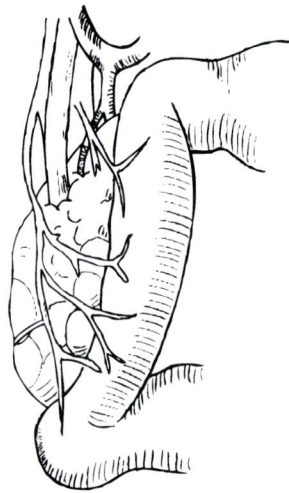

图 16-2 廓清胆管及胰头后方淋巴结

4. 于十二指肠上方切开腹膜，在肝十二指肠韧带右侧找到胆管，牵引胆管，于胰腺内离断胆管，注意不要损伤胰管及胰腺组织（图16-4）。

5. 分离胆囊动脉，结扎切断，从胆囊床上分离出胆囊。将胆囊向右下方牵拉，在肝总管左侧触诊肝左动脉并将其分离显露出来。沿肝左动脉左缘向下分离，显露肝固有动脉，接着分离肝左动脉右缘。沿肝固有动脉向下分离，显露胃右动脉，于其根部结扎切断。沿肝固有动脉追踪肝总动脉，悬吊肝总动脉，以胃左动静脉为标志廓清肝总动脉周围淋巴结（图16-5）。

6. 以左右肝管汇合部为界，切除肝外胆管及肿瘤，廓清肝十二指肠韧带内淋巴结。廓清范围为上缘切离线超过左右门静脉分叉部，下缘切离线在门静脉前壁向下尽量超过胰腺组织。廓清时需将肝总动脉、肝固有动脉及门静脉分别悬吊，形成张力以利操作（图16-6）。

7. 行肝总管空肠 Roux-en-Y 吻合术（图16-7）。

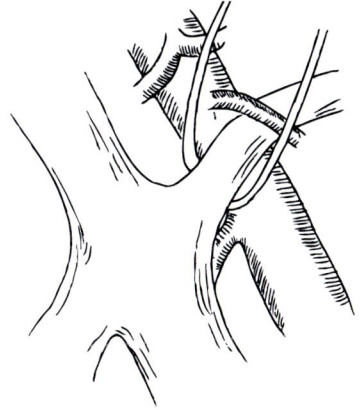

图 16-3　廓清下腔静脉与腹主动脉间淋巴结

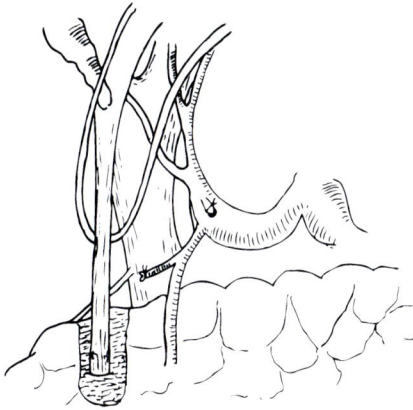

图 16-4　离断胆管

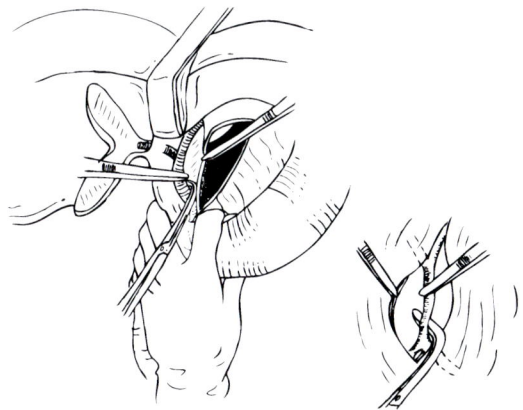

图 16-5　分离肝固有动脉

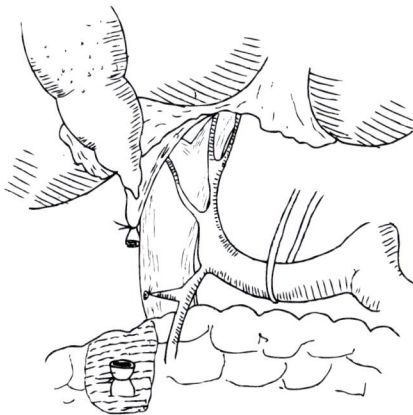

图 16-6　肝十二指肠韧带"骨骼化"

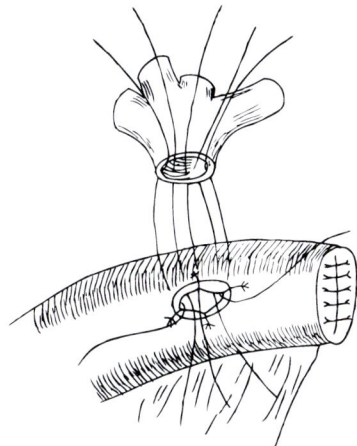

图 16-7　肝总管空肠 Roux-en-Y 吻合

五、术后监测与处理

1. 监测生命体征变化，观察腹腔引流管、胃管等引流物的性质和量，结合血压、心率、中心静脉压、尿量等维持液体平衡。

2. 维持引流管通畅，定期检查及冲洗。

3. 加强营养支持，留置空肠营养管的患者可早期给予肠内营养。

4. 鼓励咳嗽排痰，鼓励早期主动及被动活动，预防肺部感染、深静脉血栓等并发症。

5. 积极处理高血压、糖尿病等合并症。

六、术后常见并发症的预防与处理

1. 胆肠吻合口瘘　通畅引流、营养支持、控制局部感染是处理吻合口瘘的基本原则。引流通畅的情况下吻合口瘘多可自愈，引流不畅时可在 B 超定位下穿刺引流。此外，还应确保瘘口远端的消化道无梗阻。手术操作不当和疾病自身发展均可引起吻合口瘘，术者应精细操作，降低手术失误引起的吻合口瘘。

2. 腹腔内出血　腹腔内出血可因结扎或缝合不全引起，也可因肝功能不全引起，还可因两者共同引起。在补充血容量时应行动脉造影，发现出血点可行栓塞治疗；若栓塞不成功则需考虑是否紧急开腹手术。一般来说，肝功能尚可的患者紧急开腹多能较好止血，肝功能不全患者紧急手术死亡率较高。腹腔出血是严重的术后并发症，重点在于预防。术前需尽量提高肝脏储备功能，术中对血管的缝扎需切实、牢靠。

3. 吻合口出血　吻合口出血可发生于肠肠吻合口及胆肠吻合口。对于肠肠吻合，单层缝合时缝合不够紧密或使用腔内吻合器时容易出现此并发症，手工双层缝合几乎不会出现吻合口出血。大多数情况下肠肠吻合口出血可使用内镜止血，必要时需行开腹手术止血。胆肠吻合口出血多发生于胆道严重感染的患者，行动脉造影可确诊。栓塞止血可能引起吻合口瘘、肝脓肿等严重并发症，选择需谨慎，必要时应紧急手术止血。

4. 肝功能不全　术后肝功能不全多发生于术前肝功能储备较差或黄疸较重的患者，中段胆管癌极少行肝叶切除术，其肝功能不全的发生率相对较低。若出现肝功能不全可使用支链氨基酸、乳果糖、血浆透析和血浆置换等治疗措施，积极控制感染有利于肝功能不全的治疗。

七、临床效果评价

手术完整切除是中段胆管癌唯一有效的治疗方式。完整切除后患者的 5 年生存率约为 40%。R_1 切除患者 5 年生存率约为 10%。对不能切除者，新辅助化疗可能使肿瘤降期，增加根治性手术的机会，可积极使用。不过需强调的是，手术的第一步并不是切除肿瘤，而是进行腹腔探查，排除远处转移。

切缘阳性及瘤周淋巴组织转移是影响预后的独立危险因素。中段胆管癌肿瘤较局限，术中应行冷冻切片，尽量确保 R_0 切除。在进行肝十二指肠韧带"骨骼化"时应规范操作，减少肿瘤残留的可能性。

　　肿瘤横向生长可侵犯胃、十二指肠等邻近器官，经评估若相关脏器能一并切除，在患者全身状况能耐受的情况下，应整块切除以延长患者生存时间。

　　肿瘤侵犯肝动脉或门静脉时需认真评估浸润程度，根据其浸润深度可分为以下5种情况：①肿瘤和血管之间有脂肪分隔；②肿瘤与血管之间有凸面点状接触；③肿瘤与血管有凹面接触或肿瘤部分包绕血管；④肿瘤完全包绕邻近血管，但未造成管腔变化；⑤肿瘤阻塞血管或浸润血管致使管腔狭窄。前3种情况可能保留血管完整切除肿瘤，后两种情况需将血管一并切除。若肝动脉需切除，切除后是否重建依术前肝功能储备而定，一般来说，若术前肝功能良好，切除肝动脉后因门静脉代偿性供血增加，患者不会发生肝功能不全等并发症；若术前肝功能储备差，在切除肝动脉后需行肝动脉重建，以免发生严重的术后并发症。若门静脉受累可切除部分血管或行血管置换术。

　　总之，中段胆管癌应尽可能完整切除，延长患者生存时间，对于不能手术切除或切缘阳性的患者，术后可进行系统化疗或放疗。

（孙　平　郑启昌）

参 考 文 献

二村雄次, 2010. 要点与盲点——胆道外科.2版.董家鸿，译.北京：人民卫生出版社

施维锦, 2010. 施维锦胆道外科学.2版.北京：科学出版社

上西纪夫, 2011. 肝胆外科常规手术操作要领与技巧.戴朝六，译.北京：人民卫生出版社

中华医学会外科学分会肝脏外科学组，国际肝胆胰学会中国分会, 2015. 胆管癌诊断与治疗——外科专家共识.临床肝胆病杂志，(1)：12-16

Gatto M, Bragazzi MC, Semeraro R, et al, 2010. Cholangiocarcinoma：update and future perspectives. Dig Liver Dis, 42(4)：253-260

Murakami Y, Uemura K , Sudo T, et al, 2011. Prognostic factors after surgical resection for intrahepatic, hilar, and distal cholangiocarcinoma. Annals of Surgical Oncology, 18(3)：651-658

Nakeeb A, Pitt HA, Sohn TA, et al, 1996. Cholangiocarcinoma. A spectrum of intrahepatic, perihilar, and distal tumors. Ann Surg, 224(4)：463-473

Noji T, Tsuchikawa T, Okamura K, et al, 2015. Resection and reconstruction of the hepatic artery for advanced perihilar cholangiocarcinoma：result of arterioportal shunting. J Gastrointesti Surg, 19(4)：675-681

Razumilava N, Gores GJ, 2014. Cholangiocarcinoma. Lancet, 383(9935)：2168-2179

Ribero D, Pinna AD, Guglielmi A, et al, 2012. Surgical approach for long-term survival of patients with intrahepatic cholangiocarcinoma：a multi-institutional analysis of 434 patients. Arch Surg, 147(12)：1107-1113

Shigeta H, Nagino M, Kamiya J, et al, 2002. Bacteremia after hepatectomy：an analysis of a single-center, 10-year experience with 407 patients. Langenbecks Arch Surg, 387(3-4)：117-124

第十七章　下段胆管癌

下段胆管癌一般是指胰腺上缘至十二指肠壁之间胆管发生的癌，约占 18%。下段胆管癌多发生于男性，早期缺乏特异性临床表现，手术切除率为 50%～75%，而 5 年生存率为27%～37%。其标准术式为根治性胰十二指肠切除术（PD），并进行肝十二指肠韧带及肠系膜上动脉周围的淋巴结及神经丛的廓清。在一些早期的病例可行保留幽门的胰十二指肠切除术（PPPD），尽管早期胃排空恢复较慢，但远期生活质量较好。下段胆管癌的扩大手术系指在可疑血管侵犯时施行的包括门静脉切除及血管重建在内的扩大胰十二指肠切除术。对于不能切除病例，则采取各种减黄手术，如胆肠吻合术。

第一节　胰十二指肠切除术

一、适应证

对于下段胆管癌，经探查无腹腔广泛转移，且患者全身状况可耐受手术的应行胰十二指肠切除术（Whipple 手术）。

二、禁忌证

1. 腹腔内已有广泛转移，如腹膜表面或大网膜上有肿瘤转移性结节或肝十二指肠韧带以外的广泛淋巴结转移。
2. 全身情况差，重要器官功能衰退，不能耐受大手术者。

三、术前准备

1. 对心、肝、肺、肾等重要脏器功能进行检查与评估。
2. 胸部 X 线检查肺部情况及有无转移灶。
3. 纠正低蛋白血症、血糖及水、电解质紊乱。
4. 对于黄疸患者，注意补充维生素 K，不建议常规行胆道引流术，如患者合并发热及胆管炎表现，建议行胆道引流，以控制感染，提高围手术期安全性。

5. 注意术前给予患者营养支持治疗，以增加对手术的耐受性。

6. 胃肠道准备。术前3天进流质饮食，并口服庆大霉素加甲硝唑，减少肠道菌群数量，每晚灌肠1次，如怀疑手术涉及结肠，术前应给予清洁灌肠准备。

7. 术前30分钟给予预防性抗生素，术中根据情况必要时给予补加剂量，直至术后24～48小时。

8. 术前留置胃管、导尿管。

9. 有吸烟习惯患者，术前2周停止吸烟；术前晚可给予镇静剂，以保证患者充足睡眠。

四、手术要点、难点及对策

1. 手术切口　根据术者的习惯而定，可行右侧经腹直肌切口，也可行右肋缘下的斜切口或上腹部横切口，跨中线延伸至左上腹。此外，对于高度肥胖者，亦可采用肋弓下横切口加正中切口（即"人"字形切口）。

2. 腹腔探查

（1）一般性探查：开腹后注意有无腹水及腹膜转移，探查的顺序应由远到近，依次探查盆腔、肝脏、肠道、肠系膜、腹膜后淋巴结有无转移。如有转移，则说明已属晚期，应放弃根治性切除手术而行姑息性手术。若腹腔探查发现转移性结节，应取出做病理检查。当胆总管下段肿瘤引起胆道梗阻、胆囊及胆管扩张时，必要时可行胆囊底部穿刺减压以方便腹腔探查的进行（图17-1）。

（2）胰头及十二指肠的游离

1）切开十二指肠降部外侧腹膜，应用Kocher手法将十二指肠第2段连同胰头部从腹膜后向前游离（图17-2），胰头及十二指肠后方与腹膜后组织

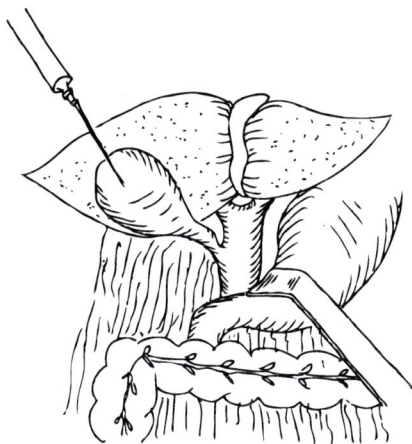

图17-1　胆囊穿刺减压

间有一个主要由疏松结缔组织组成的潜在间隙，沿此间隙小心向左分离至腹主动脉前方，同时相应游离十二指肠第3段，将胰头及十二指肠向左翻起，探查胆总管下段肿瘤的局部进展情况及与下腔静脉、腹主动脉之间有无粘连（图17-2）。下段胆管癌常表现为局部坚韧肿块，若术前尚未确诊，术中可采取胆管内搔刮或细针穿刺涂片进行快速病检，以帮助诊断。

2）切开肝十二指肠韧带浆膜，剥离暴露肝固有动脉，切断结扎胃右动脉，进而向下剥离暴露肝总动脉、胃十二指肠动脉，于根部结扎胃十二指肠动脉，胃十二指肠动脉主干有时较短，可以先穿过一根丝线进行牵引，然后再向远端分离足够长度，用双重丝线结扎，尽量靠近远端结扎切断，近端加一道缝扎，以防滑脱出血（图17-3），并用手指沿门静脉前壁探查下段胆管肿块是否侵犯门静脉（图17-4）。

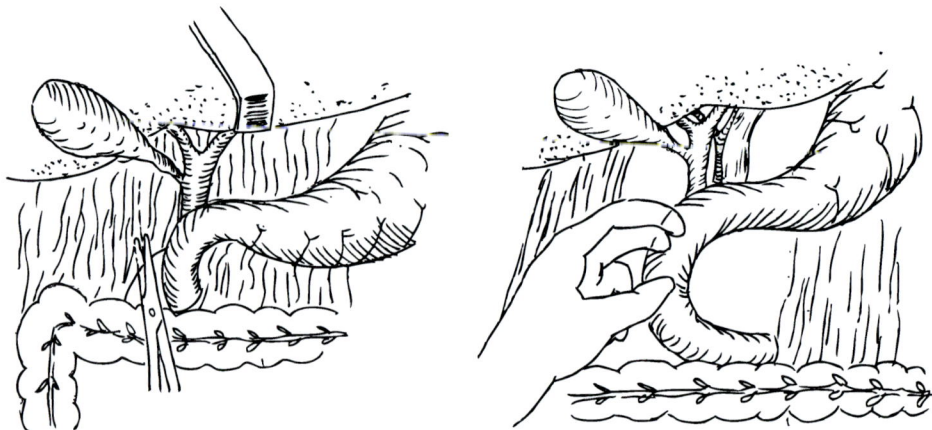

图 17-2　Kocher 手法打开十二指肠降部外侧腹膜并探查胆管下段肿瘤与周围邻近结构的关系

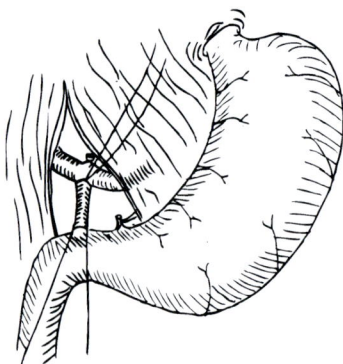

图 17-3　离断胃十二指肠动脉

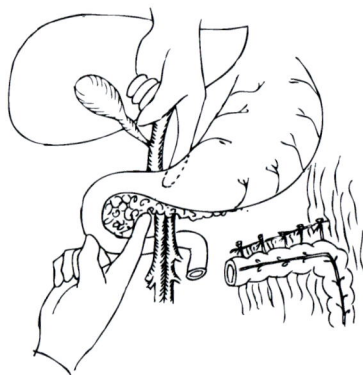

图 17-4　探查门静脉有无被肿瘤侵犯

3）打开胃结肠韧带，进入小网膜囊，然后进一步游离横结肠肝曲和横结肠右端，将其向下牵拉（勿损伤结肠中动脉），显露整个胰腺前面（图 17-5），沿胰腺下缘寻找肠系膜上动脉搏动，并根据搏动位置分离寻找肠系膜上静脉，于胰颈下缘切断并结扎进入肠系膜血管根部的胰十二指肠下前后静脉及引流钩突的小静脉，并分离出肠系膜上静脉的根部。在肠系膜上静脉和胰腺背部之间有一个潜在的间隙，一般无血管交通支，易于分离，用手指从胰腺背部下缘向上缘探查肿块与肠系膜上动脉、静脉有无粘连。如果分离后能顺利通过，则说明门静脉未受侵犯，可决定实施根治性胰十二指肠切除术；如果门静脉被侵犯，则根据侵犯程度决定是否行包括门静脉切除及重建在内的扩大胰十二指肠切除术。

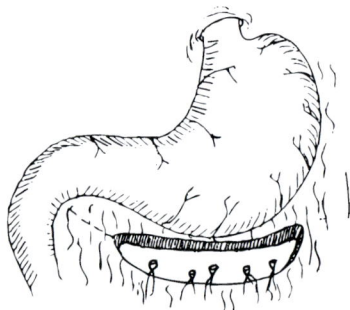

图 17-5　切开胃结肠韧带，打开
小网膜囊

3. 病变切除及廓清

（1）胆囊切除、胆管离断并肝十二指肠韧带廓清：自胆囊底部游离胆囊至三管汇合处，于该处上方切断肝总管，肝总管十二指肠侧结扎，肝脏侧钳夹后切断。肝总管断端应行快速病检，如有可疑，应追加切除。胆囊切除、胆管切断后，行上达肝门的肝十二指肠韧带淋巴结（12a、12b、12p 组）和神经丛的廓清，只保留肝固有动脉及门静脉。将肝总管十二指肠侧向下牵拉，在肝动脉、门静脉处分别上牵引带，将其以外的肝十二指肠韧带组织一并向胰头、十二指肠侧剥离（图17-6）。

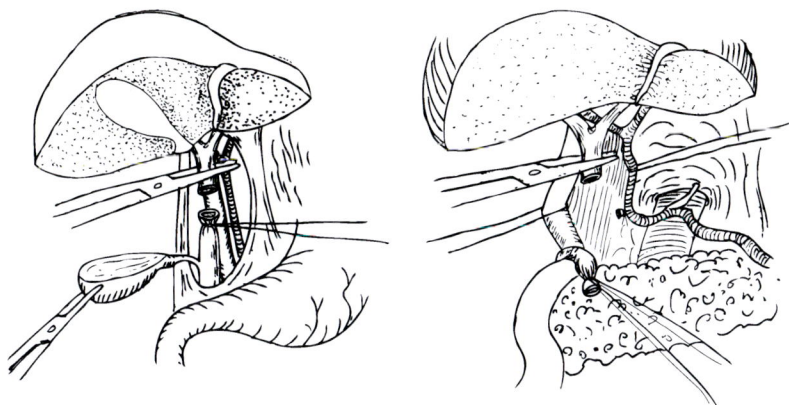

图 17-6　胆囊切除、胆管离断、廓清肝十二指肠韧带

（2）胰腺上缘廓清：电刀剥离胰腺上缘组织，显露肝总动脉、脾动脉及其根部，分别上牵引带，并进行腹腔干、胃左动脉、肝总动脉、脾动脉淋巴结清扫（9、8a、8p、11p 组）及神经丛的廓清。结扎切断胰背动脉，将胰腺上缘充分剥离（图17-7）。

（3）离断胃体及幽门区淋巴结清扫：游离胃大弯、胃小弯，离断胃体部，一般预计胃切除量约为 50%，近端用 Kocher 钳夹紧后放置左侧腹腔，近端胃要仔细结扎黏膜下血管，胃小弯侧缝闭，胃大弯侧留 4～5cm 备胃肠吻合用，同时廓清幽门上及幽门下淋巴结（5、6 组）（图17-8）。胃的远端结扎后并用纱布包裹向右侧翻转。若行 PPPD 术，则在幽门远端 1～2cm 处切断十二指肠。

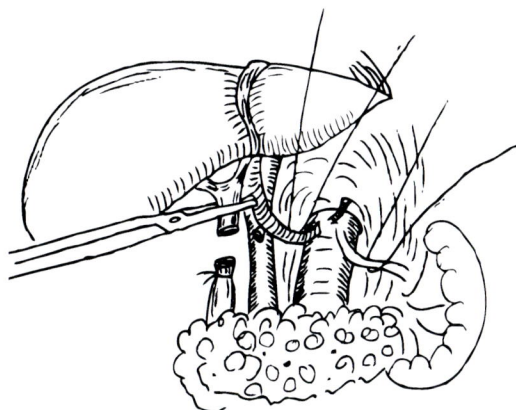

181

图 17-7　廓清胰腺上缘

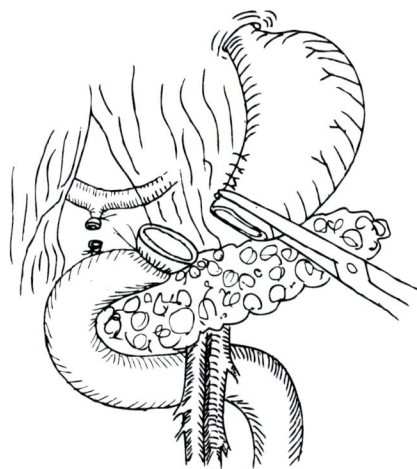

图 17-8　离断胃体，胃小弯侧缝闭，胃大弯侧留 4～5cm 备胃肠吻合用

（4）切断空肠及肠系膜根部廓清：提起横结肠，切开空肠起始部周围横结肠系膜，后剪断 Treitz 韧带并游离近端空肠、十二指肠空肠曲、十二指肠第 4 段、胰头钩突部后侧。距 Treitz 韧带 10～15cm 处切断空肠，近侧端用长丝线结扎，远侧端以备胰肠吻合之用（图 17-9）。将十二指肠、离断的部分空肠从肠系膜上动静脉血管后方牵向右侧，并从肠系膜动脉远端向根部进行淋巴结（14d～14p 组）的清扫。

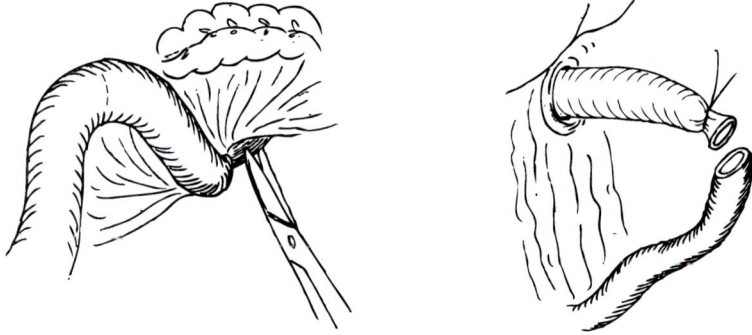

图 17-9　切断空肠，近侧端结扎，远侧端以备胰肠吻合之用

（5）切断胰腺：在肠系膜上静脉及门静脉前方切断胰颈部。切除前应先将在胰颈部附近进入的肠系膜静脉、门静脉的小分支血管逐一结扎切断。用长弯钳沿胰腺颈部背后自胰腺下缘贯通至胰腺上缘以保护肠系膜上静脉、门静脉，并在胰腺切线两侧贯穿结扎线，以控制出血。用刀片锐性切开胰腺颈部。解剖出胰管，并插入与其直径相当的硅胶管，插入深度为 5cm 左右，以丝线缝合固定胰腺断面处。对于胰腺断端的出血，可用手指轻轻压迫暂时止血，并用非吸收线缝合止血，缝合时应注意勿缝到胰管（图 17-10）。止血后，对于胰体尾侧断用 1 号丝线做褥式缝合，以减少断面胰液渗漏及创面渗血，缝扎止血后胰体尾侧继续游离 2～3cm，以备胰肠吻合用。进入胰头的小血管逐一被结扎切断，此时术者左手应伸入胰体后方，手指触及肠系膜上动脉搏动并做指引，以免损伤此动脉。

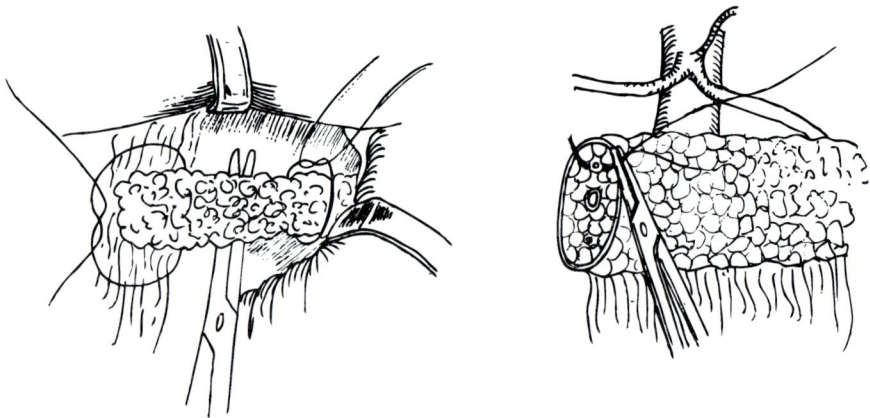

图 17-10　离断胰腺颈部

充分游离，"骨骼化"门静脉及肠系膜上静脉，并逐一结扎汇入门静脉系统的小静脉。胰头与门静脉完全分离后，将肠系膜上静脉和门静脉牵向左侧显露钩突部（图17-11），剥离右外侧肠系膜上动脉至外膜层，使其与钩突部分离，并结扎胰十二指肠下动脉分支，切除钩突部及系膜组织，将钩突断面上下交锁缝合，以减少术后渗血。

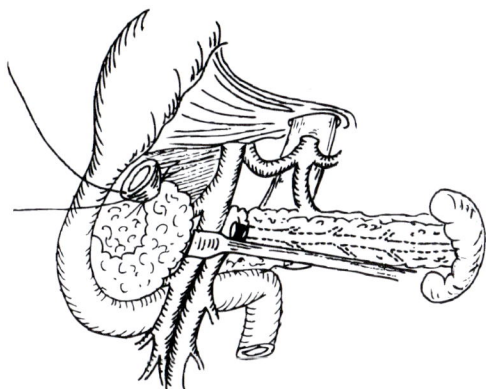

图 17-11　胰腺钩突部分离

（6）肠系膜上动脉周围神经丛的廓清：神经丛廓清时应先分别悬吊门静脉、肠系膜上静脉及肠系膜上动脉根部，并向左牵拉，左手将胰头部向右牵拉进行暴露。从 SMA 前方纵行剪开其周围神经丛，沿动脉外膜切除其右半侧神经丛，继而沿 SMA 右缘切断胰头神经丛Ⅰ部并显露腹腔干根部的右侧神经丛，紧贴腹主动脉壁右侧切除右侧腹腔神经节，并同时廓清其下方的腹主动脉周围淋巴结（16a2 ～ 16b1 组），注意勿过度牵拉神经丛，神经丛断端需逐一结扎以防乳糜漏发生。

（7）门静脉切除与重建：若肿块与门静脉粘连很紧，分离困难，则可以用 Satinsky 钳夹住门静脉侧壁，然后将可疑浸润的侧壁切除后做连续缝合；如门静脉后壁亦有浸入，则钳夹浸润处上下端，连同肿块一并切除，切除后做门静脉对端吻合。门静脉切除应注意上下端的口径差及切除范围，Satinsky 钳应从左到右钳夹血管。重建时笔者采用 1 点支持端端吻合法。注意缝合边距、针距不宜过大或过小，保持在 1 ～ 2mm 均匀缝合；打最后一个线结前松开阻断钳，先松开上游，使吻合口充分膨胀，后松开下游，让血凝块随血液冲出，收紧缝线至不漏血即可打结（图17-12）。

183

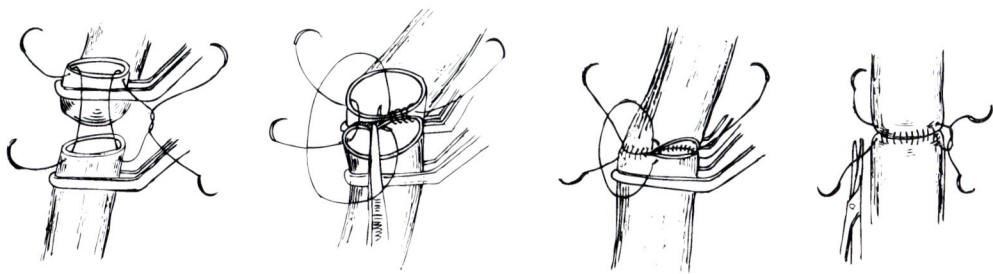

图 17-12　门静脉重建

4. 消化道重建

（1）胰肠吻合：常见的胰肠吻合方式有两种，即端端吻合（Child 式）和端侧吻合（Whipple 式）。常用的为结肠后端端套入式吻合（图17-13A）。将胰体尾断端游离后，先缝合后壁，再缝前壁。后壁外层先用丝线在距断端 2cm 处行空肠后壁浆肌层与胰腺后壁间断缝合，暂不打结，待全部缝线缝完后逐一对拢打结，然后空肠后壁全层与胰腺断端后缘间断缝合，缝合后将固定后的硅胶管塞入肠腔，再依次缝合前壁，收拢时使胰腺断端套入空肠内。需要注意，吻合前要观察空肠断端血运情况，如血运不佳，可减去部分肠襻，再做吻合。当胰管比较粗时或胰腺套入困难时，也可考虑 Whipple 术式（图 17-13B），将胰腺断端与空肠侧壁吻合，先将胰腺后壁背膜及实质与空肠后壁浆肌层间断缝合，再在系膜对侧空肠壁做一与胰腺断端相当的浆肌层切口，剥开浆肌层和黏膜下层，在中部黏膜戳一与胰管直径相当的小孔，将直径适当的硅胶管两端分别插入胰管及空肠黏膜孔中并固定，沿硅胶管行胰管空肠黏膜 - 黏膜吻合，缝合完后一并打结，再同样依次吻合前壁。

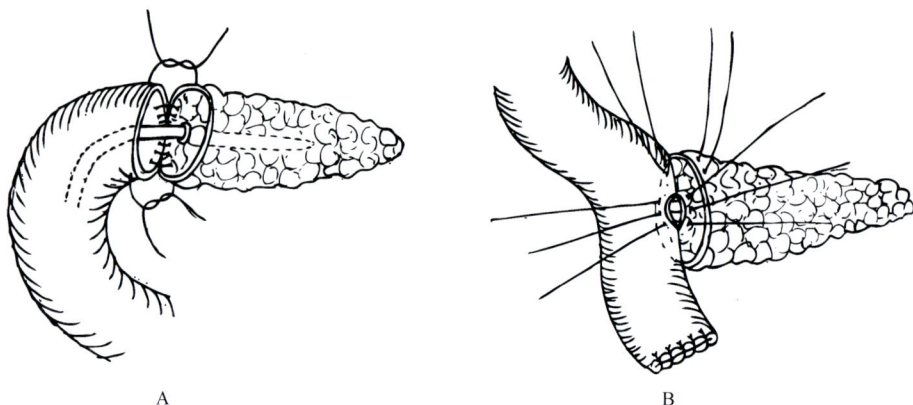

图 17-13 胰肠吻合的两种吻合方式

A. 胰肠端端吻合；B. 胰肠端侧吻合

（2）胆肠吻合：在胰肠吻合口上缘远端 5 ～ 6cm 行肝总管 - 空肠端侧吻合。缝合时可用可吸收线进行全层间断缝合，先缝后壁，缝妥后再收拢逐一打结，再缝前壁，通常单层即可，必要时前壁可再加一层浆肌层缝合（图 17-14A）。

（3）胃肠吻合：在距胆肠吻合口 40cm 处行结肠前的输入襻对胃小弯的胃肠吻合术（图 17-14B）。

（4）肠肠吻合：距胃肠吻合口下段 40cm 处提起空肠输入襻及输出襻行肠肠 Brown 吻合，以减少空肠排空障碍及反流性胆管炎（图 17-14B）。

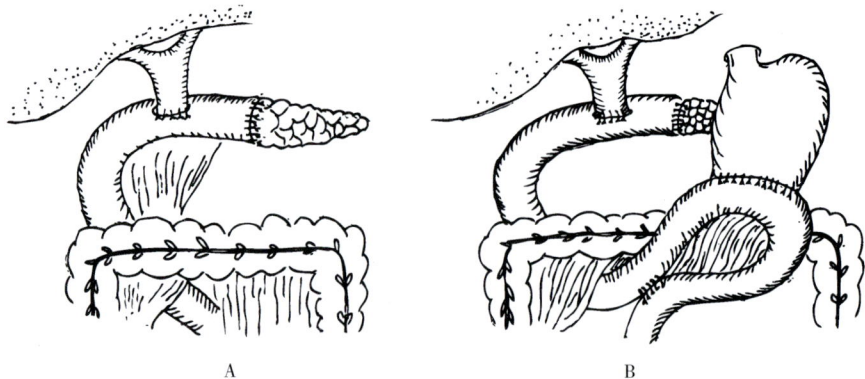

图 17-14 胆肠吻合、胃肠吻合和肠肠吻合

A. 胆肠端侧吻合；B. 胃肠结肠前输入襻对胃小弯吻合加肠肠 Brown 吻合

5. 关闭输入襻与结肠系膜的间隙，小心止血，在胆肠吻合口下方、胰肠吻合口上方分别放置引流管，逐层关腹。

五、术后监测与处理

1. 胰十二指肠切除术本身是个复杂且创伤较大的手术，且术前患者多有黄疸、营养不良等表现，术后患者宜住进重症监护室，并严密观察患者生命体征及各种临床指标。

2. 维持血压稳定，保持尿量＞1500ml/d，并根据循环情况、尿量、渗出及引流量来调整液体输入量，并注意水、电解质平衡。

3. 保持各种引流管通畅，注意观察引流管引流液的量、颜色及性质。

4. 合理使用抗生素，根据胆汁及引流液的培养结果调整抗生素使用，避免使用肾毒性药物，如庆大霉素等。

5. 术后2周内主要靠胃肠外营养，并逐渐向肠内营养过度，保证足够的能量供给。

6. 应用抑酸剂预防应激性溃疡发生。

六、术后常见并发症的预防与处理

1. 出血　术后出血主要包括腹腔内出血及消化道出血。术后早期出血多为技术性因素引起，腹腔结扎不牢靠或止血不彻底。腹腔常见出血的部位有胃十二指肠动脉残端、胰腺钩突的系膜端、胰腺断端的上缘及后缘。消化道出血中以胃肠吻合口出血最为常见，多为胃黏膜下血管止血不彻底；另外，胰腺断端止血不彻底导致胰肠吻合口出血，后期也可能发生吻合口漏、溃疡导致出血。预防术后出血的关键是术者有丰富的解剖知识及娴熟的操作，并预防感染及瘘的发生等。术后少量出血可输新鲜血浆、各种凝血因子，应用止血药，口服或胃管注入凝血酶等止血剂。如有大量呕血或黑便，可考虑纤维内镜检查并进行电凝止血。如果术后早期大量出血导致血压下降、失血性休克或腹腔内血性腹膜炎，应积极再次手术探查止血。

2. 胰漏　胰漏可分为轻度、中度和重度三种，轻度＜100ml/d，重度＞500ml/d，中度位于两者之间。胰漏的发生与胰腺本身质地、术者的操作技术及患者全身状况有关。因此，术前需要做好充分准备，改善患者一般状况，纠正患者的低蛋白血症、凝血功能及水、电解质紊乱；熟练的操作及助手默契的配合对预防胰漏尤为重要；根据患者胰腺的特殊情况选择不同的胰肠吻合及胰液的有效引流方式；预防腹腔感染尤其吻合口的感染等。胰漏诊断明确后应给予充分引流，并抑制胰液分泌，绝大多数胰漏可自行闭合。对于轻度胰漏者经6个月，中度胰漏者经3～6个月，重度胰漏者经2～3个月保守治疗而瘘管未闭合者，瘘管与主胰管相通者，有胰管狭窄或结石者，胰液流出道有狭窄梗阻者可考虑手术治疗。手术常采取瘘管切除或内引流术。

3. 腹腔感染　术后腹腔感染因素很多，包括患者本身因素、围手术期患者的一般状况及手术本身原因，因此腹腔感染预防要注意改善患者围手术期的营养状况，纠正低蛋白血症，保持术后引流通畅，合理使用各种抗生素，术中减少出血，采用良好的吻合技术等。

4. 胆瘘及胃肠吻合口瘘　术前注意改善患者的全身状况，术中吻合技术的提高可以减少此类并发症的出现。对于这些瘘的出现，只要保持引流通畅，一般可以通过保守治疗而愈合。对于引流不通畅而导致局限性积液者可采用 B 超引导下穿刺置管引流，对于形成局限性或全身性腹膜炎者应采取手术引流。

5. 静脉血栓形成　术后静脉血栓形成原因常见于术中对静脉的牵拉和挤压，门静脉切除并重建的吻合及肿瘤的浸润等，因此预防静脉血栓形成要减少术中的牵拉和损伤，用娴熟的静脉吻合技巧尽量缩短血流阻断时间，术中用肝素冲洗管腔且术后继续使用，并给予低分子右旋糖酐静脉滴注等。

6. 胃排空障碍　多见于 PPPD，常表现为术后腹胀、上腹部不适，钡餐显示胃张力下降，蠕动减少甚至消失等。胃排空障碍的预防要尽量避免损害胃幽门及其下 2cm 的十二指肠的正常血供及神经支配。一般采取禁食、胃肠减压、高渗盐水及促胃肠动力药等非手术方法多可以治愈。

七、临床效果评价

影响下段胆管癌胰十二指肠切除术的手术效果因素包括是否达到 R_0 切除、淋巴结转移情况、神经丛的廓清等。

手术应争取 R_0 切除，达到肿瘤切缘阴性，大量证据表明能否达到切缘阴性是胆管下段癌手术根治的一个重要预后因素，因此对于侵及门静脉系统的临界可切除病例，可行包括门静脉切除重建在内的扩大根治术，以争取 R_0 切除。尽管门静脉切除重建并未明显改善总体生存率，但却可以使过去认为不可切除病例变成可切除病例，并且一些中心通过扩大切除达到 R_0 切除的生存时间与没有侵及门静脉的 R_0 切除相似，但并未明显增加并发症和死亡率。对于难以达到 R_0 切除病例，也应争取达到 R_1 切除。

淋巴结转移情况亦是下段胆管癌的一个重要预后因素。关于淋巴结清扫范围，下段胆管癌标准淋巴结清扫应廓清至第 2 站，达到 D2 标准，必要时进行廓清 14 组和 16 组淋巴结。目前对 14 组和 16 组淋巴结的廓清尚存在争议，彻底清除可以减少复发率，但同时也增加术后消化吸收障碍等并发症的发生。

胆管癌除了淋巴结转移外，一个重要的转移途径即为神经丛浸润转移，胰周腹腔神经丛是胆管癌经常侵犯的部位。神经丛的廓清程度也是影响预后的一个重要因素，但神经丛的廓清，尤其是肠系膜上动脉周围神经丛及腹腔神经节的完全廓清可能引起严重性腹泻及消化吸收障碍，从而影响患者生活质量，而目前多采用右侧半周廓清。另外，术者的专科训练程度及手术经验与患者的预后也有很大关系。

第二节　胆肠吻合术

一、适应证

1. 晚期下段胆管癌无法手术切除者。

2. 老年患者无法耐受复杂手术者。

二、禁忌证

1. 胆管上段狭窄或梗阻无法解除者。
2. 全身情况差，不能耐受手术者。

三、术前准备

1. 进行心、肝、肺、肾等重要脏器的功能检查与评估及凝血酶时间测定。
2. 纠正贫血、低蛋白血症、血糖及水、电解质紊乱。
3. 注意补充维生素 K，改善凝血机制。
4. 近期有胆管炎发作者，术前 1 天给予抗生素，术中及术后继续使用 3～5 天。
5. 其他同一般胆道手术。

四、手术要点、难点及对策

1. **体位及切口**　患者取仰卧位。通常采取右肋缘下切口或沿原切口切除瘢痕进腹，对于再次手术者注意小心分离，避免肠道及重要脏器损伤。进腹后要全面探查，应特别注意肝脏与胆道的情况、胆管下段病变性质、肝内胆管及上段胆管有无病变或狭窄等。

2. **显露胆管**　对于反复胆管炎症发作，粘连较重者，应从肝脏面开始分离，由右到左，由浅及深，注意勿损伤结肠及十二指肠，粘连结合紧密时，应用锐性分离，必要时加钝性分离，在相当于胆总管的位置，可用细针穿刺抽吸帮助确定胆管位置，并可以观察胆汁颜色、性质，有无胆沙、血液，并可以留作培养及药敏试验。

3. **胆囊切除并胆道探查**　确定胆总管位置后，用 3-0 丝线在穿刺点内外侧各缝 1 针打结后牵引，然后用尖刀切开胆管，出血点缝扎止血，并用取石钳全面探查肝内、肝外胆管有无结石、狭窄及其部位（图 17-15），并顺行切除胆囊。

4. **胆总管准备**　① 胆总管空肠端侧吻合：游离胆总管至十二指肠上缘，胆总管周围炎症较轻时可以直接钝性分离其后壁，并用血管钳穿过后横向切断，远端缝闭，近端向上游离至肝总管留作吻合用（图 17-16A）。若炎症较重，则边分离边横向剪断，出血较多时应分辨清楚，不可盲目钳夹，以免损伤门静脉、十二指肠等。同时胆总管周围亦不宜分离过多，以免影响血供而不利于吻合口愈合。② 胆总管空肠侧侧吻合：需游离胆总管近端并剪开胆管至左右肝管分叉处，吸尽胆汁，在胆管腔内用干纱布填塞（图 17-16B）。

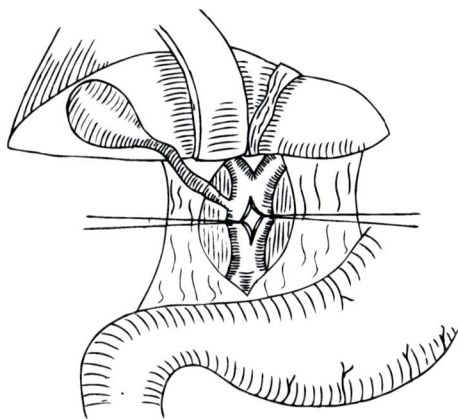

图 17-15　探查肝内、肝外胆管有无结石及狭窄

187

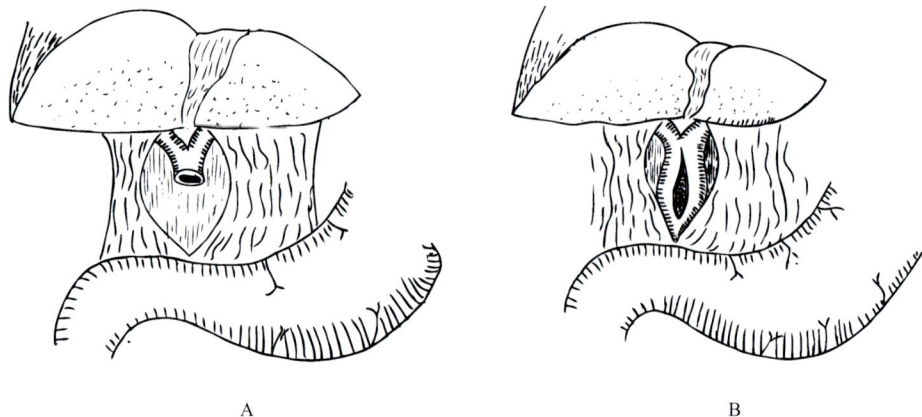

A

B

图 17-16 胆总管准备

A.离断胆管；B.剪开胆管至左、右肝管分叉处

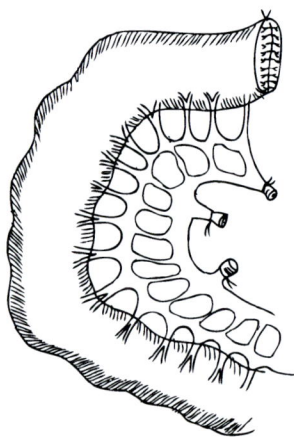

图 17-17 切断空肠，远端封闭

5. Roux-en-Y 空肠襻准备 距离 Treitz 韧带 15cm 左右处选取血供良好的空肠段，切断空肠，远端缝闭并保留缝线做牵引。注意检查空肠断端是否血运良好、色泽正常（图 17-17）。

6. 胆管空肠吻合 ① 端侧吻合：提起横结肠，在结肠中动脉右侧无血管区做一小切口，以免空肠襻对胃十二指肠造成压迫，将空肠断端从此孔提到胆管断端附近做吻合，注意空肠系膜要无张力，血运好。在距离空肠末端 5cm 左右处的系膜对侧做切口，长度应与胆管开口相当，如果胆管直径较小，应做整形后再做吻合。应用 4-0 可吸收线做全层间断缝合，先缝合后壁，腔内打结，后缝合前壁，腔外打结。缝合时要注意黏膜对黏膜缝合，缝线留长，最后逐一打结，一般单层即可（图 17-18A）。② 侧侧吻合：操作基本同上。在距离空肠末端 5cm 左右处与近端空肠襻行胆管空肠侧侧吻合（图 17-18B）。

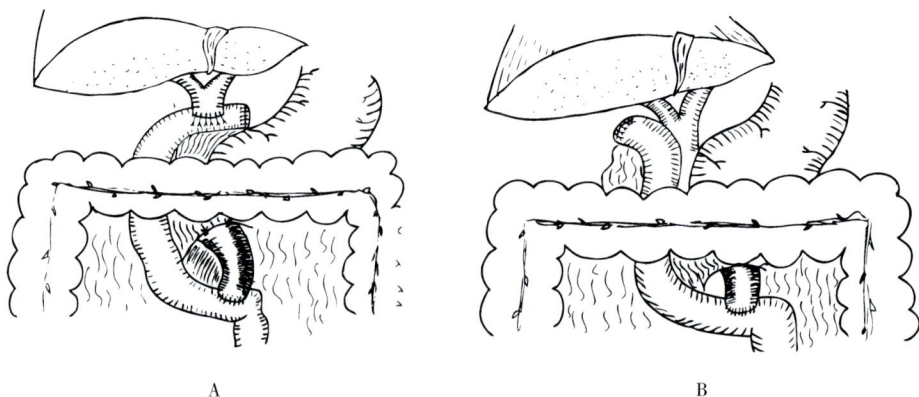

A

B

图 17-18 胆管空肠吻合

A.胆管空肠端侧吻合；B.胆管空肠侧侧吻合

7. 关闭空肠系膜间及横结肠系膜裂孔，胆肠吻合口后方放置引流管并固定，小心止血，逐层关腹。

五、术后监测与处理

1. 由于术前多有重度黄疸等表现，术后严密观察患者生命体征及肝肾功能指标。
2. 保持引流管通畅，注意观察引流量、颜色及性质。
3. 术后给予胃肠减压 3 天。
4. 术后继续使用抗生素，并根据培养结果调整抗生素的使用。
5. 预防应激性溃疡发生。

六、术后常见并发症的预防与处理

1. 出血　术后早期出血多结扎不牢靠或止血不彻底，后期也可能为吻合口漏、溃疡导致出血。对出血的预防与处理如前所述。

2. 腹腔感染　术后腹腔感染因素很多，包括患者本身因素、围手术期患者的一般状况及手术本身原因，因此腹腔感染的预防要注意改善患者围手术期的营养状况，纠正低蛋白血症，保持术后引流通畅，合理使用各种抗生素，术中减少出血，采用良好的吻合技术等。

3. 胆肠吻合口漏　多由缝合不严密，胆管残端游离过多、血供不佳，吻合口张力过大等导致。术前抗感染治疗，纠正低蛋白血症，术中细心操作，保持吻合口血运良好、无张力，必要时放置 T 形管引流可以减少此类并发症出现。胆漏发生后要注意保持引流通畅，加强营养支持及合理抗生素应用一般可以通过保守治疗而愈合，对于引流不通畅而导致局限性积液者可采用 B 超引导下穿刺引流，对于保守治疗无效，形成局限或弥漫性腹膜炎、腹痛、发热加重或出现中毒性休克时应积极采取手术引流。

4. 吻合口狭窄　多由吻合口张力大、血运差、吻合口内翻过多、术后反复逆行感染或肿瘤浸润所致。因此，术中吻合时应注意胆管残端避免分离过多，保持吻合口无张力。对于胆管炎发作次数较少、症状轻、无黄疸者可行抗感染治疗；若症状较重，可放置支架或手术引流。

七、临床效果评价

Roux-en-Y 胆管空肠吻合术的探讨主要包括胆管空肠吻合方式的选择、空肠襻长度、支撑管的安置等。

1. 胆管空肠吻合口是影响手术成败的关键。胆管空肠侧侧吻合虽然可以不受胆管横断面限制，无须分离胆总管后壁，但必须显示十二指肠以上肝外胆管全长，并容易形成"漏斗效应"——胆管下段存留结石或残渣。且少数肝右动脉变异患者，肝右动脉经胆管前方进入胆囊三角不能实施侧侧吻合术。而端侧吻合则容易形成环状狭窄，因此吻合口需足够大，并采取黏膜对黏膜吻合，对于胆管较细者应行胆道成形后再做吻合。

189

2.空肠襻的长度一般为 50～60cm，过短则起不到预防反流的作用，过长则会影响小肠的消化吸收功能或造成"盲襻综合征"。

3 胆肠吻合口是否安置 T 形管，应根据情况而定。胆肠内引流术可以不放置 T 形管，如果管道较细、炎症较重则可安置 T 形管支撑引流。

（陈　庆　冯贤松）

参 考 文 献

陈孝平，陈汉，2005.肝胆外科学.北京：人民卫生出版社

二村雄次，2010.要点与盲点——胆道外科.2 版.董家鸿，译.北京：人民卫生出版社

郭仁宣，2002.胆道肿瘤外科学.沈阳：辽宁科学技术出版社

黄志强，黄晓强，宋青，2010.黄志强胆道外科手术学.北京：人民军医出版社

黎介寿，吴孟超，黄志强，2011.普通外科手术学.2 版.北京：人民军医出版社

李荣祥，张志伟，2015.腹部外科手术技巧.北京：人民卫生出版社

上西纪夫，2011.肝胆外科常规手术操作要领与技巧.戴朝六，译.北京：人民卫生出版社

王建国，李庆怀，高静涛，等，2011.Whipple 术根治胆管下段癌远期疗效及影响因素.肝胆胰外科杂志，23(3)：195-197

武正炎，2011.普通外科手术并发症预防与处理.3 版.北京：人民军医出版社

Chua TC, Saxena A, 2010. Extended pancreaticoduodenectomy with vascular resection for pancreatic cancer：a systematic review. J Gastrointest Surg, 14(9):1442-1452

de Oliveira ML, Cunningham SC, Cameron JL, et al, 2007. Cholangiocarcinoma. Ann Surg, 245：755-762

Dickson PV, Behrman SW, 2014. Distal cholangiocarcinoma. Surg Clin North Am, 94(2)：325-342

Khan SA, Davidson BR, Goldin R, et al, 2002. Guidelines for the diagnosis and treatment of cholangiocarcinoma：consensus document. Gut, 51(Suppl VI)：vi1-vi9

Kim HJ, Kim CY, Hur YH, et al, 2014. The Prognostic factors for survival after curative resection of distal cholangiocarcinoma：perineural invasion and lymphovascular invasion. Surg Today, 44(10)：1879-1886

Konishi M, Iwasaki M, Ochiai A, et al, 2010. Clinical impact of intraoperative histological examination of the ductal resection margin in extrahepatic cholangiocarcinoma. Br J Surg, 97(9)：1363-1368

Reddy SB, Patel T, 2006. Current approaches to the diagnosis and treatment of Cholangiocarcinoma. Curr Gastroenterol Rep, 8(1)：30-37

Yoshida T, Matsumoto T, Sasaki A, et al, 2002. Prognostic factors after pancreatoduodenectomy with extended lymphadenectomy for distal bile duct cancer. Arch Surg, 137(1)：69-73

第十八章　胆管损伤

胆管损伤是一个广义的术语，泛指种种原因造成的主要是肝外胆管的损伤。胆管损伤可分为创伤性胆管损伤和医源性胆管损伤两大类。各种胆管损伤的直接结果常表现为胆管感染、胆管狭窄（不全梗阻）和（或）胆瘘形成及以后的诸多继发性肝脏和全身的损害。

创伤所致肝外胆管损伤是肝门损伤的一部分。单纯胆管损伤较少见，多数伴有门静脉、下腔静脉、肝脏、胰腺、胃、十二指肠等的损伤。医源性胆管损伤是指外科手术时意外造成的胆管损伤，通常是肝外胆管的损伤。

胆管缺损修建术可分为两类：一类适用于较小的胆管缺损，如胆管部分狭窄修复术、胆管端端吻合术；另一类适用于较大的胆管缺损，如胆管十二指肠吻合术、肝外胆管空肠端端吻合术。胆管修建术比较复杂、困难，应根据患者的病情严格掌握适应证。由于胆管再次手术修建更加困难，应争取一期完成手术，仅在必要时分两期进行，第一期引流胆管，第二期修建胆管。

第一节　创伤性胆管损伤手术

一、适应证

外伤所致的胆管损伤，如上腹部的辗轧伤、踢伤、打伤等钝性创伤，或为戳伤、子弹伤等利器穿透伤。多合并其他腹内脏器损伤。

二、禁忌证

患者全身情况差，不能耐受手术者。

三、术前准备

1. 进行心、肝、肺、肾等重要脏器的功能检查与评估及凝血酶时间测定。
2. 纠正贫血、低蛋白血症、血糖及水、电解质紊乱。

3. 注意补充维生素 K，改善凝血机制。

4. 近期有发热、考虑腹腔感染者，术前 1 天给予抗生素，术中及术后继续使用 3～5 天。

5. 其他同一般胆道手术。

四、手术要点、难点及对策

腹部创伤所致肝外胆管损伤的处理取决于伤情，如合并脏器的损伤、失血量、腹腔污染情况，以及医疗条件和技术力量。对损伤重、失血多的伤员应积极抗休克，同时迅速控制活动性出血，修复或切除损伤脏器，然后修复损伤的胆管。若探查未见损伤，可应用水溶性造影剂行术中胆道造影。明确诊断后，根据损伤的部位、性质决定治疗方式。

1. 胆囊损伤的治疗　一般采用胆囊切除术，有时也行胆囊造口术、胆囊修补术。胆囊切除术是最佳的治疗方式。但在以下情况不宜采用：①多发性创伤具有严重凝血机制障碍或有肝硬化的患者；②胆囊损伤小，但合并多发伤导致休克、血流动力学不稳定者；③胆囊轻度损伤的患者不经手术治疗或治愈。

2. 胆管损伤的治疗　胆管损伤修复术的选择主要依据患者的全身情况而定，修复损伤胆管、内支撑、胆管减压引流是处理成功的三要素。

（1）小于管壁周径 50% 的胆管裂伤：治疗应包括缝合损伤的管壁，放置 T 形管及外引流。T 形管放置时应在损伤处的上部或下部重做切口，将 T 形管的长臂置于缝合处以作支撑，T 形管一般放置 6 个月至 1 年。胆管损伤修补术的患者应常规置 T 形管。当遇到胆管很细的情况时，导尿管可代替 T 形管。

（2）胆管部分断裂或缺损不大、尚有连接者可酌情选用脐静脉、胆囊、带血管蒂的胃浆肌瓣或空肠片修复，并加用内支撑。内支撑需 3～6 个月，局部感染重、胆漏时间长者可延长支撑时间。

（3）复杂性胆管损伤：一般采用胆肠吻合和外引流术。胆管壁部分缺损、贯通伤、管壁裂伤大于 50% 的患者行原位缝合或原位吻合，远期胆管狭窄发生率仅为 5%，效果较佳。胆肠吻合外引流术应遵守以下基本原则：①彻底清创；②仔细解剖；③无张力的重建；④黏膜对黏膜的单层吻合；⑤置入支撑管并引流。

（4）胆肠吻合术一般包括 4 种。

1）肝管空肠吻合和胆囊切除术：适应于肝总管复杂损伤。如果肝总管广泛损伤，必须用钝性手法解剖分离肝实质，暴露辨认出左侧肝管及右侧肝管。缝合左、右侧肝管形成共同通道，再与空肠吻合。

2）胆总管空肠吻合术：适应于复杂的胆总管损伤，效果确定，目前使用最多。无论是胆总管空肠吻合术还是肝管空肠吻合术，Roux-en-Y 吻合都是最佳选择。通常采用 5-0 的缝线单层吻合。

3）胆总管十二指肠吻合术：常用于远端胆总管损伤，然而这种方法通常不被提倡。因为若发生胆汁渗出，可以造成严重的十二指肠侧壁漏。而且遇到胆总管细小或变异时，操作更加困难。

4）胆囊空肠吻合和胆总管结扎术：远端胆总管损伤时可应用，但不被提倡。因为在结扎胆总管时有时会粗心地将正常的胆囊管结扎,造成无功能吻合,而且术中一般不易被发现。待术后发生黄疸需再次手术时,手术将更加复杂。

五、术后监测与处理

1. 术后禁食,禁食期间应静脉输液,以维持水与电解质的平衡。
2. 术后应用广谱抗生素或依据血培养结果,合理应用。
3. 保持胆汁引流通畅。
4. 观察腹腔引流液的量及性质,若引流液多而呈胆汁样,可推迟拔管时间。
5. 术后若胆汁引流液持续不减或不能闭管,需经 T 形管做造影检查或其他检查以查明原因。

六、术后常见并发症的预防与处理

1. 胆瘘　在术后 2～3 天,腹腔引流液可有少量胆汁,但很快减少而停止,若在 1 周内仍持续不减,则表明有较严重的并发症,需及时了解胆道情况。
2. 术后出血　术后早期出血多由止血不彻底,胆管壁上的出血难以自止所致。若出血猛烈者,需再行手术治疗。
3. 胆道狭窄　多在数月、数年之后发生,表现为腹痛、黄疸、胆结石及复发性的胆管炎,需再次手术治疗。
4. 腹腔脓肿　多由胆瘘后引流不通畅引起,保持引流管引流通畅,可行腹腔穿刺引流。

七、临床效果评价

1. 肝外胆管损伤的病死率与其合并伤的种类有关。合并大血管和神经损伤者病死率高。胆管损伤最大的危险性是胆管损伤的漏诊及对复杂性胆管损伤的患者企图一期原位修复。
2. 胆管损伤约 5% 为外伤性胆管损伤,但因外伤性胆管损伤常与腹内脏器损伤同时并发,病理情况比较复杂,肝内胆管损伤多与肝损伤同时出现,肝外胆管损伤则常合并有十二指肠或胰腺损伤。闭合性肝外胆管损伤最常见的原因是交通事故伤。
3. 交通事故所致的腹部闭合伤、严重的腹部复合伤的病死率很高。在胆管损伤中相对胆囊容易损伤,占肝外胆管损伤的 70%。

第二节　医源性胆管损伤手术

一、适应证

1. 由手术或外伤引起的胆管离断,宜即刻施行胆管端端吻合术。

2. 由于结石、慢性炎症经多次手术，遗有瘢痕狭窄，宜行瘢痕切除和胆管修建术。

3. 少数先天性肝外胆管狭窄或闭锁也可通过胆管重建术沟通胆道与肠道。

二、禁忌证

全身情况差，不能耐受手术者。

三、术前准备

1. 仔细了解病史、体检、检验及各项辅助检查资料，对病情进行足够的分析和估计。

2. 禁食水，术前置胃管、导尿管。

3. 静脉输液，纠正水、电解质紊乱和酸碱失衡，必要时输血或血浆。

4. 适当应用广谱抗生素。

5. 进行必要的辅助检查、影像学检查，如 BUS、CT、经皮肝穿刺胆管造影（PTC）、经内镜逆行胰胆管造影（ERCP）、磁共振胰胆管造影（MRCP）、T 形管胆道造影等，以明确诊断。

6. 改善营养状况，应用高糖、高维生素等保肝治疗。黄疸者注射维生素 B_1、维生素 C、维生素 K，有出血倾向者纠正凝血功能。

7. 做好术中造影及胆道镜准备。

四、手术要点、难点及对策

1. 胆总管部分狭窄修复术　常由切除胆囊时，胆囊管牵引过紧，误扎胆总管壁的一部分引起。

患者取仰卧位。经右上腹直肌切口显露胆道。探查确诊后，在狭窄部分做小纵切口或将狭窄段楔形切除。然后，用 0 号丝线行间断外翻褥式横行缝合（图 18-1）。在近段胆总管前壁另做小切口，放置 T 形管作支架，用细丝线间断缝合。检查无胆汁渗漏后，在修复处放置引流，与 T 形引流管自同侧腹壁另做小切口引出体外，然后按层缝合腹壁。

2. 胆总管端端吻合术　当胆总管全被误扎、切断或缺损部分较短时，可将胆总管修整或部分切除，进行胆总管端端吻合，以恢复胆道的正常解剖关系，并保留括约肌作用。

（1）分离十二指肠：充分显露胆总管后，剪开十二指肠第二部外侧的后腹膜，稍稍分离十二指肠，以保证胆总管吻合后无张力。

（2）缝牵引线：在胆总管狭窄部或离断的胆总管上下端各缝一牵引线。

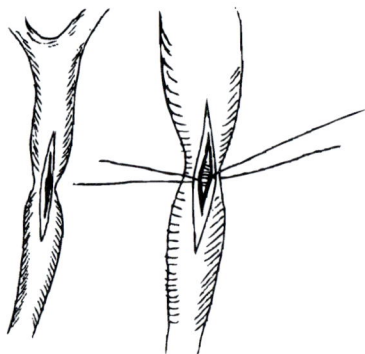

图 18-1　在狭窄部分做小纵切口，用 0 号丝线行间断外翻褥式横行缝合

（3）切除狭窄部：切除胆总管的狭窄部分（若有胆囊应同时切除）。

（4）吻合：胆总管两端行单纯外翻间断吻合（图18-2）。

（5）置T形管：在吻合口上端或下端做小切口置放T形管作内支持，再用细丝线紧密间断缝合（图18-3）。

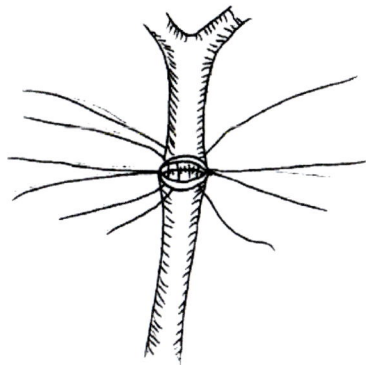

图 18-2　对端吻合

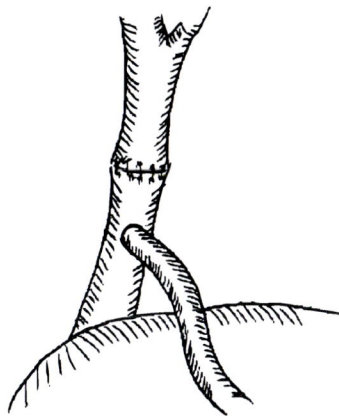

图 18-3　置T形管

3.胆总管十二指肠吻合术　遇胆总管下端缺损范围较长，纤维化呈索条状，而胆总管上端能被分离，但进行胆总管端端吻合有困难时，可充分分离十二指肠上段，进行胆总管十二指肠吻合术。吻合手术步骤同胆总管十二指肠端侧吻合术。

4.肝外胆管空肠端端吻合术　当十二指肠分离有困难或十二指肠有病变、不能与胆总管吻合时，可采用肝外胆管空肠端端吻合术。一般用肝总管或左右肝管与空肠上段做Y形吻合，以防止胆道逆行感染。

本手术常用于肝总管或胆总管广泛性狭窄或缺损，同时十二指肠粘连固定者。

（1）分离肝门胆管：仔细分离肝门部肝总管或左右肝管，切除瘢痕组织，尽量保留肝总管及左右肝管（图18-4）。如左右肝管贴近，可将左右肝管的前后壁互相缝合，再剪开缝合的左右肝管间壁，使成一个新的肝总管（图18-4附图）。

（2）切断空肠上段：在空肠上段距十二指肠悬韧带约15cm处切断空肠，切开肠系膜至近根部，注意勿损伤肠系膜血运（图18-5）。将空肠远端缝合关闭后，自横结肠前或后上提至肝门（图18-6），以备吻合。

（3）胆管空肠吻合：先将上提至肝门的空肠远端缝于肝门部后侧的瘢痕组织上（图18-7）。再在空肠盲端的侧壁切一小口，大小相当于整修后的肝管口，将空肠与肝管两口间用1号丝线行单层外翻间断褥式吻合。先缝合吻合口后壁，再选用适宜的T形管或气囊导管置于吻合口内作支架引流（图18-8），经空肠远段小切口引出。用荷包缝合缝闭空肠壁的引出引流管的小切口。然后，

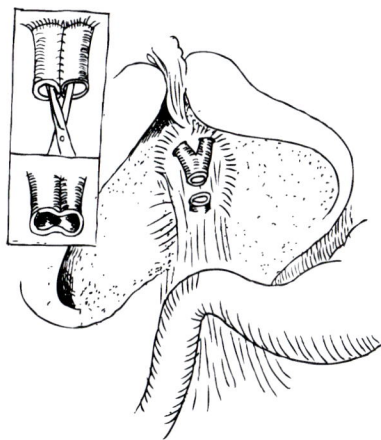

图 18-4　分离肝门胆管（附图为左右肝管成形）

195

缝合吻合口的前壁。将吻合口两侧与肝包膜加固缝合 1～2 针（图 18-9）。

如肝管太短或口径太小，与空肠吻合有困难，可将空肠残端开放，全口与肝门瘢痕结缔组织缝合，仅将胆管套入肠管中即可（图 18-9 附图）。将大网膜（引流胶管穿过大网膜）覆盖空肠远段小切口，固定缝合 1～2 针。

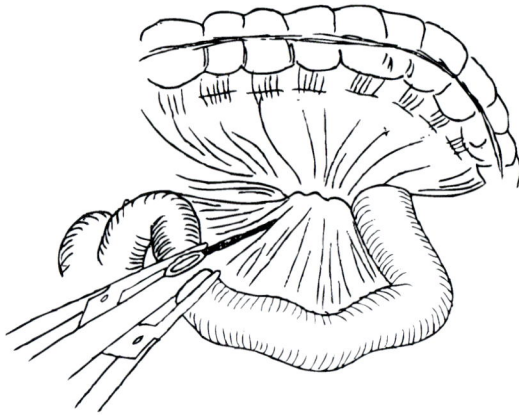

图 18-5　切断空肠上段

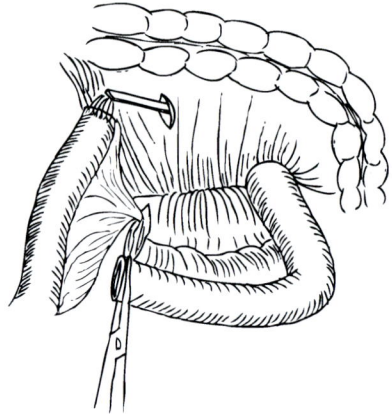

图 18-6　自结肠后上提空肠远段

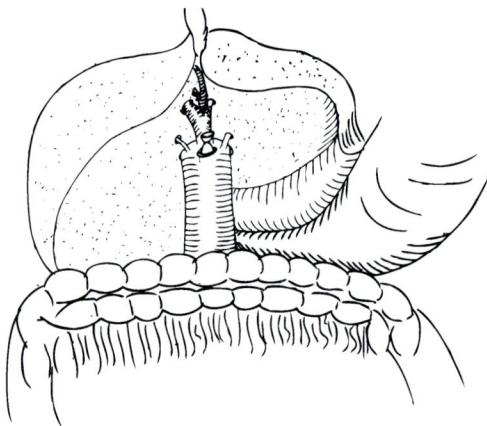

图 18-7　将空肠远端固定在肝门旁瘢痕组织上，在肠端切一小口备吻合

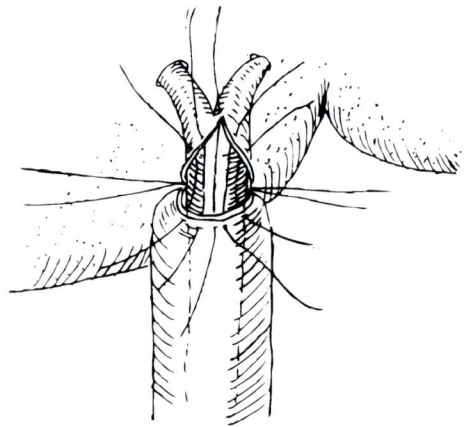

图 18-8　缝合吻合口后壁，放置 T 形管于吻合口内作支架引流

（4）空肠 - 空肠端侧吻合：将空肠近端与空肠远段距肝管空肠吻合口约 30cm 处进行端侧吻合。外层用细丝线做浆肌层间断缝合，内层用 3-0 肠线或 0 号丝线做全层间断内翻缝合（图 18-10）。缝闭肠系膜间隙，以防发生内疝。

（5）放置引流：在胆管空肠吻合口附近放置引流，与胆道引流管一同沿肝下自右侧腹壁小切口引出。逐层缝合腹壁切口。

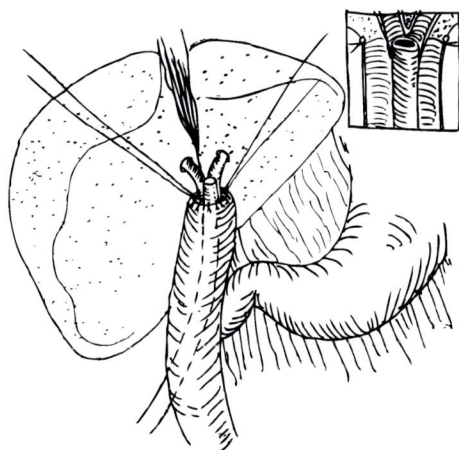

图 18-9　缝合前壁，吻合口两侧加固缝合 2 针（附图为肝管与空肠套入吻合）

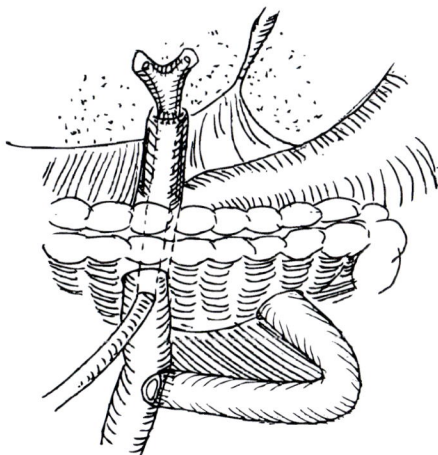

图 18-10　空肠 - 空肠端侧吻合

五、术后监测与处理

术后监测与处理同第十八章第一节"创伤性胆管损伤手术"。

六、术后常见并发症的预防与处理

术后常见并发症的预防与处理同第十八章第一节"创伤性胆管损伤手术"。

197

七、临床效果评价

1. 胆管重建能否成功有赖于熟练的操作技术、精细的清创手术、吻合口黏膜的操作技术及无张力性吻合。术后妥善的引流是避免腹腔感染的重要措施。

2. 胆管损伤的后果是严重的，所以预防其发生很重要。实际上医源性胆管损伤绝大多数是可以预防的，手术时术者应集中注意力，操作要认真细致，并遵从一定的操作常规步骤，如在施行胆囊切除术时，先显露胆总管、肝总管和胆囊管，辨清三者关系后用丝线套住胆囊管，暂不将其切断。再从胆囊底部做逆行胆囊分离直达胆囊管汇入胆总管处，这时才结扎切断胆囊管。如在分离胆囊管时上述三管关系分辨不清，可考虑做胆总管切开术，置入探杆，帮助确定各胆管的位置，也可做术中胆道造影来帮助定位。此外，分离胆囊时还应尽可能靠近胆囊壁剪切，遇有出血应细心止血，切忌大块缝扎止血，并时刻警惕有无胆管畸形的存在。

（吕海涛）

参 考 文 献

黄志强，黄晓强，宋青，2010.黄志强胆道外科手术学.北京：人民军医出版社

津纳，2010.Maingot腹部手术学.万远廉，刘采村，吴涛，译.北京：科学出版社

彭承宏，张学文，刘金钢，2008.胆道手术中缝合吻合技术和材料选择专家共识(2008).中国实用外科杂志，10：802-806

中华医学会外科学分会胆道外科学组，2008.胆管损伤的预防与治疗指南(2008版).中华消化外科杂志，7(4)：260-266

中华医学会外科学分会胆道外科学组，2013.胆管损伤的诊断和治疗指南(2013版).中华消化外科杂志，12(2)：81-95

第十九章 胆道出血

胆道出血（hemobilia）又称血胆症，是血管与肝内或肝外胆管异常交通时发生的胆道出血，是各种胆道疾病的严重并发症，属于上消化道出血的重要原因之一，出血量大的胆道出血可引起严重的临床症状，死亡率可高达 50%。出血源主要位于肝内（53%），其次是胆囊（23%）、肝外胆管（22%）和胰腺（2%），引起胆道出血的原因很多，大致可分为 5 类。

（1）外伤性胆道出血：以肝脏外伤多见，肝脏外伤多合并肝内、外胆管的损伤。

（2）感染性胆道出血：在我国，胆道出血主要继发于胆道感染。在胆道蛔虫和胆道结石并发感染时胆管壁黏膜因炎症出现糜烂、溃疡引起出血；或是感染引起肝内多发脓肿腐蚀血管形成胆管血管瘘而引发出血。

（3）肿瘤性胆道出血：肝癌侵入胆管内继续生长，由于肿瘤的坏死脱落发生胆道出血，而胆管癌中纤维组织含量较多，肿瘤发生坏死出血相对较少。

（4）医源性胆道出血：随着 PTC、PTCD、ERCP、肝穿刺活检等技术应用的增多，医源性损伤引起的胆道出血发生率呈增加趋势。手术中的胆管损伤，尤其是腔镜手术，术中发现率低，也是胆道出血原因之一。

（5）其他原因引起的出血：蛔虫钻入胆管、结石嵌顿等可直接损伤胆道导致出血，曾有报道 T 形管保护不佳时拔出或脱出导致损伤，从而引起胆道出血，以及其他一些少见原因引起的胆道出血，如血管畸形、血液系统疾病血友病，也曾有报道急性胰腺炎引起的胆道出血。

临床上胆道出血，常表现为上腹部绞痛（由胆道内高压造成）、胆囊肿大、呕血、便血（以便血常见）、黄疸及出血本身导致的休克等，其中腹痛、黄疸、胃肠道出血被称为胆道出血三联征，但真正同时出现三联征的病例却仅占 22% 左右。除此之外，周期性发作是胆道出血的一大特征，并且在肝内胆管出血时，肝动脉多成扩张并有震颤感。

结合病史及症状，胆道出血诊断的确立并不困难。难点在于明确出血原因及出血位置，可借助 B 超、CT、MRI、MRCP、胆系造影、肝动脉造影及术中胆道镜检查等进一步评估出血的原因及位置。

对于胆道出血的治疗，除一般针对休克的补液扩容、稳定循环及针对病因的如抗感染等治疗外，血管造影、栓塞的介入治疗方式，血管结扎及肝叶切除是 3 种主要的治疗方式，其中又以血管造影、栓塞的介入治疗（既是诊断，又是治疗方式）为目前首选的治疗方式。

第一节 胆道出血的介入栓塞治疗

一、适应证

1. 手术后胆道出血，难以承受再次手术。

2. 胆道出血经手术止血后再出血，肝动脉造影可以进一步了解有无解剖上的变异，肝动脉结扎是否有效，有无异常的侧支交通，并可选择性地将出血的血管栓塞。

3. 体质差，不能耐受手术者。

4. 医源性胆道出血，多见于 PTC、PTCD 等处理后的胆道出血。

5. 在行决定性手术前暂时控制出血。

二、禁忌证

1. 不能达到选择性或超选择性插管者。

2. 栓塞可能导致广泛肝缺血者。

3. 造影剂过敏者。

4. 肝硬化门静脉高压，栓塞术后可导致肝功能不良者应慎用。

5. 合并肝脓肿者。

三、术前准备

1. 迅速恢复血容量和细胞外液　纠正休克，合并水、电解质失衡时积极纠正水、电解质紊乱及酸碱失衡。合并有心功能降低时可应用强心剂增加心每搏量。也可考虑应用胰高血糖素及低分子右旋糖酐等，增加门静脉血流量。

2. 持续吸氧　纠正休克的同时给予吸氧，氧流量在 3～4L/min，可纠正缺氧，提高门静脉血氧含量。

3. 积极护肝治疗　①术前给予高糖、高蛋白及高维生素饮食，口服维生素 C、维生素 B 和维生素 K，增加肝功能储备；②有低蛋白血症者给予静脉输注白蛋白，提高白蛋白含量；③患者一般情况较差时静脉输注高渗葡萄糖、支链氨基酸、能量合剂等，增加肝糖原储备，减少蛋白消耗。

4. 必要的术前检查　尤其是了解肝功能、肾功能情况，凝血酶原时间有无延长。上消化道内镜或钡餐检查了解有无食管静脉曲张。B 超检查了解肝脏病变部位、范围、大小，门静脉有无栓塞、有无腹水等。心电图、胸部 X 线等检查了解心、肺情况等。

5. 术前备血。

四、手术要点、难点及对策

　　血管造影的入路为股动脉或腋动脉。首先做肝总动脉或腹腔动脉造影，应尽量行超选择性插管。使插管尖尽量靠近出血病灶，以减少不必要的栓塞范围。超选择性插管是止血是否成功的关键。在操作中，应根据不同个体的血管差异，更换不同的导管端形状与导引钢丝。为了提高血管造影诊断阳性率，要注意以下 6 点：①造影要在出血活动期进行；②尽可能行选择性或超选择性造影技术，

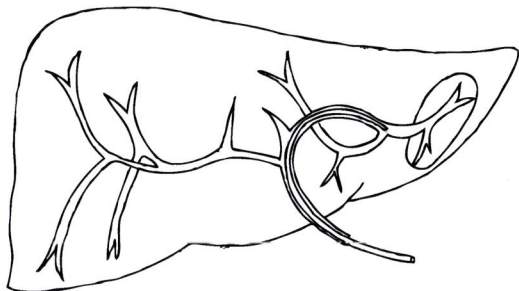

图 19-1　胆道出血的介入栓塞治疗

行肝固有动脉或其分支造影，以提高靶血管内造影剂灌注量；③注意血管变异，如肝动脉起源发生变异或以前做过手术时，常规动脉造影有时不易确定出血来源；④如造影未发现出血，可暂时留置导管等待再出血时再做造影；⑤栓塞时应选用与该动脉口径适宜的明胶海绵微粒和弹簧钢圈，如选择的弹簧钢圈型号较小则不易栓塞成功；⑥栓塞过程中注意控制栓塞物的注入速度，防止反流引起意外栓塞（图 19-1）。

五、术后监测与处理

　　术后应密切监测血压、心率和呼吸等生命体征，条件允许的医院根据患者情况可考虑实行有创动脉压监测及中心静脉压监测，实行定期检测血红蛋白、MCV、MCH、MCHC 等指标，谨防再次出血。也可辅以止血药物，同时要注意监测凝血指标。

六、术后常见并发症的预防与处理

　　介入栓塞后并发症包括动脉内膜损伤、肝坏死、脓肿、胆囊坏死、异位栓塞和局部血肿等，总的发生率低。对于肝移植患者，移植肝脏依赖于门静脉和肝动脉的双重血液供应，对于移植肝脏大动脉行栓塞治疗后，可能导致肝脏坏死、缺血性胆囊炎和胆管狭窄形成。因此，对起源于右肝动脉的胆囊动脉须进行精确定位，以防止胆囊坏死，尽可能减少对肝固有动脉的栓塞以减少发生肝坏死和坏疽性胆囊炎的风险，同时可以防止日后形成侧支循环，造成再次胆道出血。

　　1. 肝脓肿　患者可表现为持续高热不退，白细胞计数升高明显，B 超发现肝内有液性暗区，可行 B 超或 CT 引导下肝穿刺，抽出液体为脓性者应置管引流，并用抗生素溶液冲洗，同时辅以静脉输注抗生素治疗，用药应结合脓液细菌培养结果，合并糖尿病患者应严密监测血糖，控制血糖是至关重要的措施之一，至液性暗区消失后拔除引流管。

　　2. 坏死性胆囊炎　因胆囊动脉被栓塞后可造成胆囊缺血坏死，最终导致坏死性胆囊炎的发生。其表现为术后右上腹持续性胀痛、发热、白细胞计数升高，严重者出现右上腹压痛、反跳痛及肌紧张等体征，胆囊穿孔后则造成弥漫性腹膜炎体征。B 超显示胆囊明显增大，胆

囊壁明显增厚水肿，胆囊腔内絮状物沉积。发生坏死性胆囊炎时应积极抗炎治疗，同时行胃肠减压、禁食。如保守治疗无效，体温持续升高，白细胞计数超过 $20 \times 10^9/L$ 或胆囊穿孔，应考虑急诊行胆囊切除或造瘘。防止坏死性胆囊炎的关键是避免使栓塞剂尤其是明胶海绵等注入胆囊动脉引起胆囊动脉末梢栓塞，因此导管末端应超过胆囊动脉起始处或同时行胆囊切除。

3. 肝衰竭　如栓塞范围过大，短期内由于其侧支循环难以建立，肝组织损害严重，肝功能异常可持续 $1 \sim 2$ 个月，如肝硬化严重则可以导致肝衰竭，表现为黄疸进行性加深，腹水进行性增加，白蛋白降低，凝血酶原时间延长，氨基转移酶含量持续升高等。此时即使予以积极保肝治疗，肝功能也难以恢复。防止肝衰竭的关键是严格掌握手术适应证及尽量实现超选择性插管。

4. 肝梗死　在动脉栓塞尤其是明胶海绵作栓塞剂时常见，由于栓塞后无法形成侧支循环，导致局灶性肝梗死。治疗上主要为保肝及抗感染治疗，防止脓肿形成。

5. 介入综合征　在治疗中，介入综合征是一种常见现象，多数患者会有不适症状，但属于自限性，部分患者可能有一过性肝功能损害，氨基转移酶升高一般不超过正常参考值的 20%。

6. 局部操作并发症　一般有腹股沟血肿、股动脉损伤，予以对症处理后多能恢复。

七、临床效果评价

国内外文献报道的介入栓塞治疗胆道出血的有效率可达 $80\% \sim 100\%$，介入栓塞有以下优点：① 行选择性肝动脉造影时能准确提示出血部位；②止血效果确切；③方法简便易行，不需硬膜外麻醉或全身麻醉，也无须剖腹探查，不致造成更大损伤，术后恢复快，并发症少，是治疗胆道大出血的一种比较理想的方法，尤其适合于病情危重的胆道术后大出血患者；④栓塞术与手术结扎肝动脉不同，大部分栓塞靠近出血部位的动脉末梢分支，同时有门静脉供血，不易发生肝脏缺血坏死。总而言之，选择性肝动脉造影和栓塞对胆道出血诊断准确率高，止血效果确切，简单易行，安全可靠，是治疗胆道出血首选的治疗方法。

第二节　胆道出血的动脉结扎术

一、适应证

1. 术中发现的胆道出血，不能准确定位出血部位时。
2. 术中发现的胆道出血，能准确定位，但是患者不宜行肝叶切除者。
3. 介入栓塞止血效果不佳或存在造影剂过敏等介入栓塞禁忌证，不宜行介入栓塞者。

二、禁忌证

1. 严重休克未得到纠正或缓解，难以耐受手术者。

2. 低氧血症，肝动脉结扎后会进一步导致肝脏缺氧。

3. 中度以上肝硬化或肝功能有明显损害者，肝动脉结扎后可能诱发肝衰竭。

4. 肝癌或血栓等各种原因引起的门静脉主干栓塞者。

5. 有中度以上食管静脉曲张。

6. 严重代谢紊乱如低血糖、低血钠提示门静脉血流和血氧饱和能力降低时。

7. 严重心、肺、肾等重要脏器病变而无法耐受手术者。

三、术前准备

纠正休克，合并水、电解质紊乱时积极纠正水、电解质紊乱及酸碱失衡，吸氧，积极护肝治疗等。与介入栓塞术前准备类似。

四、手术要点、难点及对策

当不能准确定位出血部位时，可行肝动脉结扎（图 19-2），但需要注意的是，除了结扎肝动脉外，有时还应结扎胃十二指肠动脉，减少肝的侧支循环。当出血部位可以确定时，可以提高手术的效果和安全性，如可以明确出血来自肝左动脉或肝右动脉的分支时，则可直接行肝左动脉或肝右动脉结扎。

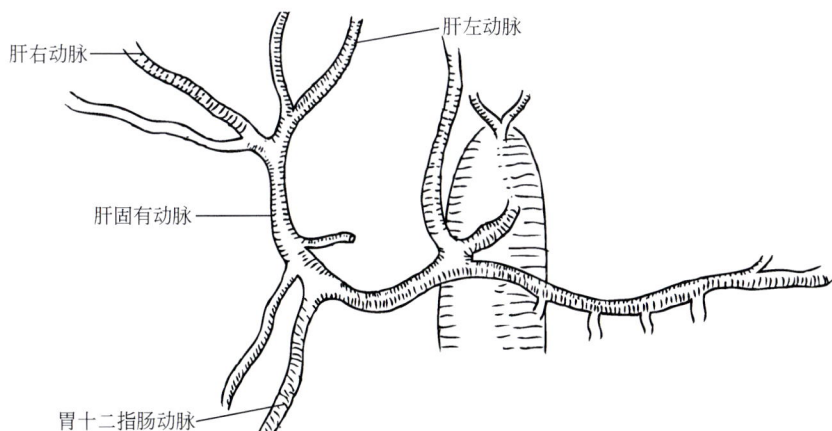

图 19-2　肝动脉分支图

结扎肝动脉的具体操作，首先以示指通过小网膜囊孔，在示指与拇指间触摸肝动脉的位置和走向。在肝动脉表面轻触，常可触及震颤，切开肝十二指肠韧带左侧缘的腹膜，加以分离，便可显露出肝动脉，分离肝动脉以红色动脉标记线牵拉以提示。继续向下分离，暴露肝总动脉、肝固有动脉、胃十二指肠动脉的汇合部。显露胆总管，在十二指肠上缘胆总管前壁预定切开的两侧用小针细线各缝 1 针作为牵引线，提起现侧牵引线，切开胆总管探查，如有血块或合并胆总管结石，应先行清除。胆道出血时可观察到胆总管胆汁内含有鲜血，提起肝动脉控制线阻断肝动脉，观察出血是否减少或停止，当出血不停止或减少不明显时，首先检查血管是否未找对，同时可用同样方法阻断胃十二指肠动脉，当确定出血控制效果满意后，开始结扎，为了减少侧支循环，减少术后再发出血，一般同时结扎肝固有动脉和胃十二指肠动脉。结扎时丝线不可过粗，以免结扎不完全，可采用粗、细丝线双重结扎法，既可避免丝线过细切割力过大，又可防止丝线过粗而结扎不完全。

结扎完成后，以手指触摸肝左右动脉所在位置，应无动脉搏动。同理，胆总管和门静脉后方也应无动脉搏动。在动脉结扎术中，还有至关重要的一步是明确是否存在肝动脉的变异，因为动脉变异的存在导致漏扎或扎错主要血管可直接影响手术效果。根据经典的 Michels 分型，肝动脉变异共分为 10 种类型，也有学者参照 Michels 分型并结合国人的情况将其分为 12 种类型。其中，常见的有 6 种类型：①肝右动脉发自腹腔动脉干，肝固有动脉仅分出肝左动脉、肝中动脉。②肝左动脉起自胃左动脉，肝固有动脉只分出肝右动脉、肝中动脉。③肝右动脉起自肠系膜上动脉，腹腔动脉造影仅见肝固有动脉分出肝中动脉、肝左动脉。④肝总动脉起自肠系膜上动脉。⑤较细小的副肝左动脉起自胃左动脉；肝固有动脉仍有肝右动脉、肝中动脉和肝左动脉三支。⑥副肝右动脉起自肠系膜上动脉（图 19-3）。这就要求在具体实施结扎前需仔细辨认血管，以免结扎错误造成止血效果不佳。

五、术后监测与处理

肝动脉结扎后肝细胞会发生一定程度的水肿变化，此时仅由门静脉供血供氧，因此术后提高门静脉血容量及氧含量对术后恢复具有重要作用。

1. 持续吸氧　一般流量为 3 ～ 4L/min，持续 24 ～ 48 小时，可面罩或鼻导管给氧。持续吸氧增加了门静脉血氧含量，有利于肝细胞供氧。

2. 禁食及胃肠减压　胃肠内食物刺激肠蠕动并且增加肠道的耗氧量，使门静脉血氧含量降低。因此，术后应禁食并胃肠减压 3 ～ 4 天，让门静脉血保持较高的氧含量。

3. 积极保肝治疗　肝动脉结扎尤其是栓塞后对正常肝细胞有一定程度损伤。严重者术后可能出现黄疸、腹水、氨基转移酶升高、白蛋白降低等，因此术后应积极保肝治疗，包括静脉输注葡萄糖溶液、支链氨基酸、能量合剂、大剂量维生素 C 和维生素 B 等，必要时适量补充血浆或白蛋白。

4. 应用广谱抗生素　经研究肝动脉结扎后死亡的主要原因是门静脉血含有厌氧菌。肿瘤合并胆道出血者肝脏肿瘤在动脉血流阻断后可缺血坏死并形成脓肿，以及本身合并胆道感染者需抗感染治疗，因此术后需用广谱抗生素防止感染，必要时可结合血培养结果用药。

5. 对症治疗　部分患者术后因肝脏缺血坏死吸收而有吸收热，对患者消耗很大，可适量用退热药如吲哚美辛栓、复方氨基比林等，必要时可短期用皮质激素，有利于保护肝细胞。

6. 抑制胃酸　肝动脉结扎及栓塞患者易引起胃黏膜出血性病变或应激性溃疡，术后应用制酸药有助于抑制胃酸、保护胃黏膜，可选用 PPI 类抑酸药，降低上消化道出血的发生率。

六、术后常见并发症的预防与处理

肝动脉结扎后并发症包括肝坏死、肝脓肿、肝衰竭、胆囊坏死。症状表现及处理与介入栓塞并发症类似，此处不再赘述。

七、临床效果评价

动脉结扎的原理与介入栓塞类似，都是希望通过截断出血来源的方法达到止血效果，但方法途径不同。根据我国报道的资料，动脉结扎的止血效率为80%～90%。但有报道表明，肝脏的动脉供血除肝动脉外，肝周各韧带有26条侧支动脉入肝，与肝形成广泛交通，以及肝动脉本身的解剖变异等原因造成结扎不准确，因此单纯结扎.肝动脉术后再出血率较高，效果不及介入栓塞术。

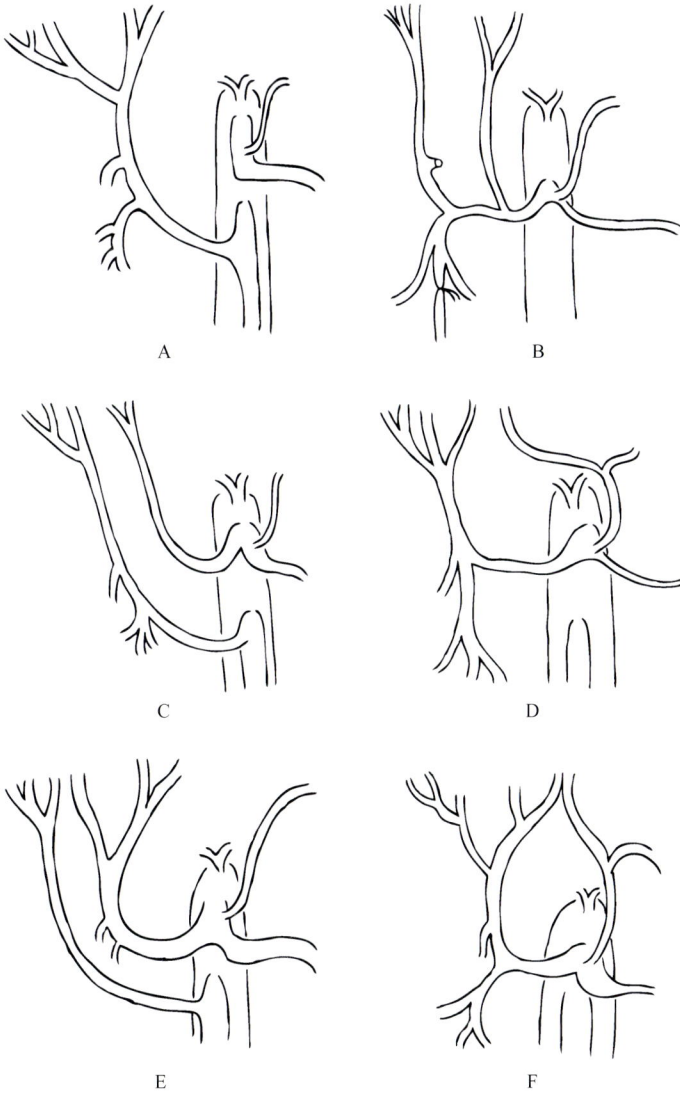

图 19-3 肝动脉变异

约25%个体的肝右动脉部分或完全发自肠系膜上动脉（A、C、E）；同样，另25%的个体的肝左动脉部分或全部由发自胃左动脉的分支所代替，该分支通过小网膜由肝圆韧带的底部进入肝脏（D、F）；还有一些少见的情况，肝左动脉或肝右动脉单独由腹腔干发出，或由腹腔干发出一根较短的肝固有动脉之后再发出分支（B、C）

第三节 胆道出血的肝叶切除术

一、适应证

1. 局限性、定位比较明确的肝内胆管出血，至少能定位到出血来自哪一叶或几叶。
2. 介入栓塞治疗效果不佳或无法行介入栓塞者。
3. 手术中发现胆道出血且不宜行动脉结扎者，或虽行结扎但止血效果不佳者。
4. 合并有其他需手术切除肝脏的疾病时，如肝内胆管结石合并胆道出血者或可切除的肝脏肿瘤合并胆道出血等。

二、禁忌证

1. 明显肝硬化，肝功能评级为 C 级。
2. 定位不是很明确的胆道出血，不可盲目行肝叶切除。
3. 存在严重的心肺等基础疾病不能耐受手术麻醉者。
4. 来自肝外胆道的出血。

三、术前准备

术前准备的重点除了与前文中所提及纠正休克、护肝等治疗基本相同外，在行肝叶切除前还应仔细评估患者肝脏功能，可采用经典的 Child-Pugh 分级方法。针对术中发现的胆道出血临时决定行肝叶切除者，对于出血位置的定位及切除肝叶的范围估计十分重要，因为切除的肝叶位置与范围直接关系到手术风险的大小及患者愈后。

四、手术要点、难点及对策

肝叶切除治疗胆道出血的关键在于切除出血胆管所在的肝叶，所以首先是明确出血所在的部位。可切开胆总管探查，在急性出血期，可以发现出血来自哪一侧的肝管，若出血已停止，可以向左右肝管分别用生理盐水冲洗抽吸，抽出陈旧性血液则可以判定为出血侧，条件允许的医院，应使用纤维胆道镜探查，可以对出血部位做出更准确的判断；对于不能行胆道镜检查的医院，还可以行术中动脉造影，协助判断出血位置。

在切除肝叶时，最重要的在于断面彻底止血，防止术中大出血，肝叶切除过程中术中大出血是肝叶切除患者死亡的主要原因之一。这就要求手术者具有较丰富的肝脏手术经验，熟练掌握肝脏及周围器官的解剖关系，术前充分评估手术风险并做好相关的应急准备（图 19-4）。

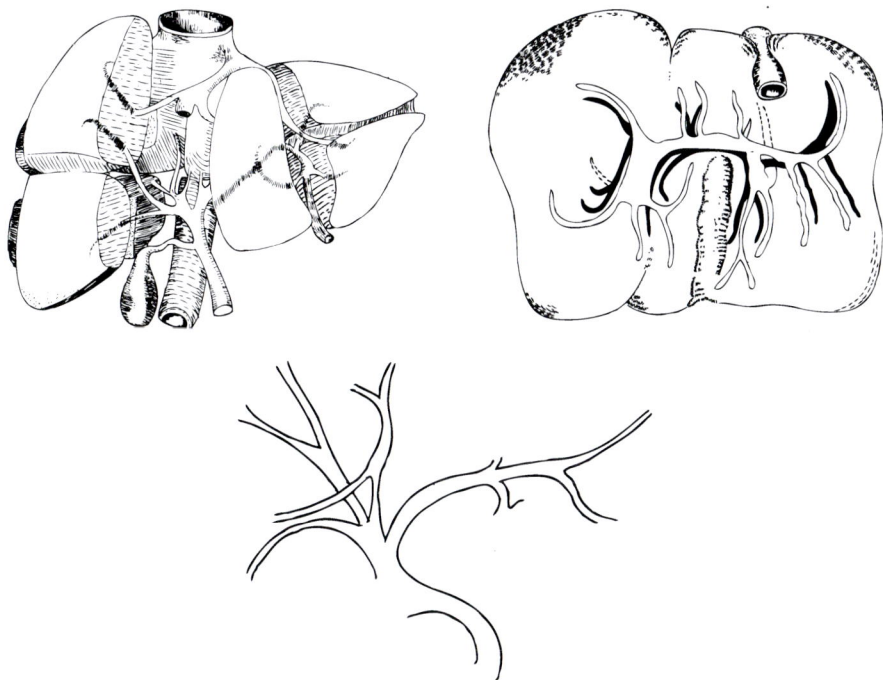

图 19-4　肝脏分叶与胆管分布的关系

五、术后监测与处理

术后监测与处理同本章第一节"胆道出血的介入栓塞治疗"和第二节"胆道出血的动脉结扎术"。

六、术后常见并发症的预防与处理

除前文提及的肝坏死、肝脓肿、肝衰竭外,肝叶切除术后常见并发症还有出血、膈下感染、胆漏、胸腔积液等。其中,出血是肝切除手术最严重和危急的并发症,也是肝切除手术死亡的主要原因之一。

导致术后出血的原因很多,包括术中止血不彻底、线结脱落、肝组织坏死及凝血功能障碍等。针对肝脏切除术后出血,首先应做到术中严格止血,尽量避免术中损伤重要血管,同时术后要给予抗感染治疗,防止感染坏死导致出血,同时密切监测凝血功能等相关指标。

而对于膈下感染、胆漏除给予一般抗感染治疗外,可结合 B 超或 CT 检查等行穿刺置管引流。若术中留置的引流管足以起到充分引流的作用,则不需再次穿刺,保证引流通畅即可,同时加强营养、抗感染治疗,待好转后再拔出引流管。

七、临床效果评价

相比而言,肝叶切除的方法创伤大、风险高、难以准确定位出血位置,手术本身就有增加出血风险的可能。故而肝叶切除不作为首选治疗措施。在具体手术过程中，切除出血部位的肝脏是手术成功的关键。

（柴新群）

参 考 文 献

柴新群, 2006. 介入治疗在胆道出血中的应用 . 临床外科杂志，14(10)：618-619

柴新群，白植军，张寿熙 , 1997. 选择性肝动脉栓塞治疗胆道术后胆道大出血 . 肝胆外科杂志，5(5)：296-297

柴新群，邓飞涛，王春友，等，2001. 介入栓塞治疗胆道大出血 . 中华肝胆外科杂志，7(4)：201

柴新群，王春友，郑启昌，2000. 胆道出血的诊断及治疗 . 中华外科杂志，38(8)：612

柴新群，王春友，郑启昌，2000. 胆道大出血的血管造影诊断及介入治疗效果评价 . 同济医科大学学报，29(5)：434-436

黄志强，黄晓强，宋青，2010. 黄志强胆道外科手术学 . 北京：人民军医出版社

吴孟超，吴在德，2008. 黄家驷外科学 (第 7 版). 北京：人民卫生出版社

Goodnight JE, Blaisdell FW, 1981. Hemobilia. Surgical Clinic of North America, 61(4)：973

Blumgart LH, 2010. 肝胆脾胰外科学 . 黄洁夫，译 . 北京：人民卫生出版社

Marynissen T, Maleux G, Heye S, 2012. Transcatheter arterial embolization for iatrogenic hemobilia is a safe and effective procedure：case series and review of the literature. Eur J Gastroenterol Hepatol, 24(8)：905-909

Srivastava DN, Sharma S, Pal S, et al, 2006. Transcatheter arterial embolization in the management of hemobilia. Abdom Imaging, 31：439-448

第二十章　梗阻性黄疸

梗阻性黄疸（obstructive jaundice，OJ，简称阻黄）是肝胆胰外科疾病的常见临床表现。在临床上引起阻黄的疾病一般可分为 3 类：①良性的胆道结石或胆道蛔虫病；②恶性的胆管癌、壶腹周围癌或胰头癌；③性质不定的硬化性胆管炎、外伤性及医源性的胆管狭窄等。该类疾病导致的阻黄往往需要外科手术干预及处理，手术的基本目的是清除病灶、解除梗阻、引流通畅及治疗和预防并发症的发生。引起阻黄的大部分疾病的手术处理已如前述，本章节就梗阻性黄疸术前的胆道引流做一阐述，包括经皮肝穿刺胆管引流术（PTCD）、经皮肝胆管内支架植入术（PBSI）及内镜介入治疗。

第一节　经皮肝穿刺胆管引流术

一、适应证

1. 血清总胆红素高于 170 ～ 205μmol/L 时。
2. 对于难以区分的良、恶性疾病，需要胆管树图像以评估病情分期、分级的患者，可行术前胆道引流，并通过胆道造影获得胆管树图像。
3. 长期、持续性黄疸患者。
4. 合并严重营养不良、一般情况差的患者。
5. 合并严重胆管炎者。
6. 高位胆管癌或进展性胆囊癌须行扩大性肝切除者。

二、禁忌证

1. 严重凝血功能障碍等全身状态不允许手术者。
2. 腹水仅为相对禁忌。
3. 肝内胆管广泛狭窄者。
4. 胆管狭窄合并邻近部位门静脉严重狭窄者，外引流不是禁忌，单纯胆管支架置入视为禁忌，在门静脉狭窄解除后方可考虑胆管支架置入。

5.胆管良性狭窄的外引流不是禁忌，但永久性支架置入是禁忌。

三、术前准备

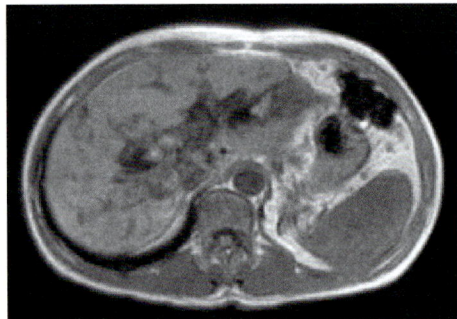

图 20-1　术前的影像学检查

1.患者准备

（1）术前常规检查血常规、血小板计数、出凝血时间及凝血酶原时间。

（2）做好患者解释工作，训练患者屏气，使患者配合操作。

（3）超声及 MRI 检查肝内、肝外胆管的扩张程度，尽可能明确胆管的梗阻部位。

（4）依据影像学检查确定合适的进针部位和进针路径（图 20-1）。

2.器械准备

（1）DSA 透视设备、超声机。

（2）穿刺针：常用的 PTCD 穿刺套（含 21～22G 穿刺针，三件套扩张器），5F 多功能导管，超滑导丝。另备外径为 0.89mm 的 J 型加硬导丝，8.5～12F 内引流管及外引流管、引流袋。

四、手术要点、难点及对策

1.在电视透视室或超声室进行，皮肤消毒等同一般手术标准。

2.穿刺路径有 3 种，即前路、后路和侧路。穿刺点的选择对提高手术的成功率、减少对患者的损伤、降低术后的并发症均非常重要，穿刺点应尽量靠近肝脏顶部即肋膈角或心膈角下 1～2cm，穿刺方向斜向肝门，或尽量呈水平状与脊柱垂直，以维持进针方向与穿刺目标胆管成锐角状态，便于体外的推力向导管头端传递。最便捷的确定穿刺点的方法是术中 B 超定位，可以一边进针，一边观察进针的方向与目标胆管的关系，适时调整进针方向以便准确穿刺目标胆管（图 20-2）。穿刺针在肝内的通道还应尽量避开肝内病变（特别是恶性肿瘤）。临床多采用右侧入路法，因为右肝管较粗便于穿刺，而且引流范围也较广泛。

当梗阻的部位位于左右肝管汇合部以上，造成右肝前后支胆管分离，或右叶萎缩和（或）右侧门静脉同时受到侵犯，可选择穿刺左肝胆管以引流更多的肝实质。占位性病变位于肝右叶，也应首先选择穿刺左肝胆管。另外，当存在腹水时尽量选择左肝胆管穿刺，因为左肝胆管穿刺比右肝胆管穿刺形成腹水、穿刺管漏的机会更少。选好穿刺点后，稀释好 1% 利多卡因局部浸润麻醉至肝包膜，用尖刀将

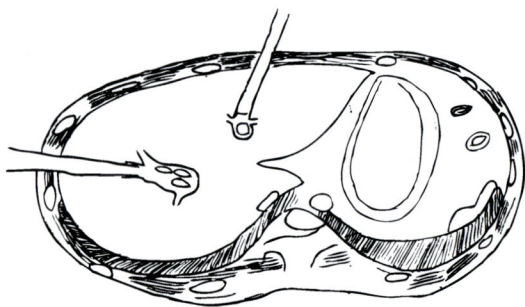

图 20-2　肝左、右叶大体穿刺部位

皮肤戳一小口直达深筋膜层，以利于塑料套管针穿入。

3. 经皮肝胆管穿刺造影 采用22G Chiba穿刺针进行穿刺，应在患者屏住呼吸后进行穿刺。在B超引导下，穿刺右肝胆管时，穿刺针水平向约 T_{11} 椎旁2cm方向持续进针；穿刺左肝胆管时穿刺针可垂直偏右方向进针，根据影像学检查确定目标穿刺胆管（图20-3）。确认穿刺针是否刺入胆管的方法：B超大体确认穿刺针在肝胆管的位置，然后边退出针芯边用注射器抽吸，抽得胆汁后停止退针，注入少量造影剂，若胆管系统显影，则证实穿刺针在肝胆管内，之后多抽出一些胆汁，然后通过穿刺针注入1∶1稀释的造影剂，显示胆管系统，造影剂的注入剂量不应超过抽出的胆汁量。穿入肝脏后让患者小幅度呼吸，这样可以避免或减少撕裂肝包膜。不同病因导致的胆管梗阻，在影像上表现出不同的特征，肝门部以上的癌肿使受累肝叶的胆管扩张，而健侧肝内胆管及胆总管显影正常；胰头癌上端扩张的胆管呈钝圆的"指头"状或不规则的"圆锥"状；壶腹癌呈"鸟嘴"样或不规则的充盈缺损。不同类型的癌肿呈现不同的、有各自特点的影像学特征，乳头样癌因突向管腔，呈现与管腔相连的"乳头状"阴影；增殖性胆管癌显示梗阻近端胆管扩张，管腔突然中断，呈"刀口"状；硬化型胆管癌可见管壁增厚僵硬，管腔变细且不平滑，呈"虫蛀"状（图20-4、图20-5）。

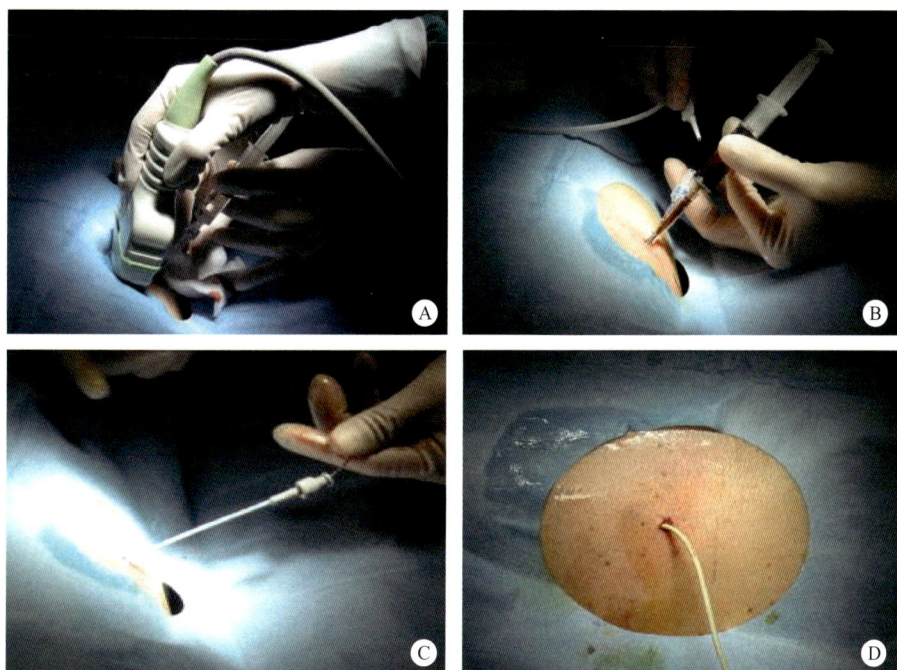

图 20-3 B超引导下经皮肝穿刺胆管引流术

4. 穿刺路径的建立 以免后续的操作困难，肝胆管穿刺点应至少距梗阻胆管的上端4cm，否则需重新穿刺，因为穿刺点离梗阻位置太近，患者的安全得不到保障。确定进入扩张的肝胆管后，退出针芯，置入0.018导丝，退出穿刺针后，顺细导丝置入4F三件套同轴扩张器，扩张穿刺通道，当进入的胆管转弯时，应停止进入金属内芯，只进扩张鞘管。确定导管鞘进入胆管后即可撤出细导丝、内金属针与扩张管，证实鞘管位于胆管内后，从鞘内送入超滑导丝，退出鞘后置5～6F血管鞘，送入5F多功能导管。

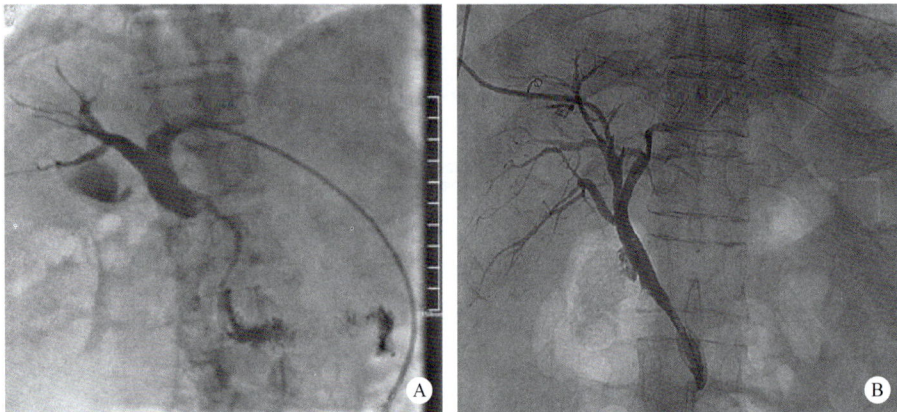

图 20-4　PTCD 术后的胆管成像

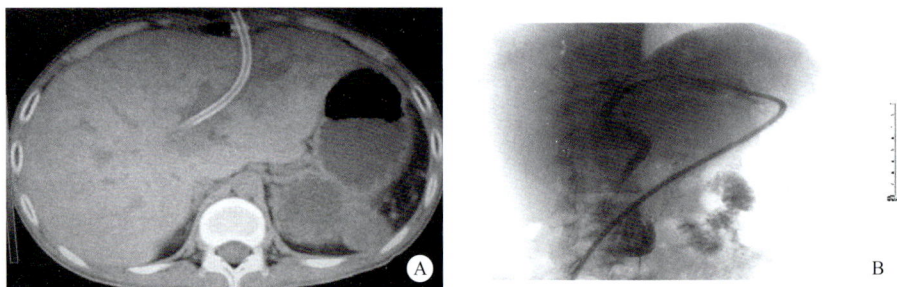

图 20-5　PTCD 术中及术后的影像学检查

5. 胆管外引流　沿血管鞘送入 5F 多功能导管至梗阻上段的胆管内，如肿瘤压迫导致不完全梗阻，或虽为完全梗阻但导丝、导管反复探查后仍能越过阻塞段时，则将导管和导丝通过梗阻或狭窄段送入十二指肠，然后交换加硬导丝至十二指肠，沿加硬导丝置入内外引流管行内外引流；如反复探查导管导丝未能通过狭窄段，或胆道感染严重抽出脓性胆汁，或存在十二指肠梗阻时，可仅行外引流，引流 1 周后再试行开通阻塞部及内外引流。置入引流管时，应注意使其远端标记位于胆管内，避免侧孔位于肝实质内，以避免造成术后出血，通过内置线将头端在胆管内盘曲成猪尾状，固定头端，导管通过蝴蝶结固定于腹壁。

五、注意事项

1. 穿刺点的选择很重要，一般为 DSA 透视下肋膈角下 1～2cm，穿刺时患者应屏气，术前 CT、MRI 等影像学检查能了解穿刺通道有无变异胆囊及门静脉分支等，对穿刺点选择的安全性有重要意义。

2. 穿刺过程中，穿刺针进入肝胆管时与胆管的夹角不宜过大，肝胆管的穿刺点也不宜太靠近肝门部，以便于后续的引流管或支架置入操作。

3. 穿刺的胆管前方需有一定厚度的肝组织，以防止胆漏发生。

4. 穿刺针插入胆管后胆汁抽吸量不宜过多，避免胆管内压减低而影响引流管的置入。

5.一次穿刺不成功时，不宜在同一点反复穿刺，以免组织损伤。

六、术后常见并发症的预防与处理

1.胆管感染　各种因素导致的胆管梗阻可引起胆管内压力增高，术中行胆管造影时，造影剂注入后会使胆管内压力更高，胆管反复穿刺和 PTCD 管等异物刺激及胆管梗阻引起的机体免疫力下降，常常可能导致胆管炎和胆管周围炎。减少胆管炎可能发生的措施包括术前 3 天开始经验性应用常规胆汁内浓度高的广谱抗生素，如头孢哌酮＋舒巴坦；术前通过 CT、MRI 等影像学检查初步确定穿刺目标胆管，计算好进针距离和角度，尽可能减少穿刺的次数；行胆管造影时，先抽出部分胆汁以减轻胆管内压力，造影时尽量控制造影剂的用量，防止压力过高而胆汁反流，导致逆行感染。

2.PTCD 管脱落　放置好的引流管可随呼吸时膈肌的运动而移位，很有可能导致 PTCD 管的脱落，引流管的体内段在腹腔与肝脏之间盘曲，不易发现。PTCD 管可能已经脱落的临床发现包括引流管内胆汁引流量明显减少，引流管周围疼痛，皮肤发红等，必要时可行腹部透视或 PTCD 管造影以明确。预防脱落的措施：应在保留引流管时尽量将引流管伸入近端肝胆管或远端十二指肠内 3 ～ 4cm，并使导管前端成盘状固定。若在置管 2 周后发生 PTCD 管脱落，可尽快从原窦道重新置管，否则只有重新行 PTCD。

3.胆道出血　是 PTCD 较常见的并发症，常与穿刺不顺利、反复穿刺或穿刺道上有门静脉或肝静脉的分支等有关。引流管内少量出血可以不予以特殊处理，24 小时内多可自行好转及停止。若引流管内大量出血，多提示穿刺道上有门静脉或肝静脉损伤。重要一点：可能引流管放置位置较浅使引流管的侧孔位于血管内形成血管 - 胆管瘘，该情况应尽快调整引流管位置，确保引流管的最后一个侧孔位于胆管内，必要时可以更换较粗型号的引流管以压迫止血。

七、临床效果评价

梗阻性黄疸按照部位的不同，分为远端胆总管梗阻和近端肝门部梗阻。肝门部远端的胆管梗阻称为远端梗阻，其癌性梗阻包括远端胆总管癌、胰腺癌及壶腹周围癌等。位于肝门部以上的梗阻称为近端梗阻，主要病因有肝门部胆管癌、胆囊癌累及肝门或肝十二指肠韧带、淋巴结转移瘤或肝转移瘤累及肝门或肝十二指肠韧带，也包括非肿瘤性梗阻如结石、硬化性胆管炎等疾患。对于近端梗阻，PTCD 的手术成功率较低，其技术要求更高，同时引流管脱落、移位情况时有发生。肝门部癌肿所致的高位胆管梗阻患者，引流管远端置于胆总管内即可，越过十二指肠乳头部并非必要，此有利于减少逆行感染的发生。以往内、外引流术后的感染发生率可达 40%，随技术的不断改进，术后感染发生率明显降低。因此，PTCD 是一种治疗梗阻性黄疸的有效方法，具有操作安全、简便、并发症少等优点。超声引导下的 PTCD，对于直径在 3mm 以上的胆管，操作成功率在 95% 以上。尽管 PTCD 为梗阻性黄疸最基本的介入治疗手段，但大部分与梗阻性黄疸介入治疗有关的并发症均在手术操作过程中发生。

肿瘤源性梗阻性黄疸术后发生并发症的危险较非肿瘤性梗阻性黄疸明显增加，术前 PTCD 的优势在于可逆转该类患者的病理生理。早在 1935 年，Whipple 对黄疸病例就采用分期手术，至 20 世纪 70 年代 Takada 等首先报道 PTCD 可降低黄疸患者的术后病死率。有文献报道，对于恶性胆道梗阻的患者，PTCD 后再行手术与单用 PTCD 治疗，在最初 30 天病死率无明显差别，分别为 27% 和 29%。对于 PTCD 作为手术前的辅助手段，与其他治疗方式的中位生存期和 24 个月存活率进行比较，在 PTCD 后做根治性手术者分别为 5 个月和 3.9%，行姑息性手术者为 2.9 个月和 2.7%，未手术者为 2.4 个月和 0.7%。同时，金属内支架置入 30 天内病死率为 7%，明显优于手术的 17%。另据 Nakayama 的资料，术前通过 PTCD 将患者血清总胆红素降至 147μmol/L，可使手术死亡率从 28% 降至 8%。在我国，使用 PTCD 结合肝动脉栓塞术（TAE）的双介入方法治疗引起胆道阻塞的肿瘤，梗阻部位的通畅率达 57.4%，平均生存时间达 10.2 个月。可以看出，PTCD 无论是作为单纯的治疗手段，还是作为其他治疗手段的辅助，在患者生存期的改善等多方面都优于单纯的外科治疗方法。

第二节　经皮肝胆管内支架植入术

一、适应证

1. 无法手术切除的胆管恶性肿瘤的姑息治疗。
2. 胆漏。
3. 高龄胆管癌性梗阻无外科手术条件患者的减黄治疗。
4. 癌性胆管梗阻预计生存期＞3 个月以上者。
5. 胆管的良性狭窄，单纯扩张后仍反复狭窄者。

二、禁忌证

1. 凝血功能障碍。
2. 胆管狭窄严重，不能通过导丝者。
3. 心肺功能衰竭或一般情况差、无法耐受介入手术者。
4. 大量腹水者。

三、术前准备

1. 患者准备
（1）术前常规检查血常规、出凝血时间及凝血酶原时间。
（2）术前给予必要的支持治疗和注射维生素 K 等预防出血。
2. 器械准备　基本器械准备同 PTCD，另需备胆管金属支架，以 Wallstent 支架最为常用，直径为 8 ～ 10mm。

四、手术要点、难点及对策

1. 支架置入方法　　胆管穿刺及导丝越过胆管梗阻段同 PTCD（图 20-6）。胆管支架置入时必须使导丝越过胆管狭窄段至十二指肠水平部，根据造影显示的梗阻部位和范围选择适当规格的金属支架。若阻塞部位坚硬、支架输送器无法通过，则行直径 6mm 的球囊扩张，然后再送入金属支架。支架释放时要定位准确，确保支架展开后能完全支撑病变处并使其远端超越病变 1.5cm 以上，未累及壶腹部的胆总管病变，支架置入时其远端尽量不进入十二指肠，以减少可能的胆系逆行感染。肝门部胆管阻塞除外，支架的近心端一般不进入左右肝管。支架植入后，保留导丝，沿其送入 8.5F 内、外引流管至十二指肠，并使其远端成襻，盘曲于十二指肠内；反复冲洗，复行胆管造影显示支架通畅后，将引流管固定于腹壁。术后外引流 48 小时后，可试行关闭引流管，如无腹胀、腹痛及发热，可以持续关闭，1 周后考虑拔除引流管。

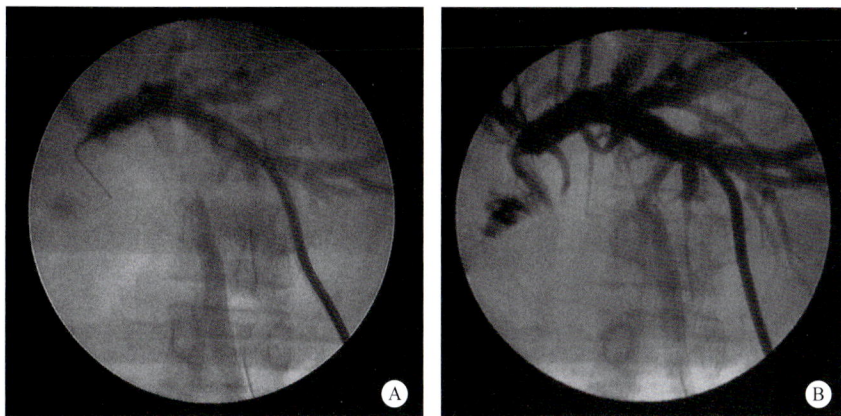

图 20-6　通过扩张的肝胆管的 PTCD

2. 若导管不能越过梗阻段，或引流出脓性胆汁，说明胆管内炎症较重，可先行外引流 3 ～ 5 天，待炎症消退后再行支架置入。

3. 支架放置位置　　肝总管梗阻支架放置位置：支架需两端均越过狭窄部位 1cm 以上，尽量避免支架远端位于肝内胆管，以免压迫对侧肝内胆管，影响其引流。胆总管梗阻支架放置的位置：支架两端均需越过狭窄部位 1.5cm 以上，若梗阻部位位于胆总管下段，应将支架越过乳头进入十二指肠，但长度不应超过 1cm，以免引起对侧肠壁的损伤及影响食物通过（图 20-7）。

4. 支架置入时机　　关于内支架置入的时机可有 3 种方法。

（1）先行外引流减轻黄疸，改善患者一般状态，恢复体质，1 周后再行内支架置入，分两步完成。尤其对首次通过梗阻段困难者或术前合并明显的胆系感染者，可先行引流以利于支架的长期通畅。

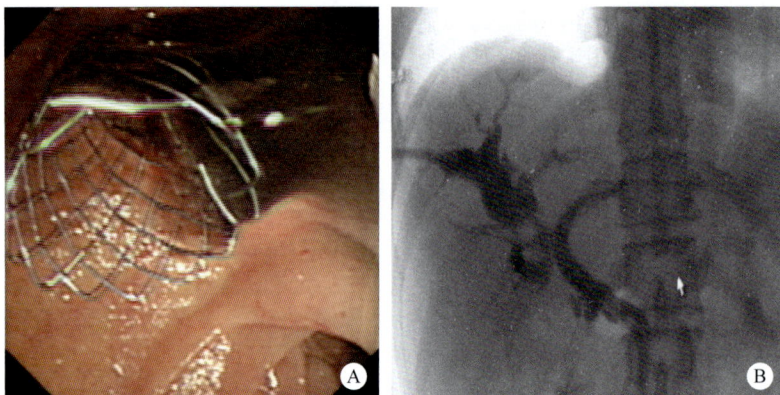

图 20-7　经 ERCP 及术中造影观察置入的金属支架

（2）一次性完成内支架置入，PTC 后开通梗阻段，扩张成形，置入内支架，封闭穿刺通道。这种情况适宜于肝功能良好、胆汁稀薄、无胆管感染、无胆管结石、不再进行胆管介入操作的患者。其弊端是一旦出现内支架再阻塞则需要重新经皮肝穿刺介入。另外，一步完成法容易造成胆汁外渗和胆汁性腹膜炎。

（3）一次性完成内外引流管和内支架置入，在置入内支架后同时保留内外引流管。其适应于胆汁黏稠，胆汁内含有絮状物或结石，合并胆管感染，通过内外引流管保留了内支架和胆管与体表的通道，为再次胆管介入操作做好准备，并且围绕引流管的纤维组织增生形成纤维窦道，可预防肝胆穿刺的多种并发症（如胆汁性腹膜炎、胆管出血和肝内动静脉瘘等），这是一种十分稳妥的、解除梗阻性黄疸的介入技术。

五、注意事项

经皮肝穿刺胆管引流内支架置入术是癌性梗阻性黄疸的常见姑息性治疗手段，有一定风险，操作不当易导致一系列并发症，故操作时应注意以下 4 点：

1. 当患者胆囊明显扩张时，要特别注意避免直接穿刺入胆囊，术前 B 超或 CT 检查能帮助确定穿刺点，避开胆囊穿刺点。

2. 选择合理的胆管穿刺点和穿刺方向，尽量使其穿刺点位于三级胆管的起始部，进针方向与胆管尽量保持较小夹角，以方便后续的支架置入及引流管置入。

3. 若导丝难以通过狭窄段，应采用正侧位透视以明确阻塞端的部位和走向，调整导管前端方向，使其与胆管闭塞处走行一致。

4. 支架置入时务必定位准确，使其上下端分别越过病变部位 1.5cm 以上。

六、术后常见并发症的预防与处理

1. 胆管内支架狭窄、阻塞　肿瘤向支架内生长及肿瘤在支架两端的过度生长，胆管内膜和肉芽组织过度生长，胆泥淤积，结石形成是引起支架狭窄和堵塞的主要原因。支架狭窄、支架阻塞后可再次出现梗阻性黄疸，成为导致晚期癌肿患者死亡的重要原因。为达到支架通畅引流胆汁的目的，应正确选择支架的长度和放置位置，加强对肿瘤进行综合治疗观念，如局部放疗、化疗栓塞等；用生理盐水反复经 PTCD 管行胆管冲洗。病情允许情况下，支架狭窄或闭塞后可以再次 PTCD 置入引流管或再次置入支架。

2. 胆系感染　多为支架置入后出现的胆系反流及胆系逆行感染，手术操作带入细菌亦是术后胆系感染的原因之一。必要时可行细菌培养，帮助选择敏感抗生素抗感染治疗；术中避免注入过量造影剂以免造成胆管内高压。

3. 胆管血管瘘　常由胆管穿刺道上穿透了门静脉分支，引起门静脉 - 胆管瘘，此时引流管内可出现血性胆汁，多于 48 ～ 72 小时内自行消失；如果反复大量出血，多提示引流管位置太浅，其侧孔位于肝实质的血管腔内，此时应尽快调整引流管位置，使其后段的标记点位于胆管内。另外，金属支架置入后亦可因为金属支架支撑的肿瘤部分破溃渗血而引起血性胆汁，此时出血量常不大，可自愈。

4. 胆汁性腹膜炎　反复多次穿刺、胆管插管后注入过多造影剂导致胆管内压力增加，导丝导管交换过程中胆汁外渗致腹腔感染，引流管拔出时胆汁外渗致胆汁性腹膜炎。此时的胆汁性腹膜炎多为局限性和一过性，无须特殊处理，腹痛较剧烈者可以给予吲哚美辛栓或肌内注射镇痛药。

七、临床效果评价

单纯外引流时胆汁直接排出体外，而不能进入肠道，胆汁的肠肝循环被阻断，影响脂肪、维生素的吸收，肠道内环境也发生改变，造成患者营养不良；长期携带引流管，也造成了患者生存质量下降。而内外引流术配合胆管支架置入，则可以解决这些问题。1994 年我国徐克首次报道了 8 例经皮肝胆管内支架置入治疗胆管梗阻，术后黄疸明显消退，随访 1 ～ 16 个月；7 例无黄疸生存，其中 2 例曾出现再闭塞，经再支架置入后再通，未发生严重并发症。

目前最常用于胆道恶性狭窄的支架是 Wallstent 支架，放置时只需要一个 7F 的推送导管，但这种支架支撑力较小，因此在放置支架前，一般要先对狭窄段进行扩张，放置后也应对支架进行扩张以帮助支架定型。它具有良好的顺应性，适用于从胆总管到肝内胆管的狭窄性病变。但这种支架两端比较尖锐，故有文献认为，此种支架引起胆道溃疡出血和十二指肠溃疡的可能性较大。目前新型支架的研究着眼于增大支架内径和带膜支架两方面。动物实验表明，在良性狭窄病变中，带膜支架会导致更明显的黏膜增生和胆泥堵塞，而恶性狭窄病变中带膜支架能有效抑制肿瘤长入支架内，同时也可减轻黏膜的增生。塑胶内涵管由塑料管制成，两端有防滑装置，其支撑力尚可，价格便宜。缺点是容易移位和堵塞。临床资料显示，塑胶内涵管的阻塞率为 6% ～ 27%，同时有 3% ～ 6% 的患者发生滑脱，41.7% 的患者需要更换所放置的支架。金属支架显然在这些方面比塑胶支架优越。但对于恶性肿瘤患者，生存时间与支架的通畅时间是同样要考虑的问题。同时，不同的病理类型和病灶位置对放置支架后的病理转归与疗效亦存在较大影响。因此，在选择放置何种支架或选择单纯内外引流的问题上，不但要考虑支架的通畅时间，还应同时考虑如病理、病灶部位、价格等多方面的因素。对于胆道良性狭窄性病变未经临床正规治疗应视为胆道内支架置入术的禁忌证，因为胆道金属内支架毕竟是置入体内的异物，而且胆道内支架的长期开通率相对较低，所以要权衡利弊慎重决定。另外，内照射腔内放疗能在短时间内给予肿瘤高剂量的照射，使肿瘤缩小且可能减少或延迟肿瘤复发而引起的支架阻塞，值得研究和推广。

第三节　经内镜介入治疗

经内镜介入治疗方法主要包括内镜鼻胆管引流术（ENBD）、内置塑料支架胆管引流术、内镜下胆管金属支架引流术（endoscopic billary metal stent drainage，EBMSD）。

一、内镜鼻胆管引流术

（一）适应证

1. 原发或继发性恶性肿瘤所致的胆管梗阻。
2. 急性化脓性梗阻性胆管炎。
3. 预防 ERCP 术后胆管炎的发生。
4. 肝胆管结石所致的胆管狭窄。
5. 胆管良性狭窄。
6. 胆源性胰腺炎。
7. 创伤性或医源性胆汁漏。
8. 其他如硬化性胆管炎的药物灌注、胆石的溶石治疗、胆管腔内放化疗等。

（二）禁忌证

1. 有上消化道狭窄、梗阻，估计内镜不可能抵达十二指肠降部者。
2. 有重度食管静脉曲张并有出血倾向者。
3. 有心肺功能不全及其他内镜检查禁忌证者。
4. 非结石嵌顿性急性胰腺炎或慢性胰腺炎急性发作期。

（三）术前准备

1. 患者准备
（1）术前常规检测血常规、凝血功能及肝肾功能等。
（2）术前签署检查（手术）知情同意书。
（3）做碘过敏试验、抗生素过敏试验。
（4）空腹在 6 小时以上。
（5）术前酌情给予地西泮、山莨菪碱、哌替啶等，并建立静脉通道。

2.器材准备　相关的内镜、各类造影导管、造影剂、X线机、高频电发射器、乳头切开刀、球囊导管、导丝、胆管扩张气囊及各种引流管。

（四）手术要点、难点及对策

通常患者取左侧卧位，左手臂置于背后，亦可一开始让其取俯卧位；进镜达十二指肠，寻找乳头及开口，行常规ERCP检查，了解病变性质及其部位（图20-8）。经造影导管插入导丝，至所需引流的胆管；退出导管，留置导丝，经导丝插入鼻胆引流导管；在透视下边插边退出内镜，将鼻胆管从口中引出；从鼻腔至口腔插入导管，借助这一导管的引导将鼻胆管引出鼻腔；在X线监视下，调整鼻胆管在胃内长度并保持十二指肠圈构型。

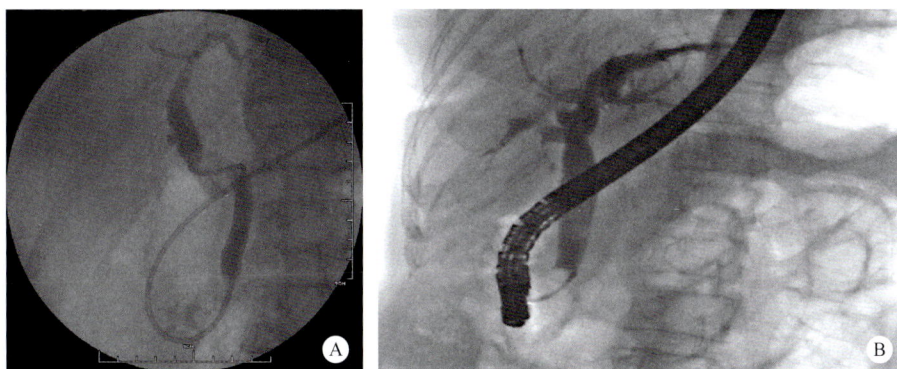

图 20-8　经内镜 ERCP 术中造影发现胆管病变部位

（五）注意事项

1.造影剂应注入适量，避免胆道压力过高与感染。

2.在条件许可的情况下，尽量选择较粗的引流管。

3.操作时避免引流管溢出。

（六）术后常见并发症的预防与处理

1.恶心、咽痛　仅少数患者不能耐受鼻胆管的刺激，可耐心向患者解释，消除内心恐惧。给予硼酸溶液漱口，保持咽部卫生。

2.胆管炎　主要发生在引流不佳者，可进行细菌培养和药物敏感试验，加强并及时调整抗生素治疗。

3.鼻胆管阻塞　可予以稀释的抗生素溶液冲洗疏通。

4.鼻胆管脱出　引流量突然减少时，及时行透视或造影检查，如病情需要可重新插管。

5.其他　长期鼻胆管引流可造成胆汁大量流失，影响患者的水、电解质平衡；外引流袋使患者活动受限，影响休息，对于肝硬化门静脉高压的患者，鼻胆管有可能引起食管静脉曲张破裂出血。

219

二、内置塑料支架胆管引流术

（一）适应证与禁忌证

适应证与禁忌证同本节"一、内镜鼻胆管引流术"。

（二）术前准备

1. 患者准备　同本节"一、内镜鼻胆管引流术"。

2. 器材准备　相关的内镜、各类造影导管、造影剂、X线机、高频电发射器、乳头切开刀、球囊导管、导丝、胆管扩张气囊、胆管扩张探条、塑料内支架及与之配套的支架推送器。

（三）手术要点、难点及对策

通常患者取左侧卧位，左手臂置于背后，亦可一开始让其取俯卧位；进镜达十二指肠，寻找乳头及开口，行常规 ERCP 检查，了解病变性质及其部位。确定内置管引流的部位，经造影导管插入导丝，越过梗阻段，进入所需引流的胆管中。肝门部梗阻一般应将支架置入右肝管内，若有可能则左右肝管内各置入 1 根，引流效果更佳。胆管狭窄较严重者需行胆管扩张，选择合适的扩张导管循导丝送入胆管，在透视镜下确定扩张管的最大径处已通过狭窄部位，留置 2～5 分钟后退出，然后循导丝插入内置管及其相应的输送器，在透视下逐步将内置管送入胆管，将末端倒刺留置于十二指肠腔内，最后依次拔出内引导管和推送管（图 20-9）。

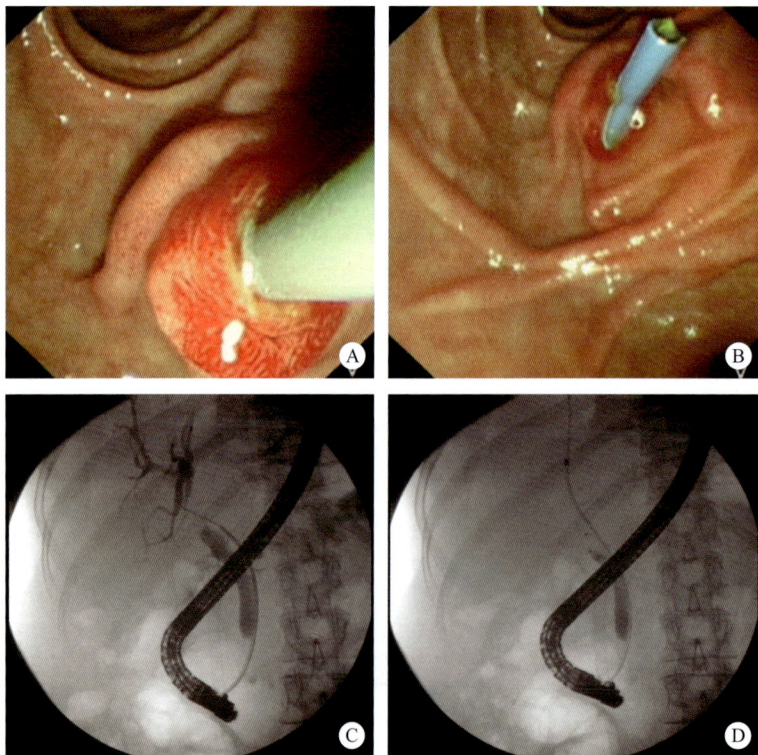

图 20-9　ERCP 及术中造影置入塑料支架

（四）注意事项

1. 为提高引流效果和内置管的引流时效，根据所用内镜尽可能选用最大口径的内置管。内置管的长度应根据梗阻段上界至乳头的距离决定，避免过长或过短。

2. 在内置管置入过程中，内镜与乳头之间的距离不宜过远，避免支架在十二指肠腔内伸入过长，而应借助内镜屈曲与抬钳器的上举运动将内置管送入。

3. 内置管放置好后，应仔细观察其引流效果，尽量吸出胆汁和造影剂，确信引流满意后方可取出内镜。

4. 如果乳头附近有狭窄，内置管插入有困难，或拟放置较大口径的内置管时，也可事先行乳头括约肌切开。

（五）术后常见并发症的预防与处理

1. 早期并发症

（1）支架早期阻塞：阻塞原因常为血块、肿瘤坏死组织、泥沙样结石。发生支架阻塞应及时更换支架，使胆管再通。

（2）胆管炎：发生率约为 16%。发生原因可能是内镜钳管道难以彻底消毒，由此途径可带入细菌进入胆管；阻塞的胆管原来可能有感染，置管操作加重了感染，或引流范围小，效果不佳。预防方法主要是避免高压注射造影剂及术后应用抗生素。

（3）胆汁性腹膜炎：由操作中损伤胆管造成胆管穿孔所致，发生率为 1% ～ 5%。预防方法主要是操作时避免粗暴用力，一旦损伤应立即外科手术治疗。

（4）胰腺炎或高淀粉酶血症：较常见，对症处理后短期可恢复正常。

2. 晚期并发症

（1）支架后期阻塞：置管后 3 个月支架的堵塞率约为 30%，6 个月后的堵塞率约为 70%。堵塞原因有肿瘤压迫或阻塞支架、泥沙样结石阻塞支架。塑料支架堵塞后可以更换新的支架，更换时可用圈套器或其他取支架器械取出支架，然后再置入新的支架。

（2）支架移位、滑脱：是一种少见的并发症，其发生率约为 3%。支架发生移位可产生黄疸（31%）、疼痛（6%）和急性胰腺炎（6%），通过 ERCP 可确诊。发生支架移位时，可用气囊导管或取石篮使支架复位，还可再安装一个支架以解决胆管狭窄问题。

（3）支架所致的胆管或十二指肠损伤：十二指肠的损伤多发生于弧形支架在十二指肠内露出太多，猪尾形支架很少引起十二指肠损伤。损伤可形成溃疡甚至穿孔，引起胆汁性腹膜炎；小的穿孔因有网膜包绕，可无临床症状，一旦出现临床症状，应及时手术。预防方法主要是避免粗暴操作；另外在留置弧形支架时，注意其尾端不要留太长。

三、内镜下胆管金属支架引流术

（一）适应证

适应证同本节"一、内镜鼻胆管引流术"。

221

（二）禁忌证

禁忌证同本节"一、内镜鼻胆管引流术"。

（三）术前准备

1. 患者准备　同本节"一、内镜鼻胆管引流术"。
2. 器材准备　同本节"二、内置塑料支架胆管引流术"。

（四）手术要点、难点及对策

手术要点、难点及对策同本节"二、内镜塑料支架胆管引流术"（图20-10）。

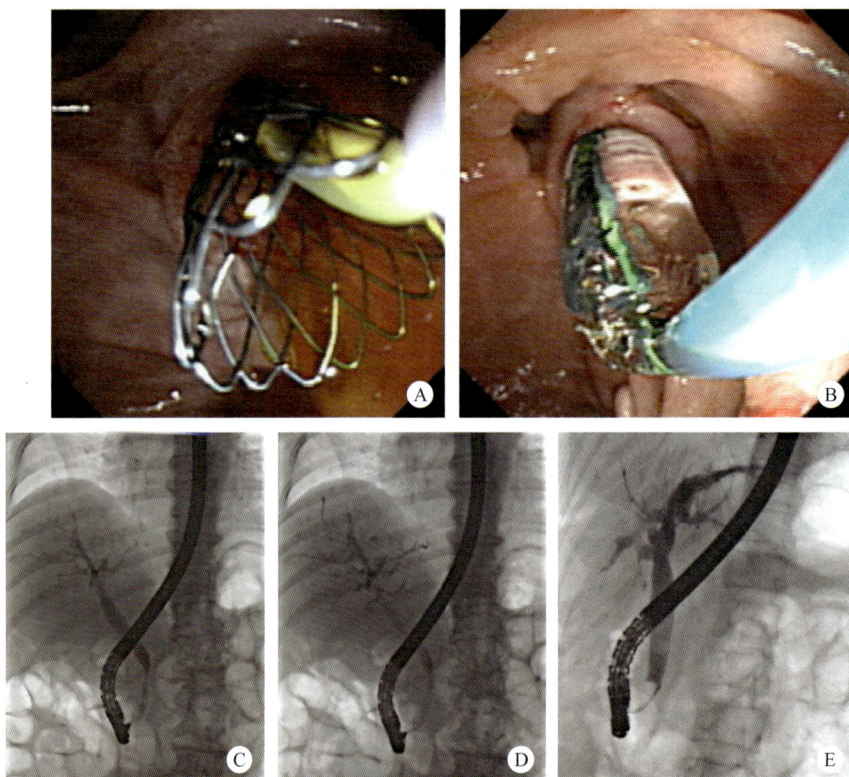

图 20-10　经 ERCP 及术中造影置入金属支架

（五）注意事项

1. 选择适当长度的支架很重要，大多数的支架在扩展过程中会有所缩短，所以支架的有效长度应以扩张后的长度为准，同时考虑到肿瘤的继续生长可能，梗阻段两端的支架长度应在 2cm 以上。

2. 支架定位必须准确，在释放的过程中，支架呈后退趋势，因而释放前支架应略微放置深一些，释放过程中可不断后拉调整。

3. 部分患者，尤其是支架一端放置于十二指肠者，可先行切开括约肌。

（六）术后常见并发症的预防与处理

1. 胆管炎和脓毒血症　主要见于引流不充分的患者，术中注入过多造影剂、胆汁压力过大也可导致，一般保守治疗有效。

2. 胰腺炎　一般为较轻型，治疗上给予禁饮食、适量给予抗胰酶或抑制胰腺分泌的药物等。

3. 支架阻塞　主要原因有肿瘤向支架网眼内生长或向支架两端生长造成支架阻塞，治疗上可在支架中重新置入 1 根金属或塑料支架，也可用鼻胆管引流，往往仍能有效解除胆管阻塞。

（七）临床效果评价

自从 1989 年 Soehendra 等首次报道经内镜放置胆管支架成功后，内镜诊疗技术得以迅猛发展，胆管支架也从过去的塑料支架发展至自膨式金属支架，延长了支架的通畅期，减轻了患者多次更换支架的痛苦。内镜下胆管引流术既可作为外科手术前准备，也可以降低血清胆红素水平，减少根治性手术的并发症，降低手术病死率，又可作为姑息治疗的手段。对不能耐受手术探查或无法手术根治的恶性肿瘤患者可在 ERCP 诊断性检查的同时放置胆管支架。与 PTCD 和外科手术相比，ERBD 具有并发症少、病死率低、生存时间长、不损伤肝脏等优点。但塑料支架发生梗阻比较常见，一般置管后 3 个月支架的堵塞率约为30%，6 个月后堵塞率约为 70%，原因主要为肿瘤组织和胆泥阻塞支架，需定期通过内镜更换新的支架。金属支架完全扩张后的直径可达 10mm 左右，远大于塑料支架。另外，金属支架的材料光洁度高可被胆管上皮细胞覆盖，使细菌和胆泥不宜黏附，因而不易发生阻塞和移位，通畅性能较塑料支架佳。Davis 等前瞻性随机对照实验研究了胆管塑料支架与金属支架的通畅性能，随访 4 个月后发现 EMED 治疗的 49 例的支架通畅率为 80%。而 ERBD治疗的 36 例的支架通畅率仅为 58%。陈胜等研究表明，金属支架在开放程度上优于塑料支架。胡以则等采用弧形塑料支架管，先经内镜逆行胰胆管造影明确诊断，了解肿瘤狭窄部位及长度，选用合适支架管，切开十二指肠乳头，插入带有导丝的导管，前端安装支架管，再安装推进器，由内镜钳道进入，在 X 线监视下，将导丝送过胆管狭窄段，在导丝引导下借助推进器将支架管推入胆管狭窄以上，另一端留在十二指肠内，可见胆汁流入肠内。共治疗 13 例患者，其生存期为 7 ～ 13 个月。

（刘小卫）

参 考 文 献

何晓峰，单鸿，陈勇，等，1997. 经皮胆道内支架置放术治疗胆道狭窄. 中华放射学杂志，31(11)：737- 740

姜卫剑，姚力，1997. 经皮胆道内支架置入术姑息性治疗恶性梗阻性黄疸 (附 51 例报告). 中华放射学杂志，37(11)：729-733

施海彬，刘圣，王杰，等，2003. 双途径介入治疗原发性肝癌合并梗阻性黄疸 . 介入放射学杂志，12(5)：

352- 353

于世平，徐克，冯博，等，2005. 高位恶性梗阻性黄疸胆道内支架置入治疗的临床意义. 中华肝胆外科杂志，11(19)：612-615

Arguedas MR, Heudebert GII, Stinnett ΛΛ, et al, 2002. Biliary stents in malignant obstructive jaundice due to pancreatic carcinoma：a cost-effectiveness analysis. Am J Gastroenterol, 97(4)：898-904

Dalincourt A, Hamy A, Thibaud C, et al, 2000. Malignant obstructive jaundice：the role of percutaneous metallic stents. Gastro-enterol Clin Biol, 24(8-9)：770-775

Gignoux BM, Blanchet MC, Baulieux J, 1999. Value of preoperative drainage of the bile ductsin obstructive jaundice. AnnChir, 53(7)：605-611

Gundry SR, Strodel WE, Knol JA, et al, 1984. Efficacy of preoperative biliary tract decompression in patients with obstructive jaundice. Arch Surg, 119(6)：703-708

Hammarström, 2005. Endobiliary stents for palliation in patients with malignant obstructive jaundice. J Clin Gastroenterol, 39(5)：413-421

Jagannath P, Dhir V, Shrikhande S, et al, 2005. Effect of preoperative biliary stenting on immediate outcome after pancreaticoduodenectomy. Bri J Surg, 92(3)：356-361

Kaare, Thomas, Christel, et al, 2005. Metallic stents for treatment of benign biliary obstruction：along term study comparing different stents. J Vasc Interv Radiol, 16(11)：1479-1487

Landoni N, Wengrower D, Chopita N, et al, 2000. Randomized prospective study to compare the efficiency between standard plasticandpolyurethane stents in biliary tract malignant obstruction. Acta Gastroenterol Latinoam, 30(5)：501-504

Nakayama T, Ikeda A, Okuda K, 1978. Percutaneous transhepatic drainage of the biliary tract：technique and resultsin 104 cases. Gastroenterology, 74(3)：554-559

Saito H, Takamura A, 2000. Management of hilar bile duct carcinoma with high-dose radio therapy and expandable metallic stent placement. Nippon Geka Gakkai Zasshi, 101(5)：423-428

Takada T, Kobayashi S, Yamada A, et al, 1974. A new technique for the diagnosis and therapy of cholangitic hepatic abscesses：percutaneous transhepatic cholangial drainage. Nippon Shokakibyo Gakkai Zasshi, 71(7)：657-665

Tamada K, Wada S, Ohashi A, et al, 2000. Intraductal US in assessing the effects of radiation therapy and prediction of patency of metallic stents in extrahepatic bile duct carcinoma. Gastrointest Endosc, 51(4)：405-411

第二十一章 胆道再次手术

胆道再次手术，顾名思义是指患者胆道接受过一次以上的手术。胆道再次手术历来是我国胆道外科中的重点问题及难题，至今尚未能完全改观，这与我国胆道疾病的特点有关。在胆道疾病比较集中的医疗中心，胆道再次手术率较高，在基层医院中再次胆道手术率则相对较低。但不论在哪一级医院，都应该做好初次手术，尽量避免或减少再次手术的可能。各项手术中胆囊结石及胆囊炎的手术治疗效果较好，再次手术相对较为少见。而肝内胆管结石因术后各种原因所致的胆道狭窄往往需要再次手术以解决问题。而再次或多次的手术往往明显影响治疗效果。

本章对再次胆道手术的术式选择，术前准备，术中、术后需要注意的事项分别进行介绍。

第一节 胆道外引流术

胆道外引流术在胆道再次手术中应用较为广泛，无论是胆道残留结石，还是结石复发，胆道外引流术都是解决问题较为有效的手术方式。胆道外引流术在临床中常用的术式为胆道探查 +T 形管引流术。

一、适应证

1. 急性化脓性胆管炎及其并发症（如感染、中毒性休克、胆道出血、肝脓肿等）。
2. 梗阻性黄疸。
3. 肝外胆管残留结石伴有明显症状。
4. 怀疑有恶性病变。
5. 手术本身并发症（如胆漏、膈下及肝下脓肿、肠瘘等）。
6. 反复发作胆绞痛、肝区痛。
7. 慢性胆道梗阻，不典型的胆道及肠道症状。

二、禁忌证

1. 慢性肾衰竭、心肺功能不全、肝功能不全、不能耐受手术者。
2. 肝源性术后黄疸患者。
3. 因炎症引起胆道多发梗阻。
4. 结石复发率较高患者（非严格禁忌证）。
5. 全身炎症反应期间（非严格禁忌证）。

三、术前准备

1. 详细了解患者前次手术的指征、次数及时间，所采用的术式与术中所见，急性发作时的临床表现，非手术治疗措施和效果等，对于发作频繁、症状严重者提示胆管梗阻和感染严重。

2. 完善胆道系统检查　通过 B 超、ERCP、PTC、CT 和 MRI，了解病变的部位、性质及范围，有助于确定手术方式，估计手术中可能遇到的困难和相应的解决办法。认真分析胆道造影照片，在阅读照片时，应该注意按时间顺序复习不同时间的胆道造影照片，辨清两侧肝胆管的第二级分支。若某一肝内胆管不显示，并且在不同的造影照片上重复出现时，应认为是胆管梗阻的表现。了解结石数目有无变化，新的部位有无结石形成或新的肝内胆管有无狭窄等。

3. 术前纠正水、电解质紊乱　必要时术前应用抗生素预防胆管炎急性发作。

4. 了解各重要脏器的功能　胆道长期梗阻及感染，必然会导致胆管及肝细胞的不可逆病变，因此对再次手术患者应做全面系统的检查，术前应尽可能及时纠正肝肾功能受损、低蛋白血症、凝血功能异常。

5. 伴有胆汁性肝硬化和门静脉高压症的患者　除食管静脉有曲张外，腹壁及腹腔内粘连处静脉侧支循环明显增多，静脉破裂后出血不易停止。因此，必要时术前先采取措施降低门静脉压力，为胆道再次手术创造条件。

四、手术要点、难点及对策

1. 切口的选择　应以手术野满意、操作方便、组织损伤最少为原则。一般常用右肋缘下或右腹直肌切口，原切口瘢痕多与肠管粘连，因此再次手术可以不采用原切口，如果需要在原瘢痕上做切口，切口应向左右或上下延长，以便于进入游离腹腔，避免损伤粘连的肠管或肝脏。右肋缘下切口应距肋弓至少 2～3cm，防止被切断的肌肉收缩后不易止血，以及术后因损伤肋软骨而引起肋软骨炎和肋弓疼痛。如肝右叶明显萎缩，肝左叶增大，肝脏向后上方旋转移位而前腹部有多次的手术切口瘢痕、切口感染、腹壁疝等复杂情况时，还可采用右侧低位胸腹联合切口，该切口患者左侧斜卧 45°，通过右外侧切开，可以直接达到肝右叶脏面的下缘、右肾的前方和横结肠肝曲的右侧，与右肋缘下斜切口相比，右侧低位胸腹联合切口对肝门的右侧能更好地暴露，便于处理肝右叶的病变和右肝管的病变，而且在行肝门部的胆肠吻合术后，由于手术野显露好，位置浅，技术上较为容易。

2. 分离粘连、显露胆总管　第一次手术后所形成的粘连给再次手术带来困难，因而必须细心分离才能显露清楚。切开腹壁后先从粘连较少处进入游离腹腔，再从游离腹腔向病变区域分离，腹腔内粘连最紧的部位为以前放引流管处或瘘管周围，以及肝下胆囊床附近。首先用剪刀将腹壁与大网膜和肠管之间的瘢痕粘连剪开，找到肝脏的边缘，沿肝脏的下缘紧贴肝包膜从右向左、从前向后分离直达肝门区，显露胆总管。由于手术损伤和引流物的刺激，横结肠、十二指肠和胃黏附在肝脏的脏面；肝门区的慢性炎症刺激和吸收，以及第一次手术的创面又使这些脏器间发生紧密的粘连，粘连牢固的部位不能用钝性分离，因为用钝性分离的方法分离较薄而柔软的肠壁与坚硬的瘢痕间的粘连，必然会使肠壁浆肌层撕脱或肠管破裂，成为日后发生肠瘘的一个原因。在分离过程中还要随时注意检查，发现肠管损伤应及时修补。当十二指肠已从肝门部分开后，继续将其从十二指肠韧带的前面分离，直至恢复正常的胃幽门 - 十二指肠 - 肝十二指肠韧带间的关系。这关系的复原对找寻胆总管甚为重要。因胆总管结石、胆总管下端阻塞行再次手术者，寻找胆总管比较容易，如此时胆总管有扩张或内有结石，可以经穿刺、触摸定位。如果肝门部胆管有狭窄，胆总管扩张不明显，而肝十二指肠韧带上有大量瘢痕组织增生、变厚时，寻找胆总管常有困难，有时胆总管极度扩张类似肠管，可能误以为是十二指肠，有时右肝管与左肝管如因肝方叶或肝右前叶肿大与纤维组织增生使肝门的暴露困难，可行肝方叶或肝方叶与肝前叶下段的切除，以暴露高位的肝胆管狭窄和便于行胆肠吻合。伴有门静脉高压症和胆管内高压时，在肝十二指肠韧带上，特别是胆总管周围，甚至在胆总管的壁上常见有许多的薄壁的怒张血管网，极易出血，并且出血处不能用一般的止血钳钳夹，而必须用细针细线缝扎止血。

3. T形管及引流管摆放要点　选择T形管不能太硬太粗，短臂不能太长。放好T形管后要用生理盐水从长臂加压注入胆总管，检查缝合处是否有泄漏。T形管长臂在离开腹壁时不能受压形成锐角。胆道手术后放置引流物，除引流出积蓄在腹腔内的渗血和积液外，主要是了解是否有胆漏形成及形成胆漏后使胆汁能顺利地流出体外。引流物的位置要放在最可能发生胆漏的部位，腹壁的引流物出口不能缝得太紧，太紧了不利于腹腔内液体的流出。如引流是经皮肤戳口引出，要切断戳口的部分肌纤维，不能出现在麻醉消失后肌肉收缩造成压迫引流物而引流不畅。

五、术后监测与处理

术后常规予以 48 小时心电监护、全身麻醉术后常规护理，严密监测患者生化指标，包括血常规及肝肾功能，了解患者 T 形管引流量、引流物性状。对于放置 T 形管的患者，应每天记录引流胆汁的量、颜色、透明度，正常人每天胆汁量为 800 ～ 1200ml，术后 T 形管引流量一般在 200ml 左右，若引流量少或缺失，应考虑 T 形管有无扭曲变形、堵塞，可给予调整引流管或用无菌生理盐水冲洗。引流量较多，T 形管周围有渗液，应保持 T 形管周围敷料干燥，避免胆盐对皮肤刺激，局部可使用氧化锌涂抹。对于再次胆道手术的患者，由于腹腔粘连，手术创面大，术后应密切关注腹腔引流液的量及颜色，术后前 3 天一般引流 10 ～ 50ml 陈旧性血性液体。术后 1 周是吻合口瘘高发时期，对于腹痛、腹肌紧张的患

227

者应给予严密观察，可对引流物做生化检查，对于引流量增多的患者更应细心观察。一般于术后 10～14 天行 T 形管造影以了解胆道情况，如无梗阻及残余结石予以夹闭 T 形管，使胆道外引流过渡为胆汁正常生理结构排放。术后 80 天左右再次行 T 形管造影，确定无残余结石予以拔除 T 形管，如发现有残余结石应使用胆道镜沿窦道取石。

六、术后常见并发症的预防与处理

1. 黄疸的处理　在分析手术后黄疸时，应考虑以下的各种因素：①手术前肝功能状态；②药物或毒性反应因素；③术中操作，手术经历的时间；④麻醉药品种类；⑤术中所见的肝、胆道病变；⑥库存血的用量；⑦术中有无低血压、缺氧、发绀、休克；⑧手术后全身或腹腔内感染；⑨肝脏的原来病变；⑩肾功能状态；⑪是否为肝炎引起的肝源性黄疸。

胆道手术引起的黄疸，如果术前及术中谨慎小心、处理得当，绝大多数是可以防止的。胆管损伤是造成手术后黄疸的常见原因，为了避免在术中误伤胆管，要进行良好的麻醉、充分的暴露及对胆道及其邻近关系的辨认。遇到意外出血时，结扎胆管时要看清楚与胆总管的关系，切忌盲目钳夹结扎。

2. 胆漏的预防与处理　手术操作仔细，看清胆管的各种解剖，避免误伤胆管是预防胆漏的关键。胆漏患者如果没有弥漫性腹膜炎或败血症存在，应先采用非手术疗法。在保持引流畅通和控制感染的情况下胆漏是能自行闭合的。确诊有胆漏存在后首先采取措施保证引流通畅，更换引流管进行负压吸引。上述处理后如不出现明显的腹膜炎体征，说明引流有效，应继续观察等待，如果吸出的液体量少或同时出现腹膜刺激体征，很可能是引流管的位置不当，或漏口附近出现无效腔，应调整引流管或改行手术治疗。如行胆道造影发现胆道内有结石残余，可在胆漏闭合后经 T 形管窦道取石。胆漏患者经上述积极处理后效果不好，腹膜炎症状加重或形成无效腔不能通畅引流，需立即手术治疗。如胆漏发生在胆总管 T 形管置入切口处，可在胆汁泄漏处做修补或加强缝合。需要提出的是，在胆总管的炎性组织上做缝合修补是不可能愈合的，会再次造成胆漏，因此在修补后除了局部用烟卷引流及负压引流外，必要时应在右上腹部与腹腔之间用纱条隔开以阻止弥漫性腹膜炎的出现。

因胆漏引起腹膜炎的患者在再次剖腹探查时不一定能找到胆漏的确切位置。鉴于手术区炎症和水肿粘连严重、局部解剖不清，以及患者一般情况差，为了避免再次造成器官误伤，不做过多分离，在清理腹腔时，局部及下腹部做充分引流后结束手术，术后严密观察病情，待情况好转后再做进一步处理。胆道下段没有明显梗阻的胆漏患者在腹膜炎及感染得到控制后，胆漏可以逐渐愈合。

3. 胆道残余结石的预防与处理　做到术前明确诊断，了解胆管病变的程度、结石分布的范围、肝胆管和胆总管下端是否有狭窄，并选择适当的手术方式，掌握手术时机，争取在胆管尚无严重不可逆病理改变前进行择期手术。于术中仔细探查肝脏和肝内外胆管，在取石前后进行术中超声扫描、胆道造影或胆道镜检查。如术后仍有残留结石，解决问题主要以手术为主，可行胆道外引流术、胆道内引流术、肝叶切除术及内镜取石术等。

七、临床效果评价

自 1890 年胆道探查手术由瑞士 Ludwig Courvossier 首创并应用于临床以来，已经成为胆道外科最为常用的手术方法之一。多数人认为，胆总管切开探查后不能直接缝合，必须常规放置 T 形管引流，将胆汁引流到体外，以减轻胆总管下端及 Oddi 括约肌水肿，避免发生胆管梗阻导致胆漏，同时也保留胆管通道，便于残余结石经窦道取出。因而胆道探查加 T 形管引流术为再次胆道中较为成熟的术式，为许多大型胆道外科中心常规手术之一。

但是近期一些临床研究也发现，胆总管探查后放置 T 形管会引起大量胆汁流失，影响患者术后生活质量，放置过久又可诱发结石、感染、胆管出血、坏死、狭窄、肠瘘等并发症，拔管时还可致胆汁性腹膜炎等并发症的发生。近年来，由于术中造影、胆道镜等设备条件的改善，以及缝合材料、缝合技术的改进，在胆总管切开探查取石后，可不再按常规放置 T 形管引流，而行胆总管一期缝合。其中，一期缝合适应证：①术前影像学检查已排除肝内胆管结石者；②胆总管直径超过 0.8cm；③术中探查确定胆总管和肝总管结石已取净者；④胆总管下段通畅无狭窄；⑤胆总管黏膜炎症水肿不严重者。

第二节　胆道内引流术

胆道内引流术的术式较多，其中包括① Oddi 括约肌切开或成形术；②胆总管十二指肠吻合术；③ Roux-en-Y 胆管空肠吻合术；④肝叶切除 +Roux-en-Y 胆管空肠吻合术；⑤保留原胆总管十二指肠吻合口行胃大部切除胃空肠吻合术。本节重点介绍胆总管十二指肠吻合术、胆管空肠吻合术及保留原胆总管十二指肠吻合口的胃大部切除胃空肠吻合术。

229

一、适应证

1. 急性化脓性胆管炎及其并发症（如感染、中毒性休克、胆道出血、肝脓肿）。
2. 梗阻性黄疸。
3. 肝内外胆管残留结石伴有明显症状。
4. 残留胆管狭窄并伴有明显症状。
5. 胆肠吻合术后吻合口狭窄及合并胆管炎。
6. 怀疑有恶性病变。
7. 手术本身并发症（如胆漏、膈下及肝下脓肿、肠瘘等）。
8. 反复发作胆绞痛、肝区痛。
9. 慢性胆道梗阻，不典型的胆道及肠道症状。

二、禁忌证

1. 慢性肾衰竭、心肺功能不全、肝功能不全、不能耐受手术者。

2. 胰头部及壶腹部肿瘤已晚期不能切除，行吻合术有一定风险，且内镜下放胆道支架可以解决的梗阻。

3. 肝源性术后黄疸患者。

4. 全身炎症反应期间（非严格禁忌证）。

三、术前准备

术前准备同本章第一节"胆道外引流术"。

四、手术要点、难点及对策

1. 胆总管十二指肠吻合术　适用于缩窄性十二指肠乳头炎、胆管泥沙样结石及胆总管下段狭窄较长且胆总管明显增粗，以及年老体弱或晚期的壶腹部周围肿瘤的患者。吻合的方式有 2 种。

（1）侧侧吻合法：吻合的形式有 2 种。①胆总管上段与十二指肠吻合，在紧邻十二指肠第一段上缘的胆总管壁做纵行切口，十二指肠肠壁上做与纵轴平行的切口，间断缝合二层或单层缝合后减张加固缝合数针，吻合口不应小于 2cm。这是最常用的一种操作方法。②胆总管十二指肠后段与十二指肠吻合，吻合口宜低，以减少张力。这种吻合方法的优点是盲管短，但该区域血管较多，分离时容易出血，十二指肠肠壁切口在胆总管壁切口的延线上，我国应用较少。在做胆总管十二指肠吻合术时，也可将十二指肠肠壁上的切口改为椭圆形，用 4-0 肠线做连续缝合，既能控制吻合口边缘出血，又可以有一个足够大的吻合口。

（2）端侧吻合法：在十二指肠上缘切断胆总管，肝侧断端与十二指肠进行端侧吻合，这种手术方法可防止发生盲袋综合征。但常由多次手术后炎症及瘢痕引起胆总管与门静脉、肝静脉之间粘连，给操作带来一定的困难。

胆总管十二指肠侧侧吻合法与端侧吻合法各有优缺点。前者操作简易、安全，吻合口直径可达 2 ～ 2.5cm，缺点是可以发生胆总管盲袋综合征。后者术后没有盲袋综合征，效果较满意，但操作较复杂。

2. 胆总管空肠吻合术　胆总管空肠襻式吻合，即空肠襻与胆总管做侧侧吻合后，吻合空肠襻的近远侧肠襻间再做侧侧吻合。这种吻合术后因仍有部分肠内容物流经吻合口，易发生上升性感染，已被 Roux-en-Y 形吻合所取代。采用 Roux-en-Y 形吻合时，盲襻空肠段要有足够的长度，以减少逆行感染的发生。胆肠吻合口与空肠 - 空肠端侧吻合口的间距应在 40cm 以上，否则仍会发生肠内容物反流和上升性胆管炎。胆肠吻合口应够大，必要时将胆总管纵行剖开或斜行切开，以扩大吻合口的周径。空肠与空肠吻合口应呈锐角，以减少发生上升性感染的可能。

腹腔内粘连常很严重，尤以在肝门附近腹腔内分离。首先是沿肝右叶表面进行，将腹内脏器从肝脏表面分开，在粘连紧密处，可在肝包膜下进行，以免穿破十二指肠，分开肝门附近的粘连之后，首先是分离出原 Roux-en-Y 空肠的肠襻，肠襻多在十二指肠和胃幽门部的前方，其系膜多与附近的网膜组织有较紧密的粘连，在分离之前，应将肠管和系膜的关系弄清，以免误将系膜当作网膜粘连而损伤肠襻的血运，在十二指肠的前面将肠襻分开之后，便可以沿肠襻向下分离，Roux-en-Y 肠襻可能在结肠前或更常见的是在结肠后。结肠下区腹膜腔内粘连一般较少见，故可以较容易地辨认原空肠与空肠吻合的部位。检查 Roux-en-Y 肠襻的长度是否适宜和决定是否需要对肠襻做修改手术。

肝门处的分离沿 Roux-en-Y 肠襻的前面进行，直至接近原肠襻与胆管的吻合部位。在原吻合口之下，切开空肠前壁，吸清肠内容物只对吻合口进行探查。若原胆肠吻合是用较粗的丝线缝合，则常见在残留的线结上形成结石，好似葡萄状，并且在缝线周围有明显的炎症反应。如果空肠襻在肝下盘曲使胆汁淤积，积存时可在空肠内形成巨大的色素性结石，堵塞吻合口。Roux-en-Y 肠襻阻塞可起到胆管阻塞的后果。

从空肠腔内探查胆管的开口和左右肝管一般是比较容易的，当发现吻合口之后，可用小号的 Bakes 扩张器将其逐步扩大，直至能放入弯血管钳的尖端，一般先用直角血管钳放至左肝管横部，以血管钳为引导，逐步剪开左肝管。然后进一步探查右肝管，扩大其狭窄部。

从外科的角度，右肝管在肝门部的解剖分为 3 种类型：①典型的右肝管；②三叉形分支；③右肝管分裂型。故在再次手术处理时必须弄清楚右肝管的情况。在右肝管分裂型患者中，右前肝管和右后肝管分别开口，有时可能开口于异常部位，如左肝管、肝总管等处，忽略了对这种异位肝管病变的处理，亦常是导致再次手术的原因。

Roux-en-Y 胆管空肠吻合再手术时，尚有对原 Roux-en-Y 肠襻的处理问题：

（1）原 Roux-en-Y 肠襻可能由于粘连屈曲成角或在肝管空肠吻合处的折叠，影响胆汁引流。

（2）游离原旷置肠襻，需要时可将原吻合口拆除，重新吻合。

（3）简单的吻合口狭窄，经充分游离后，可保留原吻合口后壁，剪开前壁后做整形缝合并放支撑引流，以防再狭窄。

（4）胆肠吻合一般用单层缝合，可用 3-0 的单纤维合成缝线，黏膜缝合忌用粗的多纤维缝线，以防在吻合口处形成缝线结石。

（5）引流管通过肠襻引出时，应避免影响肠襻的引流，或使肠襻扭曲成角，亦要避免肠襻过长在肝下盘旋。

（6）检查原旷置肠襻是否够长，当发现肠襻过短时，可以将吻合口下移或改为间置空肠胆管十二指肠吻合术。

3. 肝内胆管空肠吻合术　目前肝内胆管空肠吻合术主要在左肝进行。肝内胆管空肠吻合术有 3 种方式：①切除左外侧叶，暴露出左侧肝内胆管，在处理肝断面后将左侧肝内胆管与空肠做 Roux-en-Y 形端侧吻合（Longmire 手术）。这种术式沿用已久，缺点是为了暴露肝内胆管需切除部分肝脏，因此对左叶较大的患者应慎重。②在左肝表面找出肝内胆管，与空肠做 Roux-en-Y 形侧侧吻合术。该吻合术不切除肝左外侧叶，因此对患者的损伤较小，并发症也少，胆管空肠采用侧侧吻合，吻合口较大。这一术式由 Bismuth 提出，在肝表面寻找肝内胆管根据 Couinaud 提出的解剖特点进行；在肝镰状韧带附近切开肝实质找出肝脏Ⅲ段和Ⅵ段之间的肝内胆管，这段胆管最粗最表浅，吻合也比较容易。吻合后的肝实质创面因为用肠管壁填压，所以不会发生术后出血或胆漏。肝内胆管空肠吻合术的效果受原发疾病的影响，肝内胆管结石或肿瘤等可堵塞吻合口或使吻合口狭窄而再次出现阻塞性黄疸。③切除肝方叶，暴露左右肝管汇合部位及二级、三级胆管，行肝空肠吻合，术中先切开肝门板及十二指肠韧带，评估胆道梗阻部位下缘位置，如为恶性肿瘤则同时评估肿瘤是否侵犯门静脉及肝动脉（图21-1、图21-2）。必要时可沿胆囊床左侧至肝圆韧带连线切开肝脏，便于暴露左右肝管，术后可放置 T 形管于吻合口处，预防吻合口狭窄及降低胆道压力，预防胆漏的发生。

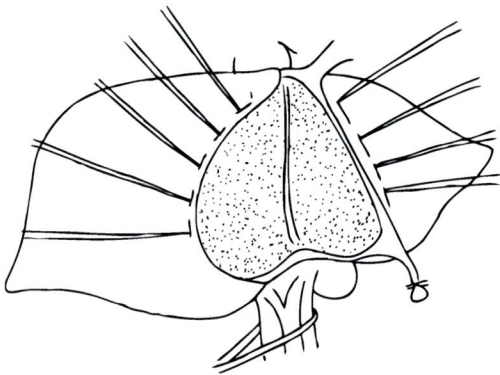

图 21-1　沿镰状韧带切开肝脏

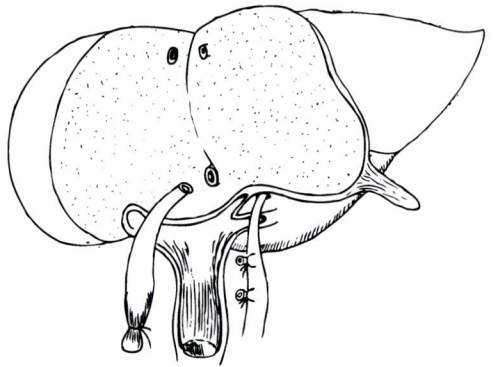

图 21-2　左肝管及动静脉解剖位置

　　4. 间置空肠胆总管十二指肠吻合术　　1969 年 Grassi 首次报道，认为这种手术可以避免上升性感染，胆汁经过十二指肠合乎生理，有利于消化吸收和防止溃疡病的发生。手术主要步骤是首先切开胆总管，取尽结石，矫正胆管狭窄或切除病肝，然后切断胆总管，缝闭远侧断端。在距 Treitz 韧带 20cm 处切取带血管蒂的一段空肠襻，长 20 ～ 30cm（亦有增加至 60cm），肠襻的近端缝合关闭，离关闭端 5cm 处与胆总管近端做侧端吻合，空肠远端与十二指肠第二段和第三段交界处吻合。上海仁济医院的报道认为间置空肠胆总管十二指肠吻合术兼有胆总管十二指肠吻合术和 Oddi 括约肌成形的优点，而又避免了各自的缺点。

　　5. 肝叶切除术　　肝左外叶切除术一般不需解剖肝门和分别处理胆管及血管，而是结扎肝左动脉，距镰状韧带左侧 1.5cm 处，切开肝包膜后，钝性分开肝组织，将血管及肝胆管逐一钳扎切断。远端有狭窄的肝胆管应进行扩张或切开，取出结石，以保证术后胆汁引流通畅，减少肝内结石复发。

　　左半肝切除术需先结扎切断肝左动脉，在镰状韧带肝膈面附着点的延线上或略偏左侧，深入肝组织 1cm 贯穿缝扎肝左静脉，游离门静脉主干，用橡皮片或大号 Satinsky（沙氏）钳阻断门静脉血流，在胆囊窝左侧与下腔静脉左侧连线上切除左半肝，切线应避开解剖上的肝正中裂线，并保留 1 ～ 1.5cm 拟切除的肝组织，以便在切除后缝合创面而不致损伤或缝扎住肝中静脉。

　　右半肝切除术中首先常规切除胆囊，以便结扎肝右动脉，显露和游离右肝的右后侧时应十分注意从右半肝脏面进入下腔静脉的肝短静脉，必须先小心一一结扎后切断，稍有不慎，极易撕破下腔静脉引起大出血。

五、术后监测与处理

术后常规予以 48 小时心电监护、全身麻醉术后常规护理，严密监测患者生化指标，包括血常规及肝肾功能指标。Roux-en-Y 吻合术除常规的留置胃管（空肠管）和导尿管以外，因吻合重建消化道常放置多根引流管、支撑管、T 形管等。胃管（空肠管）可以引流消化液及气体，有助于减轻吻合口压力，缓解术后肠道麻痹引起的梗阻，应避免连接胃管的负压球内的负压过大，以免吸附胃壁，造成黏膜脱落、出血、堵塞胃管。尤其注意对放置空肠管的护理，最好连接引流袋，避免吸力过大影响吻合口愈合，造成吻合口瘘。如出现胆漏、肠瘘，首先考虑行保守治疗，如保守治疗无效应予以手术治疗。对于再次胆道手术的患者，由于腹腔粘连，手术创面大，因此术后应密切关注腹腔引流液的量及颜色，术后前 3 天一般引流 10 ～ 50ml 陈旧性血性液体。术后 1 周是吻合口瘘高发时期，对于腹痛、腹肌紧张的患者应给予严密观察，可对引流物做生化检查，对于引流量增多的患者更应细心观察。

六、术后并发症的预防与处理

1. 反流与胆管炎的预防与处理　由于对胆道重建后肠道运动功能改变的机制仍不十分清楚，尽管设计了多种抗反流术式及延长或缩短引流胆汁的空肠襻长度均不足以解决这一问题。胆肠吻合中空肠襻常规留置 40 ～ 60cm，但同样会有发生反流性胆管炎者，过长的盲襻还可以导致"盲襻综合征"。黄志强教授提出使用短襻的间置空肠人工乳头成形胆管十二指肠吻合术或可以部分解决这一问题，但至今还没有一种能够完全替代胆道生理功能的胆肠重建术。因此，多数学者主张珍惜和保留胆道生理通道，尤其是急性胆管损伤无把握行胆管吻合或修复时，单纯置入外引流可尽量简化手术，增加胆道再修复的可能性，切勿过早地选择胆肠吻合术。如术后短期内表现为周期性的发热、寒战、肝功能不全、出现黄疸或慢性反流性胆管炎导致吻合口狭窄、结石复发，甚至肝脓肿、肝衰竭，均需考虑再次手术治疗。

2. 吻合口狭窄的预防与处理　再次手术行胆肠吻合时，术中吻合尽量应用可吸收无损伤缝线，于患者吻合口放置引流管，适当延长拔除时间均有利于防止吻合口再狭窄的发生。在胆肠吻合手术中注意以下问题可以减少术后吻合口狭窄：①高位吻合、吻合口够大、无张力；②胆管空肠黏膜对黏膜缝合，减少不可吸收丝线的使用，结打在浆膜外；③胆管空肠端侧侧吻合；④胆肠吻合口安置适当直径的引流管支撑。

胆肠吻合口再狭窄患者可通过内镜治疗或手术拆除吻合口并予以再次吻合，如为肿瘤复发导致吻合口狭窄，可考虑行 PTCD 予以减黄，延长患者生存时间。

3. 结石的残留与复发的预防与处理　对于合并有胆道狭窄的肝胆管结石患者，其治疗原则仍是"解除病灶、祛除病因、通畅引流"。术中适度增加吻合口口径，彻底解除原发病灶可以有效预防结石残留及复发。再次手术时行必要的肝叶、段切除，胆道留置支撑引流管，术后经胆道镜取石也可以取得较为满意的效果。通过完善术前检查及术中仔细操作可以有效降低结石的残留。现阶段对于结石的复发机制尚未完全阐明，因而缺乏特异性预防措施。

七、临床效果评价

胆道内引流术是治疗胆道疾病常用的手术方式，自 1888 年 Riedel 成功施行第 1 例胆总管十二指肠侧侧吻合术以来，至今已有 100 多年历史。胆肠吻合术包括 Oddi 括约肌切开成形术、胆总管十二指肠吻合术、肝外（肝门）胆管间置空肠十二指肠吻合术和胆管空肠 Roux-en-Y 吻合术。使用最广泛的是胆总管十二指肠吻合术和胆管空肠 Roux-en-Y 吻合术。胆道内引流术常用于修复胆管损伤、肝外胆管病变切除后及治疗胆道结石的胆道重建，是胆道外科的常规手术，但在越来越多的实践中也暴露出其存在的问题及缺点。其中，手术中废用了 Oddi 括约肌的生理功能，这可能是胆肠吻合术后胆管炎发生的一个重要诱因；改变了肠道的解剖和生理功能，约 1/3 患者胆管空肠 Roux-en-Y 吻合术后出现上腹部不适、腹痛和呕吐；由于 Roux-en-Y 肠襻的蠕动减弱，肠内容物潴留，导致细菌过度繁殖。Chuang 报道胆管空肠 Roux-en-Y 吻合后 1 周、1 个月、2 个月，肠襻内和肝组织中均有细菌定植，以术后 1 周的菌落最多。这些细菌可作为致病菌导致临床上的术后胆管炎发作和肝功能异常；胆管癌的发生与胆管炎的反复发作密切相关。

（柴新群）

参 考 文 献

柏立山，柴新群，胡志坚，等，2011. 胆道多次手术合并肝硬化门静脉高压症的评估及处理. 肝胆胰外科杂志，23(3)：202-204，207

柴新群，冯贤松，吴军卫，等，2013. 胆道再次手术术前的评估及处理策略. 腹部外科，26(1)：22-24

柴新群，冯贤松，张寿熙，2008. 胆道再次手术的术前评估及处理. 世界华人消化杂志，16(10)：1128-1131

黄志强，黄晓强，宋青，2010. 黄志强胆道外科手术学. 北京：人民军医出版社

李凯旋，廖永锋，吴绍全，等，2012. 选择性胆总管探查术一期缝合 38 例. 实用医学杂志，28(4)：680-681

孟元普，柴新群，储鸿鹏，等，2014. 肝叶切除术在肝内胆管结石中的应用. 世界华人消化杂志，22(32)：5001-5004

王俊，孙权，2011. 胆总管探查后一期缝合并术中置胆道内支架引流术与 T 管引流术的比较. 中国普通外科杂志，20(8)：851-853

吴军卫，柴新群，李潼，等，2013. 肝叶切除术在胆道再次手术中的应用. 世界华人消化杂志，21(4)：352-356

杨镇，2009. 胆道外科学图解. 上海：上海科学技术出版社

张启瑜，2017. 钱礼腹部外科学 (第 2 版). 北京：人民卫生出版社

Ahmed I, Pradhan C, Beckingham IJ, et al, 2008. Is a T-tube necessary after common bile duct exploration. Wodd J Surg, 32(7)：1485-1488

Chuang JH, Chen WJ, Lee SY, et al, 1998. Prompt colonization of the hepaticojejunostomy and translocation of bacteria to liver after bile duct reconstruction. J Pediatr Surg, 33(8)：1215-1218

Gao JB, Bai LS, Hu ZJ, et al, 2011. Role of the Kasai procedure in surgery of hilar bile duct strictures. World J Gastroenterol, 17(37)：4231-4234

Le BLI, Ducrotté P, Manouvrier JL, et al, 1999. Motility of the Roux-Y hepaticojejunostomy in asymptomic patients. Am J Gastroenterol, 97(9)：2501-2508

Zhang WJ, Xu GF, Wu GZ, et a1, 2009. Laparoscopic exploration of common bile duct with primary closure versus T—tube drainage：a randomized clinical trial. J Surg Res, 157(1)：el-e5

索　引

237